红星骨伤流派

推拿手法

图解

主编 贾国庆 王海英 郭勇

副主编 王小斌 邱保林 彭海

编委
李振朝 李翔 王保锁 任伟 李宏涛
杨举 艾君 董国顺 王之娟 成春苹
齐春燕 曹亚娟 路颜

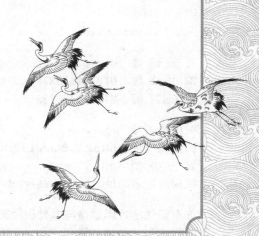

图书在版编目（CIP）数据

红星骨伤流派推拿手法图解 / 贾国庆，王海英，郭勇主编 . —北京：中国中医药出版社，2020.2

ISBN 978 – 7 – 5132 – 5717 – 6

Ⅰ . ①红… Ⅱ . ①贾… ②王… ③郭… Ⅲ . ①中医伤科学—推拿—图解 Ⅳ . ① R274–64

中国版本图书馆 CIP 数据核字（2019）第 195728 号

中国中医药出版社出版

北京经济技术开发区科创十三街 31 号院二区 8 号楼

邮政编码 100176

传真 010-64405750

廊坊市晶艺印务有限公司印刷

各地新华书店经销

开本 880×1230 1/32 印张 13 字数 260 千字

2020 年 2 月第 1 版 2020 年 2 月第 1 次印刷

书号 ISBN 978 – 7 – 5132 – 5717 – 6

定价 69.00 元

网址 www.cptcm.com

社 长 热 线 010-64405720

购 书 热 线 010-89535836

维 权 打 假 010-64405753

微信服务号 zgzyycbs

微商城网址 https://kdt.im/LIdUGr

官 方 微 博 http://e.weibo.com/cptcm

天猫旗舰店网址 https://zgzyycbs.tmall.com

如有印装质量问题请与本社出版部联系（010-64405510）

红星骨伤流派推拿手法图解

主　编：贾国庆　王海英　郭　勇

副主编：王小斌　邸保林　彭　海

编　委：李振朝　李　翔　王保锁　任　伟

　　　　李宏涛　杨　举　艾　君　董国顺

　　　　王之娟　成春苹　齐春燕　曹亚娟

　　　　路　颜

前　言

　　"红星骨伤流派"是起源于河北高阳安氏，发展、成熟于 20 世纪 80 年代，以推拿特色技法的传承发扬而形成的。红星骨伤流派具有独特的学术思想，有独到临床技艺和诊疗特色，有较为清晰的学术源流、传承脉络和一定的历史影响及公认度，获得群众的认可和美誉。

　　北京市大兴区中西医结合医院（原红星医院）骨伤科于 1984 年 5 月建立，在国家体育总局安广林、任玉衡等老一辈医学专家的指导下，前院长贾国庆带领骨伤科团队开展非手术治疗脊柱关节损伤疾病的研究工作。经过多年的学科建设与发展，目前骨伤科有三个病区，112 张床位，建立了由 50 余名医护人员组成的梯队合理的专技队伍，具备较雄厚的技术力量。曾收治来自全国各地的患者和国家级运动员，以及法国、日本、俄罗斯、新加坡等多个国家的外籍患者，在国内外享有一定的声誉。红星骨伤中医治疗特色明显，疗效确切，学科实力雄厚，获评北京市中医重点专科、大兴区重点学科、北京市中医管理局"十二五"

重点专科、北京市和大兴区职工创新工作室等。

　　为做好流派及特色技术传承工作，深入挖掘整理流派学术思想，研究推广流派特色技术，继承和创新并举，保持和发扬中医药传统特色，提升和发挥中医药诊疗优势，由贾国庆、王海英、郭勇担任主编，成立编委会，开展红星骨伤流派的整理工作。本书由上、下两篇组成，上篇介绍红星骨伤源流及特色，总结伤科推拿、小儿推拿经验及功法、自我保健按摩，并配图片，图文并茂，简洁明了；下篇介绍骨折、脱位、筋伤的红星骨伤流派推拿疗法。本书疾病名称按照新医改要求编纂，既紧贴临床需要，又符合医改要求，是推拿临床专业医生的一本必备工具书，同时，也适合推拿爱好者作为学习的参考书。

　　由于水平有限，谬误之处在所难免，敬请各位专家和读者谅解和指正。

《红星骨伤流派推拿手法图解》编委会

2019 年 8 月

目　录

下篇　常见病推拿治疗

上篇

红星骨伤概论

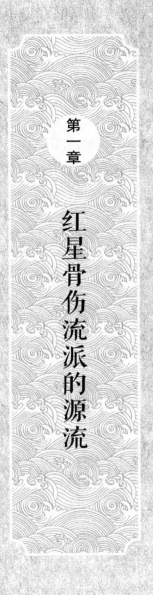

第一章

红星骨伤流派的源流

第一节 安纯如——红星骨伤流派的始祖

安纯如（生卒不详），河北省高阳县人，我国著名的中医按摩大师，因擅于腹部按摩而享誉京城，内病外治，以掌为药，以指为针，倍受皇室青睐，青年时常行走于紫禁城。安纯如名声大噪，其医馆患者络绎不绝，遂广招弟子。但招弟子条件苛刻，多为保定、沧州、天津人氏。因为这些地方崇尚习武，少年即练，有一定的功底，且为人忠厚，加之大多是亲友乡亲保荐。安氏带徒严格，弟子众多，如胡秀璋、刘希增、袁正道、王庆传、吴熙朋、安广林等，承袭其衣钵，形成众多流派支系，曾名扬京津冀沪鄂。亲传弟子胡秀璋、刘希增均曾在天津行医，形成"津沽推拿"学术流派；袁正道曾在上海、湖北行医，形成湖北袁氏按导学术流派；王庆传、吴熙朋在河北保定行医，脏腑推拿疗法入选第四批国家级非物质文化遗产代表性项目扩展项目名录，申遗成功；安广林继承安氏推拿精妙，在国家体育总局工作期间，凭借一双妙手为众多运动员解除病痛，助力国家"金牌战略"，屡获殊荣。

第二节 安广林——红星骨伤流派第一代传人

安广林（1922-1990），河北省高阳县人，国家体育总局运动队队医。安广林为安纯如亲侄，作为河北高阳安氏推拿传人之一，其运用腹诊运穴、意气攻气疗法治疗骨伤疾病效果显著，享誉地方，被贺龙元帅点名征调到国家体育总局科研所为运动员治疗骨伤疾病。

安广林医生手法精妙，被许多运动员亲切地叫作"捏出金牌的安大爷"。1981年第十一届世界大学生运动会，三级跳远运动员邹振先赛前髌腱劳损，疼痛不能跑，经过安广林治疗，恢复了运动能力，打破了大学生运动会记录（同心出版社，袁虹衡著《17米34邹振先的故事》）。1984年，体操运动员童非在备战第23届奥运会期间因患腰椎间盘突出症，疼痛使其夜不能眠，甚至下肢功能不受大脑控制，在做单杠下杠动作时常因失去平衡而摔倒在地，但经安大夫的手法治疗，童非成为获得第23届奥运会男子体操团体银牌的功臣。而且经过他的细心治疗，保证了膝盖有伤的李宁和患慢性阑尾炎的马燕红也能够上阵夺魁。夺得男子体操三枚金牌的李宁获奖后说："感谢大家，我们的成绩都与安大夫分不开。"马燕红说："我的金牌应该一半分给周济川教练，一半分给安大爷。"（1984年8月14日，人民日报第四版《金牌获得

者的后面报道》）

第三节　任玉衡——红星骨伤流派第二代传人

　　任玉衡（1936-2009），国家体育总局体育科学研究所研究员、硕士研究生导师，辽宁铁岭人，毕业于大连医科大学。曾任国家体育总局体育科学研究所第一届学术委员会副主任，中国传统医学手法研究会副理事长，中国排球协会科学委员会副主任，中国运动医学学位评审委员会委员，中国康复协会第一、二届理事，中国康复医学会颈椎病专业委员会委员，第一届脊髓损伤研究会委员，中国运动医学会第二、三届委员，北京中医药学会正骨按摩专业学会理事，北京市崇文区医药学会理事，日本整体学会特别会员，山东省体育科研专家咨询委员会委员。曾任中国田径队、体操队、举重队、足球队、排球队、技巧队、自行车队、射击队、国际象棋队、中国体育代表团、中国伤残人体育代表团、中国舞剧团的保健医生。1982～1984年受国家体委委派，赴日本名古屋创办整体研究所，任医务总监。回国后创办国家体委科研所整体住院部（红星医院骨科），为红星骨伤流派的建立做出了巨大的贡献。1987年，他创办了石景山医院运动医学中心，并任主任，且先后在日本、新加坡、马来西亚、苏联、蒙古、也门讲学和举办培训班。他还在第一届中国传统运动医学国际班和第一、二、三届世界太极修炼大会任教，擅长运动创伤的防治，在脊柱、脊髓、膝关节、髌骨区域、足部损伤及疲劳性骨折的非手术治疗和康复医疗专业方面积累了丰富的经验。他还成功研制了"新伤揉药""损伤速效止痛气雾剂"［京卫药准字（85）第378号］等药物，在治疗软组织损伤及骨折脱位方面取得了较好的疗效，并获得自调便携式颈部牵引器发明专利（85103602），多功能脊柱牵引整复机和颈部气动牵引器实用新型专利。同时还主编了《运动创伤诊疗康复手册》，参加《中国医学百科全书·运动医学卷》《太极拳静坐气功保健按摩》《实用脊柱病学》等书的编写工作，并发表《冻结肩的手法治疗和运动处方》《20～40岁颈椎病患者的短潜伏期体感诱发电位》《颈脊髓损伤的非手术疗法》《中国优秀运动员的运动创伤流行病学研究》等120余篇论文。其中，1978年"髌骨张腱附丽区及其慢性损伤初步研究"获国家科学大会重大科技成果奖，1986年"自体悬吊重力牵引治疗颈部急慢性损伤的研究"获国家体委科学技术进步四等奖，1988年"脊髓型颈椎病的非手术疗法"获国家体委科学技术进步二等奖。1992年，开始享受国务院颁发的政府特殊津贴。1999、2003年分别获国家体育总局颁发的"体育科技荣誉奖章""中华人民共和国体育工作贡献奖章"，并担任2004年第28届雅典奥运会、2008年第29届北京奥运会中国体育代表团医疗专家。

第四节 贾国庆——红星骨伤流派第三代传人

贾国庆，北京市大兴区中西医结合医院骨伤科主任医师，首席专家。从 1977 年开始拜师任玉衡，学习运用传统医学治疗脊柱关节损伤，1984 年组建红星医院骨伤科，并担任主任，与安广林、任玉衡师徒合作，领导红星骨伤传承团队并培养一大批骨伤专业人才，为大量国内外骨伤患者解除痛苦。《北京日报》《光明日报》及北京电视台、中央电视台等多家媒体报道了他所领导的骨伤科医疗团队在治疗截瘫方面取得的突出成绩。1993 年，贾国庆被评为北京市优秀青年医师，应缅甸卫生部邀请为缅甸领导人诊疗，并在缅甸举办为期 3 个月的中医骨伤学习班，1994 年荣获缅甸政府奖章。2019 年获批北京市中医管理局薪火传承"3+3"基层老中医工作室。曾多次受邀到新加坡、缅甸等国家和香港地区进行讲学和会诊，传播中医文化。他擅于将传统正骨医术与现代科学技术结合，努力发掘祖国医学宝库，先后开展了"大重量牵引治疗颈椎病""悬浮式牵引治疗腰椎间盘突出症"的临床研究，并研制健康枕、翘臀椅，承担北京市科研课题 1 项，大兴区科研项目 2 项。参与编写专著 1 部，国家发明专利 1 项。在《中国骨伤》《运动医学》等核心期刊发表文章十余篇，《脊髓型颈椎病的非手术治疗》曾获国家体委科技进步二等奖。

附：悬浮式牵引正脊疗法介绍

悬浮式牵引正脊疗法是由贾国庆主任医师发明创造的一种治疗腰椎间盘突出症的新技术，其运用悬浮式正脊仪治疗腰椎间盘突出症，将牵引、屈伸、旋转、按压手法等功能融为一体，结合现代生物力学与中医传统手法的特点，利用生物力学的原理作用于突出的椎间盘上，对患椎椎体从三维动态角度进行调整治疗，从而改善和解除突出髓核挤压神经根的关系，达到治疗腰椎间盘突出症的目的。

悬浮式正脊仪由牵引架、牵引套、床三部分组成，其中牵引架包括配重铁、牵引角度调解杆、配重铁升降杆、牵引钩等。普通牵引床以弹簧拉力为牵引重量，牵引时间稍长，重量逐渐减轻，加上固定在骨盆的皮套下滑，牵引的重量不衡定，同时由于牵引套分别固定在胸部及骨盆处，牵引时不能有效牵引拉开腰骶关节，从而影响牵引效果。后伸牵引床，上身固定在颈部，下肢固定在双足踝部，连接牵引绳钩，将双下肢后伸30°牵引，以患者腹壁离开床面为度，牵引重量以配重铁来调整，保证重量衡定，符合腰椎生理曲度，避免普通牵引床使椎体受力不均匀的弊病，便于医生进行手法治疗。通过腰椎牵引使椎间隙前后径增宽，一紧一松使与之牵引对抗的肌组织逐渐伸展，肌张力降低，椎间距充分拉大，并造成较大负压，使突出的椎间盘由向外挤压转为向内吸引。颤压作用使突出的髓核向前方移动，从而改善根盘关系，进而缓解侧椎旁肌痉挛及神经根在椎间孔卡压，增加神经根和硬膜囊的相对空间，增加侧隐窝容积，减轻神经根水肿，松解神经粘连，改善神经的运动功能和感觉功能。牵引床能缓解或解除肌群的痉挛状态，且配合手法治疗可镇静止痛、舒筋活络，从而取得较好的疗效。

2008 年，本项目获得大兴区科委科研基金资助。2010年获得北京市中医药科技基金资助（课题编号：JJ2009-03），同年，"悬浮式正脊仪"获得中国国家发明专利（专利号 ZL2008 1 0139784.0）。

第五节　红星骨伤传承谱系

红星骨伤以正骨推拿手法治疗骨伤疾病而享誉地方，红星骨伤的正骨推拿手法源于国家体育总局队医安广林医生。安广林继承安氏正骨推拿绝技，创建正骨诊所为人接骨疗伤，不断总结、提高，形成了独具疗效的正骨手法。年轻时就颇有名气，曾被贺龙元帅点名征调到国家体育总局科研所，为运动员治疗骨伤疾病。

任玉衡从大连医科大学毕业后，分配到国家体育总局从事运动医学工作，拜师安广林医生，学习正骨按摩手法，尽得精髓，并深研古今，将安氏正骨技术发扬光大，在运动医学界声名远扬。"文革"后，时任国家体育总局科研所研究员的任玉衡在支援基层期间，与当时的大兴县鹿圈卫生院合作建立了国家体委科研所鹿圈门诊部，运用传统中医手法治疗脊柱关节损伤疾病。也就是在那个时候，贾国庆拜师任玉衡，师徒共同应诊，继承安氏正骨推拿精髓，不断总结和钻研，以其精湛的正骨医术深为百姓认可和尊敬，形成红星骨伤三代传承谱系。

后来，贾国庆调入大兴区红星医院（原中朝人民友好公社红星医院）。1984年5月，大兴区红星医院骨伤科成立，与国家体委科研所合作成立整体住院部，作为非手术治疗脊柱关节损伤的基地，安广林、任玉衡、贾国庆师徒联合，在红星医院运用传统手法治疗脊柱关节损伤疾病，开创了红星骨伤流派推拿治疗的先河。随着骨伤科的不断发展壮大，邸保林等医生陆续开始跟师学习。邸保林长期坚持骨伤临床工作，侍诊安广林、任玉衡，学有所成，手法自成一派，同时发挥传帮带作用，为红星骨伤的传承做出巨大贡献。进入20世纪90年代后，骨伤科的医生进一步增加，一批中医药大学毕业生陆续进入骨伤科工作，李振朝、王小斌、彭海、郭勇、李翔、王保锁、赵鹏、任伟陆续跟师学习。中医药大学毕业生凭借良好的中医学基础，深刻领悟红星骨伤手法治疗特点，不断总结、继承发扬，形成红星骨伤第四代。2018年12月，王小斌、彭海、郭勇被授予红星骨伤第四代传承人称号。

进入21世纪，骨伤科专业人员的数量和质量得到了空前的发展，很多中医院校本科生、研究生毕业后陆续来到骨伤科工作。医院为传承红星骨伤学术思想，启动了骨伤科

"师带徒"工作，杨举、林红猛、吴艺男拜邸保林为师，李宏涛、董国顺、杨岐、沙溢辉、陈月峰拜王小斌为师，艾君、刘金成、李进选拜彭海为师。新时代大学生进一步总结红星骨伤手法特点，形成朝气蓬勃的红星骨伤第五代。

附：红星骨伤赋

南囿秋风[1]，呦呦鹿鸣[2]，红星骨伤，薪火相传。安氏手法[3]，正骨理筋源宫廷，任贾携手[4]，正脊整体研古籍。创业艰辛，披荆斩棘，同心同德，青蓝相继。奋发图强志弥坚，沐雨栉风展新颜。集医道之精妙，培杏林之沃土，继中华之绝学，承先贤之遗志，怀无限忠诚以执业，持坚定信念以前瞻，施仁术而心慈，凭妙手而雀然，防骄矜以励志，履新途以扬鞭，扬传统之优势，兴特色之专科，厚德传承，精医笃行[5]，春风化雨，大爱无疆。

注解：

[1] 南囿秋风：是明清时代的"燕京十景"之一。南囿，指北京城南的南苑，又叫南海子，医院坐落于此地。

[2] 呦呦鹿鸣：来源于《诗经·鹿鸣》，中国特有的珍稀物种麋鹿就生活在大兴区南海子麋鹿苑。

[3] 安氏手法：指安广林独特的祖传推拿技术。

[4] 任贾携手：指任玉衡和贾国庆携手开创了医院骨伤科事业。

[5] 厚德传承，精医笃行：是北京市大兴区中西医结合医院的院训。

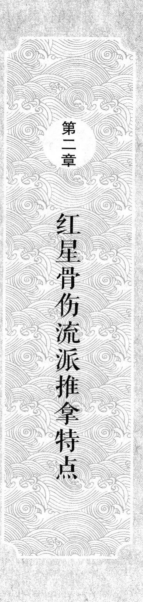

第二章

红星骨伤流派推拿特点

第一节 四诊合参

红星骨伤流派重视在中医诊断学基本理论指导下，通过望、闻、问、切四诊，结合实验室和影像学等辅助检查，探求其内在规律，加以综合分析，概括为某种病证。辨证时既要求有整体观念，重视全面检查，又要结合骨伤科的特点进行细致的局部检查，才能做到全面了解病情，从而做出正确诊断。

一、望诊

对骨伤科患者进行诊治时，应该首先通过望诊来进行全面观察。骨伤科的望诊，除了对全身的神色、形态、舌象及分泌物进行全面的观察外，对损伤局部及其邻近部位必须特别认真察看。如《伤科补要》中明确指出："凡视重伤，先解开衣服，遍观伤之轻重。"要求暴露足够的范围。要进行功能活动的动态观察，一般采用与健肢对比，通过望全身、望损伤局部、望舌质舌苔等方面，以初步确定损伤的部位、性质和轻重。

（一）望全身

1. 望神色　通过察看神态色泽的变化可判断损伤轻重、病情缓急。如精神爽朗、面色清润者，正气未伤；若面容憔悴、精神委顿、色泽晦暗者，正气已伤，病情较重。对重伤患者要观察其神志是否清醒。若神志昏迷、神昏谵语、目暗睛迷、瞳孔缩小或散大、面色苍白、形羸色败、呼吸微弱或喘急异常，多属危候。

2. 望形态 可以了解损伤的部位和病情轻重。形态发生改变多见于骨折、关节脱位及严重筋伤，如下肢骨折时，患者多不能直立行走；肩、肘关节脱位时，多用健侧手扶持患侧前臂；颞下颌关节脱位时，多用手托住下颌；腰部急性扭伤时，身体多向患侧倾斜，则应用手支撑腰部慢行。

（二）望局部

1. 望畸形 畸形往往标志有骨折或脱位存在。关节脱位后，原关节处出现凹陷，而在其附近出现隆起，同时患肢可有长短粗细等变化。如肩关节前脱位存在方肩畸形；四肢完全性骨折因重叠移位而出现不同程度的增粗和短缩，在骨折处出现高凸或凹陷等；股骨颈和股骨转子间骨折多有典型的患肢短缩与外旋畸形；桡骨远端骨折可有"餐叉"及"枪刺"样畸形等。

2. 望肿胀、瘀斑 肿胀较重而肤色青紫者，为新伤；肿胀较轻而青紫带黄者，多为陈伤。瘀斑有时由于肢体的重力作用，淤血沿肌肉间隙下移而出现远离受伤部位的瘀紫。

3. 望创口 对开放性损伤，需注意创口的大小、深浅，创口边缘是否整齐，是否被污染及有无异物，从而帮助判断受伤时的环境、外力因素的性质及外力的大小等；还需注意色泽鲜红还是紫暗，以及出血情况等。若已感染，应注意是否成脓，若已成脓，应观察流脓是否通畅，脓液的颜色及稀稠等。

4. **望肢体功能** 除观察上肢能否上举、下肢能否行走外，还应进一步检查关节能否进行屈伸旋转等活动。例如，肩关节的正常活动有外展、内收、前屈、后伸、内旋和外旋六种。若患者梳发的动作受限制，则提示外旋功能出现障碍；若患者手背不能置于背部，则提示内旋功能出现障碍。为了明确障碍出现的情况，除嘱其主动活动外，常与摸法、量法、运动检查结合进行，并通过与健肢对比观察以测定其主动与被动活动情况。

（三）望舌

望舌，亦称舌诊。观察舌质及苔色，能反映人体气血的盛衰、津液的盈亏、病邪的性质、病情的进退、病位的深浅及伤后机体的变化。因此，望舌是辨证的重要组成部分之一。

舌质和舌苔均可以诊察人体内部的寒热、虚实等变化，两者既有密切的关系，又各有侧重。在舌质上以气血的变化为重点，在舌苔上以脾胃的变化为重点。观察舌苔的变化，还可以鉴别疾病属表属里，属虚属实，因此，通过察舌质和舌苔可以相互印证。

二、闻诊

闻诊是从听患者的语言、呻吟、呼吸、咳嗽的声音，以及嗅呕吐物、伤口、二便或其他排泄物的气味等方面获得临床资料。红星骨伤流派闻诊重视以下几点：

1.听骨擦音 骨擦音是骨折的主要体征之一。对于完全性骨折患者，当摆动或触摸骨折的肢体时，两断端互相摩擦可发生响声或摩擦感，称骨擦音。但应注意，骨擦音多数是在行触诊检查时偶然感觉到的，不宜主动去寻找骨擦音，以免增加患者的痛苦和损伤。

2.听骨传导音 主要用于检查某些不易被发现的长骨骨折，如股骨颈骨折、股骨粗隆间骨折等。检查时将听诊器置于伤肢近端的适当部位，或置于耻骨联合，或放在伤肢近端的骨突起处，用手指或叩诊锤轻轻叩击远端骨突起部，可听到骨传导音。骨传导音减弱或消失，说明骨的连续性遭到破坏，但应注意与健侧对比，检查时伤肢不附有外固定物，并与健侧位置对称，叩诊时用力大小相同等。

3.听入臼声 关节脱位在整复成功时，常能听到"格得"的关节入臼声，同时伴有关节处的负压吸引。《伤科补要》说："凡上骱时，骱内必有响声活动，其骱已上；若无响声活动者，其骱未上也。"当复位时听到此响声时，则应立刻停止增加拔伸牵引力，避免肌肉、韧带、关节囊等软组织被过度拔伸而增加损伤。

4.听筋的响声 部分筋伤或关节病在检查时可有特殊的摩擦音或弹响声，最常见的有以下几种。

（1）关节摩擦音：医者一手放在关节上，另一手移动关节远端的肢体，可检查出关节摩擦音，或有摩擦感。骨关节炎检查时可出现粗糙的关节摩擦音。

（2）肌腱弹响声与捻发音：屈肌腱狭窄性腱鞘炎患者在做伸屈手指的检查时可听到弹响声，如弹响指或扳机指。腱周围炎在检查时可听到"捻发音"。

（3）关节弹响声：膝关节半月板损伤或盘状半月板时，在进行膝关节屈伸旋转活动时，可发生较清脆的弹响声。

5. **听啼哭声**　用于辨别小儿的伤患部位。当检查到某一部位时，小儿啼哭或哭声加剧，则提示该处可能是损伤或病变部位。

6. **听捻发音**　创伤后发现皮下组织有大片不相称的弥漫性肿起时，应检查有无皮下气肿。检查时手指分开，轻轻揉按患部，当皮下组织中有气体存在时，可感到一种特殊的捻发音或捻发感。

7. **闻气味**　除闻二便气味外，还要闻局部分泌物的气味。

三、问诊

红星骨伤流派重视通过问诊了解患者的发病情况，从而为诊断提供依据。《四诊抉微》曰："问为审察病机之关键。"

（一）一般情况

询问患者的一般情况，如姓名、性别、年龄、职业、婚姻、民族、籍贯、住址、就诊日期及病历陈述者等，并建立完整的病案记录，以利于查阅、联系和随访。

（二）发病情况

1. **主诉**　即患者的主要症状、发病部位及持续时间。主诉是促使患者前来就医的主要原因，常见的主诉有疼痛、肿胀、功能障碍等。记录主诉应简明扼要，尽量不使用医疗术语，以客观表达患者的真实感受。

2. 发病过程　应详细询问患者的发病情况和变化的急缓，受伤的过程，有无昏厥，昏厥持续的时间，醒后有无再昏迷，经过何种方法治疗，治疗效果如何，目前症状情况怎样及是否减轻或加重等。

应尽可能问清患者受伤的原因，如跌仆、闪挫、外物打击等，询问打击物的大小、重量和硬度，暴力的性质、方向和强度，重点了解外来暴力的大小、方向及作用点和损伤时患者所处的体位、情绪等，如伤者因高空作业坠落，足跟先着地，则损伤可能发生在足跟、脊柱或颅底；若平地摔倒者，则应问清着地的姿势，肢体处于屈曲位还是伸直位，何处先着地等情况。

3. 询问患者损伤的部位和各种症状，包括创口情况

（1）疼痛：详细询问患者疼痛的起始日期、部位、性质、程度。应问清患者是剧痛、酸痛还是麻木；疼痛是持续性还是间歇性；麻木的范围是在扩大还是缩小；痛点是固定不移或游走，有无放射痛，放射到何处；服止痛药后能否减轻；各种不同的动作（如负重、咳嗽、喷嚏等）对疼痛有无影响；疼痛与气候变化有无关系；劳累、休息及昼夜对疼痛程度有无影响等。

（2）肿胀：应询问患者肿胀出现的时间、部位、范围、程度等。

（3）肢体功能障碍：如肢体有功能障碍，应问明患者是受伤后立即发生的，还是受伤后一段时间才发生的。一般骨折或脱位后，功能多数立即发生障碍或丧失，骨病则往往是得病后经过一段时间才逐渐影响到肢体的功能。

（4）畸形：外伤引起的肢体畸形可在伤后立即出现，无外伤史者，应考虑为先天性畸形或发育畸形。

（5）创口：应询问创口形成的时间、污染情况、出血情况、处理经过，以及是否使用过破伤风抗毒血清等。

（三）全身情况

1. 问寒热　感染性疾病，恶寒与发热常并见；损伤初期发热多为血瘀化热，中后期发热可能为邪毒感染，或虚损发热；骨关节结核有午后潮热；恶性骨肿瘤晚期可有持续性发热；颅脑损伤可引起高热抽搐等。

2. 问汗　严重损伤或严重感染，可出现四肢厥冷、汗出如油的险象；邪毒感染可出现大热大汗；自汗常见于损伤初期或术后；盗汗常见于慢性骨关节疾病、阴疽等疾病；失血性休克时也可见到大汗淋漓。

3. 问饮食　对腹部损伤患者应询问其发生于饱食后或空腹时，以估计胃肠破裂后腹腔污染程度。食欲不振或食后饱胀，是胃纳呆滞的表现，多因伤后血瘀化热导致脾虚胃热，或长期卧床体质虚弱所致。口苦者，为肝胆湿热；口淡者，多为脾虚不运；口腻者，属湿阻中焦；口中有酸腐味者，为食滞不化。

4. 问二便　伤后便秘或大便燥结，为瘀血内热；老年患者伤后可因阴液不足，失于濡润而致便秘；大便溏薄为阳气不足，或伤后机体失调。对脊柱、骨盆、腹部损伤者尤应注意询问二便的次数、量和颜色。

5. 问睡眠 伤后久不能睡，或彻夜不寐，多见于严重创伤；昏睡不醒或醒后再度昏睡，不省人事，多为颅内损伤。

（四）其他情况

1. 既往史 应自出生起详细追询，按发病的年月顺序记录。对过去的疾病可能与目前损伤有关的内容，应记录主要的病情经过、当时的诊断、治疗情况，以及有无并发症、后遗症或过敏史。例如，对先天性斜颈、新生儿臂丛神经损伤，要了解有无难产或产伤史；对骨关节结核要了解有无肺结核史。

2. 个人史 应询问患者从事的职业或工种的年限，劳动的性质、条件和常处体位，以及个人嗜好等。对妇女要询问月经、妊娠、哺乳史等。

3. 家族史 询问患者的家族内成员的健康状况。如已死亡，则应追询其死亡原因、年龄，以及有无可能影响后代的疾病，其对骨肿瘤、先天性畸形等疾病的诊断具有重要的参考价值。

四、切诊

切诊包括脉诊及局部切按，通过切诊可掌握机体内部气血、虚实、寒热等变化。《黄帝内经》中就提出诊断疾病需"切循其脉"，《金匮要略》中也有对外伤出血脉象的论述，西晋名医王叔和在《脉经》里对损伤疾病的脉象描述得较为详细，清代的钱秀昌在《伤科补要》提出"临床时须察脉之虚实，审症轻重"。红星骨伤流派重视骨病内治疗法，切诊主要是通过脉诊来判断损伤及筋骨关节疾病的轻重、虚实、寒热及肢体的血运情况。

脉法纲要主要归纳起来有以下几点：

1. 闭合性损伤淤血停积或阻滞，脉洪大坚强而实者为顺证。开放性损伤失血之证，如呈芤脉，或为缓小，此为顺脉。反之，如蓄血之证脉见缓小，失血之证脉见洪大，此为逆脉，往往病情复杂，比较难治。

2. 沉脉、伏脉为气滞或寒邪凝滞。沉滑而紧者，为痰瘀凝滞。

3. 乍疏乍数，时快时缓，脉律不齐者，重伤时应注意发生其他转变。

4. 六脉模糊不清者，预后难测，即使伤病较轻，亦应严密观察其变化；和缓有神者，伤证虽危重，但一般预后较佳。

5. 严重损伤，疼痛剧烈，偶尔出现结、代脉，系痛甚或情绪紧张所致，并非恶候，但如频繁出现，则应予以注意。

第二节　重视体检

红星骨伤流派重视骨伤科检查，体检是为了发现客观体征，用以诊断有无骨折、脱位、筋伤等病变，以及病变的部位、性质、程度、缓急和有无并发症的一种诊断方法。红星骨伤检查强调要有整体观念，不可只注意局部或一个肢体，除了病情简单的病例外均应在全身检查的基础上，根据骨与关节损伤和疾病情况，结合诊断和治疗的需要，选择不同的检查方法。

一、检查方法和次序

骨与关节属于运动系统，在不同的体位其表现不一，同时因肌张力的改变，可使邻近关节产生代偿性体位的变化。因此，在检查某关节时，要注意身体的姿势、关节的体位，并常需在关节的不同运动体位下进行检查。检查时应遵循"对比"原则，即患侧与健侧对比；如果两侧均有疾病时可与健康人对比；对不能肯定的体征需进行反复检查；对急性疾病、损伤和肿瘤的患者，手法要轻巧，以减少患者的痛苦和病变扩散的机会。

红星骨伤流派检查骨与关节按照视、触、叩、听、动、测量顺序进行，次序为：视诊→触诊→叩诊→听诊→关节活动→测定肌力→测量→特殊试验（特殊检查）→神经功能→血管检查等。遵循自上而下，自左而右，先健侧后患侧，先静止后运动的顺序进行检查。结合病情每项检查均各有重点，如一些骨与关节畸形的检查，视诊、关节活动、测量、特殊试验等较重要；对肿块的检查，则以触诊为主；对神经麻痹如脊髓灰质炎后遗症的检查，以步态、关节活动、肌力检查更为重要。

二、肢体测量

《灵枢·经水》曰："夫八尺之士，皮肉在此，外可度量切循而得之，其死，可解剖而视之。"其中就有"度量"的记载。《仙授理伤续断秘方》提出"相度患处"。量法至今仍为骨伤科临床医师广泛应用。对患肢诊查时，可用带尺测量其长短、粗细，量角器测量关节活动角度大小等，并与健侧作比较。

（一）肢体长度测量法

测量时应将肢体置于对称的位置，且先定出测量的标志，并做好记号，然后用带尺测量两标志点间的距离。如有肢体挛缩而不能伸直时，可分段测量。测量中发现肢体长于或短于健侧，均为异常。四肢长度测量方法如下：

1. 上肢长度从肩峰至桡骨茎突尖（或中指尖）。

2. 上臂长度从肩峰至肱骨外上髁。

3. 前臂长度从肱骨外上髁至桡骨茎突，或尺骨鹰嘴至尺骨茎突。

4. 下肢长度从髂前上棘至内踝下缘，或脐至内踝下缘（骨盆骨折或髋部病变时使用）。

5. 大腿长度从髂前上棘至膝关节内缘。

6. 小腿长度从膝关节内缘至内踝，或腓骨头至外踝下缘。

（二）肢体周径测量法

两肢体取相应的同一水平测量，测量肿胀时取最肿处，测量肌萎缩时取肌腹部。如下肢常在髌上 10 ～ 15cm 处测量大腿周径，在小腿最粗处测定小腿周径等。通过肢体周径的测量，可了解其肿胀程度或有无肌肉萎缩等。肢体周径变化可见如下几种情况：

1. 粗于健侧较健侧显著增粗并有畸形者，多为骨折、关节脱位；无畸形而量之较健侧粗者，多为筋伤肿胀等。

2. 细于健侧多为陈伤失治、神经疾病或失用而致筋肉萎缩。

（三）关节活动范围测量法

测量关节活动度时应将量角器的轴心对准关节的中心，量角器的两臂对准肢体的轴线，然后记录量角器所示的角度，注意应与健肢的相应关节进行比较。目前临床主要采用的记录方法为中立位 0°法，即关节中立位为 0°。对难以精确测量角度的部位，关节活动功能可用测量长度的方法以记录各骨的相对移动范围。例如，颈椎前屈活动可测量下颏至胸骨柄的距离，腰椎前屈测量下垂的中指尖与地面的距离等。

（四）测量注意事项

1. 患肢与健肢须放在完全对称的位置上，如患肢在外展位，健肢必须放在同样角度的外展位。

2. 定点要准确，可在起止点做好标记，带尺要拉紧。

3. 注意观察有无先天、后天畸形。

三、肌力检查

（一）肌力检查内容

1. **肌容量** 观察肢体外形有无肌肉萎缩、挛缩、畸形。测量肢围（周径）时，应根据患者具体情况规定测量的部位，如测量肿胀时取最肿处，测量肌萎缩时取肌腹部。

2. **肌张力** 静止状态时肌肉保持一定程度的紧张度称为肌张力。检查时，嘱患者肢体放松做被动运动以测其阻力，亦可用手轻捏患者的肌肉以体验其软硬度。如肌肉松软，被动运动时阻力减低或消失，关节松弛而活动范围扩大，则称为肌张力减低；反之，肌肉紧张，被动运动时阻力较大，则称为肌张力增高。

（二）肌力检查与测定标准

肌力检查主要是指检查肌肉主动运动时的力量、幅度和速度。肌力检查可以测定肌肉的发育情况及用于神经损伤的定位，对神经、肌肉疾病的预后和治疗也有一定价值。在进行肌力检查时，应耐心指导患者，分别做各种能表达被检查肌肉（或肌群）作用的动作，必要时检查者可先做示范动作。对于小儿及不能合作的患者尤应对其进行耐心反复地检查。对于尚不能理解医者吩咐的幼儿，可用针尖轻轻地给以刺激，以观察患儿逃避疼痛刺激的动作，可判断其肌肉有无麻痹。

怀疑肌力降低时，根据需要进行肌力测定，可采用对关节运动加以阻力（对抗）的方法。嘱患者做抗阻力运动，就能大致判断肌力是正常、稍弱、弱、甚弱或是完全丧失。检查时应两侧对比，观察和触摸肌肉、肌腱，了解收缩情况。

四、临床检查法

（一）摸法

摸法，又称摸诊。通过医者的手对损伤局部进行认真触摸，以了解损伤的性质、程度，判断有无骨折、脱位，以及骨折、脱位的移位方向等。红星骨伤流派高度重视摸法，视为手法之首，讲究"手下摸得准，自然治得准"。《医宗金鉴·正骨心法要旨》说："以手扪之，自悉其情。"虽然当今影像学技术发展迅猛，但摸法仍是骨伤科医生必须掌握的诊断基本功。

1. 主要用途

（1）摸压痛：根据压痛的部位、范围、程度来鉴别损伤的性质种类，直接压痛可能是局部有骨折或筋伤，而间接压痛（如纵轴叩击痛）常提示骨折的存在。

（2）摸畸形：当发现有畸形时，结合触摸体表骨突变化，可以了解骨折或脱位的性质、移位方向及呈现重叠、成角或旋转畸形等情况。

（3）摸肤温：根据局部皮肤冷热的程度，可以辨别是热证或寒证，并可了解患肢血运情况。热肿一般表示新伤或局部积瘀化热、感染；患肢远端冰凉、麻木，动脉搏动减弱或消失，则表示存在血运障碍。摸肤温时一般用手背测试，并与对侧比较。

（4）摸异常活动：在肢体没有关节处出现类似关节的活动，或在关节原来不能活动的方向出现了活动即为异常活动，多见于骨折或韧带断裂。检查骨折患者时，不要主动寻找异常活动，以免增加患者的痛苦和加重局部组织的损伤。

（5）摸弹性固定：脱位的关节常保持在特殊的畸形位置，在摸诊时手中有弹力感，这是关节脱位的特征之一。

（6）摸肿块：首先应区别肿块的解剖层次，是在骨骼还是在肌腱、肌肉等组织中，是骨性还是囊性，还须触摸其大小、形状、硬度，边界是否清楚，推之是否可以移动及表面的光滑度情况。

2. 常用手法

（1）触摸法：以拇指或拇、食、中三指置于伤处，稍加按压之力，细细触摸。范围先由远端开始，逐渐移向伤处，用力大小视部位而定。触摸时仔细体验指下感觉，古人有"手摸心会"的要领。通过触摸可了解损伤和病变的确切部位，病损处有无畸形、摩擦感，皮肤温度、软硬度有无改变，有无波动征等。触摸法往往在检查时最先使用，然后在此基础上再根据情况选用其他手法。

（2）挤压法：用手掌或手指挤压患处上下、左右、前后，根据力的传导作用来诊断骨骼是否折断。如检查肋骨骨折时，常用手掌挤按胸骨及相应的脊骨进行前后挤压；检查骨盆骨折时，常用两手挤压两侧髂骨翼；检查四肢骨折，常用手指挤捏骨干。此法有助于鉴别是骨折还是挫伤，但检查骨肿瘤或感染患者，不宜在局部过多或过于用力挤压。

（3）叩击法：是以掌根或拳头对肢体远端的纵向叩击所产生的冲击力来检查有无骨折的一种方法。检查股骨、胫腓骨骨折，有时采用叩击足跟的方法；检查脊椎损伤时可采用叩击头顶的方法；检查四肢骨折是否愈合，亦常采用纵向叩击法。

（4）旋转法：用手握住患肢远端，做较轻的旋转动作，以观察伤处有无疼痛、活动障碍及特殊的响声。旋转法常与屈伸关节的手法配合应用。

（5）屈伸法：用一只手握关节部，另一手握伤肢远端，做缓慢的屈伸活动。若关节部位出现剧痛，说明存在骨与关节损伤。关节内骨折者，可出现骨摩擦音。此外，患者主动的屈伸与旋转活动常与被动活动进行对比，以此作为测量关节活动功能的依据。

（6）摇晃法：用一只手握于伤处，另一手握伤肢远端，做较轻的摇摆晃动，结合问诊与望诊，根据患处疼痛的性质、异常活动、摩擦音的有无，判断是否存在骨与关节损伤。

红星骨伤流派临床运用摸法时高度重视对比，并注意"望、比、摸"的综合应用，认为只有这样才能正确地分析通过摸诊所获得的资料。应用四诊辨证时也常采用"对比"的方法来帮助诊断。如望诊与量法主要是患侧与健侧比形态、比长短、比粗细、比活动功能等。此外，治疗前后的对比，如对骨折、脱位复位前后的对比，功能恢复过程的对比，从而对全面了解患者情况具有很大帮助。

（二）特殊检查法

1. 颈部

（1）分离试验：检查者一手托住患者颏下部，另一手托住枕部，然后逐渐向上牵引头部，如患者感到颈部和上肢的疼痛减轻，即为阳性。该试验可以拉开狭窄的椎间孔，减少颈椎小关节周围关节囊的压力，缓解肌肉痉挛，减少对神经根的挤压和刺激，从而减轻疼痛。

（2）颈椎间孔挤压试验：患者坐位，检查者双手手指互相嵌夹相扣，以手掌面压于患者头顶部，同时向患侧或健侧屈曲颈椎，也可以前屈后伸，若出现颈部或上肢放射痛加重，即为阳性，多见于神经根型颈椎病或颈椎间盘突出症。该试验使椎间孔变窄，从而加重对颈神经根的刺激，故出现疼痛或放射痛。

（3）臂丛神经牵拉试验：患者取坐位，头微屈，检查者立于患者被检查侧，一手推头部向对侧，同时另一手握住该侧腕部做相对牵引，此时臂丛神经受牵拉，若患肢出现放射痛、麻木，则为阳性，多见于神经根型颈椎病患者。

2. 腰背部

（1）直腿抬高试验：患者仰卧位，两下肢伸直靠拢，检查者用一手握患者踝部，一手扶膝保持下肢伸直，逐渐抬高患者下肢，正常者可以抬高 70°～90°而无任何不适感觉；若小于以上角度则感觉该下肢有传导性疼痛或麻木者为阳性，多见于腰椎间盘突出症患者。若将患者下肢直腿抬高到开始产生疼痛的高度，检查者用一手固定此下肢保持膝伸直，另一手背伸患者踝关节，放射痛加重者则为直腿抬高踝背伸试验（亦称"加强试验"）阳性，该试验用于鉴别是神经受压还是下肢肌肉等原因引起的抬腿疼痛。

（2）拾物试验：让小儿站立，嘱其拾起地上物品。正常小儿可以两膝微屈，弯腰拾物；若腰部有病变，可见以腰部挺直、双髋和膝关节微屈的姿势去拾地上的物品，此为该试验阳性，常用于检查儿童脊柱前屈功能有无障碍。

3. 骨盆

（1）骨盆挤压试验：患者仰卧位，检查者用双手分别于髂骨翼两侧同时向中线挤压骨盆；或患者侧卧，检查者挤压其上方的髂嵴，如果患处出现疼痛，即为骨盆挤压试验阳性，提示有骨盆骨折或骶髂关节病变。

（2）骨盆分离试验：患者仰卧位，检查者两手分别置于两侧髂前上棘前面，两手同时向外下方推压；若出现疼痛，即为骨盆分离试验阳性，提示有骨盆骨折或骶髂关节病变。

（3）屈膝屈髋试验：患者仰卧位，双腿靠拢，嘱其尽量屈曲髋、膝关节，检查者也可两手推膝，使髋、膝关节尽量屈曲，使臀部离开床面，腰部被动前屈，若腰骶部发生疼痛，即为该试验阳性；若行单侧髋、膝屈曲试验，患者一侧下肢伸直，检查者使用同样方法，使对侧髋、膝关节尽量屈曲则腰骶关节和骶髂关节可随之运动，若有疼痛即为该试验阳性，提示有闪筋扭腰、劳损，或腰椎间关节、腰骶关节或骶髂关节等病变，但腰椎间盘突出症患者该试验为阴性。

（4）梨状肌紧张试验：患者仰卧位，伸直患肢，做内收内旋动作，若有坐骨神经放射痛，再迅速外展、外旋患肢，若疼痛立刻缓解即为该试验阳性，提示梨状肌综合征。

（5）"4"字试验：又称髋外展外旋试验。患者仰卧位，被检查一侧下肢膝关节屈曲，髋关节屈曲、外展、外旋，将足架在另一侧膝关节上，使双下肢呈"4"字形，检查者一手放在屈曲的膝关节内侧，另一手放在对侧髂前上棘前面，然后两手向下按压，如被检查侧骶髂关节处或髋部出现疼痛或受限即为阳性，提示骶髂关节或髋关节存在病变。

4. 肩部

（1）搭肩试验：又称为杜加征。嘱患者端坐位或站立位，肘关节取屈曲位，将手搭于对侧肩部，如果手能够搭于对侧肩部，且肘部能贴近胸壁即为正常；如果手能够搭于对侧肩部，但肘部不能贴近胸壁；或者肘部能贴近胸壁，但手不能够搭于对侧肩部，均为阳性体征，提示可能存在肩关节脱位。

（2）肱二头肌抗阻力试验：嘱患者屈肘90°，检查者一手扶住患者肘部，一手扶住腕部，嘱患者用力屈肘、外展、外旋，检查者拉前臂抗屈肘，如果结节间沟处疼痛即为试验阳性，提示肱二头肌腱滑脱或肱二头肌长头肌腱炎。

（3）直尺试验：以直尺贴上臂外侧，正常时不能触及肩峰，若直尺能触及肩峰则为阳性，说明有肩关节脱位，或其他因素引起的方肩畸形，如三角肌萎缩等。

（4）疼痛弧试验：嘱患者肩外展或被动外展其上肢，当肩外展到60°～120°范围时，肩部出现疼痛即为阳性，这一特定区域的外展痛称为疼痛弧。由于冈上肌腱在肩峰下面摩擦、撞击所致，说明肩峰下的肩袖有病变。

（5）冈上肌腱断裂试验：嘱患者肩外展，当外展30°～60°时，可以看到患侧三角肌明显收缩，但不能外展上举上肢，越用力越耸肩，若被动外展患肢超过60°，则患者又能主动上举上肢，这一特定区域的外展障碍即为阳性征，提示存在冈上肌腱的断裂或撕裂。

5. 肘部

（1）腕伸肌紧张试验：嘱患者屈腕屈指，检查者将手压于各指的背侧作对抗，再嘱患者抗阻力伸指及背伸腕关节，如出现肱骨外上髁疼痛，即为阳性。多见于网球肘。

（2）握拳试验：又称为尺偏试验。嘱患者做拇指内收，并屈曲各指，在紧握拳后向尺侧倾斜屈曲，若桡骨茎突部出现疼痛，即为阳性。有些患者在拇指内收时即可产生疼痛，尺偏时疼痛加重，提示患有桡骨茎突狭窄性腱鞘炎。

（3）腕三角软骨挤压试验：嘱患者端坐，检查者一手握住患者前臂远端，另一手握住手部，用力将手腕极度掌屈、旋后并向尺侧偏斜，并施加压力旋转，若在尺侧远端侧方出现疼痛，即为阳性体征，提示有三角软骨损伤。

（4）手舟骨叩击试验：使患手偏向桡侧，叩击第 3 掌骨头部，若手舟骨骨折时，可产生叩击痛，有时叩击第 2 掌骨头也可出现疼痛，均为阳性征。在叩击第 4～5 掌骨头时则无疼痛出现。

（5）指浅屈肌试验：将患者的手指固定于伸直位，然后嘱患者屈曲而检查手指的近端指间关节，这样可以使指浅屈肌单独运动。如果关节屈曲正常，则表明指浅屈肌是完整的；若不能屈曲，则表明指浅屈肌有断裂或阙如。

（6）指深屈肌试验：将患者掌指关节和近端指间关节固定在伸直位，然后让患者屈曲远端指间关节，若能正常屈曲，则表明指深屈肌肌腱有功能；若不能屈曲，则表明指深屈肌可能有断裂或该肌肉的神经支配发生障碍。

6. 髋部

（1）髋关节屈曲挛缩试验：又称托马斯征。患者取仰卧位，腰部放平，嘱患者分别将两腿伸直，注意腿伸直过程中腰部是否离开床面，向上挺起，如某一侧腿伸直时，腰部挺起，则为阳性；另一种方法是嘱患者伸直患侧腿，术者将健侧腿屈膝、屈髋，使大腿贴近腹部，腰部下降贴近床面，患侧腿自动离开床面，向上抬起，即为阳性。本试验常用于检查髋关节屈曲挛缩畸形。

（2）"望远镜"试验：患儿取仰卧位，髋、膝关节伸直，一助手固定骨盆，检查者一手置于大转子部，另一手持小腿或膝部将髋关节屈曲，并上推下拉股骨干，若双腿伸直时，腰部挺起离床；健侧腿屈曲，腰部贴床时，股骨头有上下活动或打气筒的患腿呈屈曲状抽筒样感，即为阳性。用于检查婴幼儿发育性髋关节脱位时，需行双侧对照检查。

（3）蛙式试验：患儿取仰卧位，使双膝双髋屈曲90°，并使患儿双髋做外展、外旋至蛙式位，双下肢外侧接触到检查床面为正常；若一侧或两侧下肢的外侧不能接触到床面，即为阳性，提示发育性髋关节脱位。

（4）下肢短缩试验：又称艾利斯征。患者取仰卧位，两腿屈髋屈膝并拢，两足并齐，放于床面，观察两膝的高度，如两膝等高为正常；若一侧膝部比另一侧低，即为阳性，表明有髋关节后脱位，股骨、胫骨短缩，发育性髋关节脱位等。

（5）髂胫束紧张试验：又称Ober征。检查时患者取侧卧位，健侧在下并屈膝屈髋，保持腰椎变直。检查者一手固定骨盆，另一手握住患肢踝部使患肢屈髋屈膝至90°，将大腿充分外展后使髋关节伸直，然后放手，让患肢自然下落。如不能下落触及健肢，即为阳性，提示髂胫束挛缩。

7. 膝部

（1）回旋挤压试验：又称麦氏征。患者取仰卧位，用力将膝关节屈曲成锐角。检查内侧半月板时，检查者一只手触摸关节后缘，另一只手握住足部。保持膝关节屈曲，小腿尽可能外旋，逐渐伸直膝关节。当股骨髁部经过半月板撕裂处时，可以听到或感觉到弹响。检查外侧半月板时，一手触及关节后外侧缘，小腿内旋，伸直膝关节可以听到或感觉到弹响。此试验主要用于检查膝关节半月板有无损伤。

（2）挤压研磨试验：患者取俯卧位，膝关节屈曲90°，检查者双手握住足踝部将小腿下压，使膝关节面靠紧，然后进行小腿旋转动作，如有疼痛，提示有半月板损伤或关节软骨损伤。

（3）抽屉试验：患者取坐位或仰卧位，患膝屈曲90°，术者固定其足背部，双手推拉小腿近端，若向前移动距离与健侧相比大于 0.5 ～ 1.0 cm，即前抽屉试验阳性，提示前交叉韧带损伤；如向后移动距离与健侧相比大于 0.5 ～ 1.0 cm，即后抽屉试验阳性，则为后交叉韧带损伤。

（4）侧方应力试验：又称为侧向试验，分为外翻应力试验和内翻应力试验。患者伸直或屈膝30°，并固定大腿，检查者用一只手握踝部，另一手扶膝部，做侧向运动检查内侧或外侧副韧带，如有损伤，检查牵扯韧带时，可以引起疼痛或异常活动。

（5）浮髌试验：嘱患者取仰卧位，下肢伸直，股四头肌处于松弛状态，检查者一手压在髌上囊部，向下挤压使积液局限于关节腔，然后另一手拇、中指固定髌骨内、外缘，食指按压髌骨。若感髌骨有漂浮感，重压时下沉，松指时浮起，说明关节腔内有积液，为浮髌试验阳性。

（6）滑推试验：①站位滑推：患者取站立位，医者先由下向上滑推膝关节内侧，然后再由下向上滑推膝关节外侧时，如内侧膝关节囊有波动感，而其他试验均阴性时，积水量为一度。②坐位滑推：患者取平坐位，医者重复上述动作，如有波动感则积水量为二度。③相对挤压试验：患者取平坐位，医者先压膝关节内侧，再压膝关节外侧，如内侧关节囊有波动感，则关节腔积水量为三度。④快速挤压试验：患者取平坐位，医者压膝关节内侧，当手抬起时即有波动感，则关节腔积水量为四度。

8.踝部

踝关节背伸试验：患者屈曲膝关节，由于腓肠肌起点在膝关节线上，此时腓肠肌松弛，踝关节能背伸，当膝关节伸直时，踝关节不能背伸，说明腓肠肌挛缩；若伸膝或屈膝时，踝关节均不能背伸，说明比目鱼肌挛缩，因为比目鱼肌起点在膝关节线以下，所以伸膝或屈膝时做此试验结果相同。该试验可用于鉴别腓肠肌与比目鱼肌挛缩。

第三节　影像学检查

一、X 线检查

X 线检查是骨伤科临床检查、诊断的重要手段之一。骨组织是人体的硬组织，含钙量多，密度高，X 线不易穿透，与周围软组织形成良好的对比条件，使 X 线检查时能显现出清晰的影像。通过 X 线检查，可以了解骨与关节损伤的部位、类型、范围、性质、程度和周围软组织的关系，从而进行一些疾病的鉴别诊断，为治疗提供可靠的参考，还可以在治疗过程中评价骨折脱位的手法整复、牵引、固定等治疗效果，病变的进展及判断预后等。此外，还可以通过 X 线检查观察骨骼的生长发育情况，以及某些营养和代谢性疾病对骨骼的影响。

根据临床需要可进行不同的体位 X 线检查。

1. 正位 又分前后正位和后前正位。X 线球管在患者前方、照相底片在体后是前后位；若球管从患者后方向前投照，则为后前位。

2. 侧位 X 线球管置侧方，底片置另一侧，投照后获得侧位照片，与正位照片结合即可获得被检查部位的二维影像，颈椎侧位出现"双边征""双尖征"，结合过伸过屈位观察椎体滑移可以判断颈椎稳定度。

3. 斜位 侧位片上重叠阴影太多时，可以拍摄斜位片，以检查目的不同而分为左、右斜位。为显示椎间孔或椎板病变，在检查脊柱时也常拍摄斜位片，用于判断腰椎峡部裂情况。骶髂关节在解剖上是偏斜的，也只有斜位片方能看清骶髂关节间隙。

4. 开口位 第 1～2 颈椎正位被门齿和下颌重叠，无法看清，开口位 X 线片可以看到寰枢椎脱位、齿状突骨折、齿状突发育畸形等病变。

5. 动力位 检查颈椎或腰椎，除常规 X 线检查外，为了解椎间盘退变情况、椎体间稳定情况等，可将 X 线球管由侧方投照，让患者过度伸展和屈曲颈椎或腰椎，拍摄 X 线侧位片；或过度侧方倾斜腰部，拍摄 X 线正位片。

二、CT 检查

高分辨率 CT 机能够从躯干横断面图像观察脊柱、骨盆、四肢关节较复杂的解剖部位和病变，还有一定分辨软组织的能力，且不受骨骼重叠及内脏器官遮盖的影响，为骨伤科疾病的诊断、定位、区分性质、范围等提供一种非侵入性辅助检查手段。

骨折常规 X 线片基本上均能满足骨折临床诊断的需要。但普通 X 平片不能满足脊柱、骨盆等部位骨折的检查，CT 扫描可以发现 X 线平片很难辨认的小碎骨片，如陷入髋关节腔内的股骨头或髋臼缘骨折的小碎片，能够较好地显示出骨折片与椎管、脊髓的关系及脊柱后侧骨折累及的范围。应用 CT 扫描显示椎体爆裂骨折效果十分满意，能看清椎体破坏程度及骨折片穿入椎管压迫脊髓神经等，为制订手术方案及摘除骨碎片提供重要依据。三维重建 CT 能够更好地显示复杂部位的损伤及病变情况，为治疗提供有利的依据。

三、磁共振成像检查

磁共振图像软组织对比分辨率高，主要用于观察软组织，尤其对恶性肿瘤及韧带、肌肉、筋膜、脂肪等病变的诊断具有重要价值。

1. **骨折** 目前 MRI 多以组织中的氢核质子的变化为信号来源，软组织氢核密度大，发出的信号多，分辨能力好。皮质骨缺乏信号，显示能力不如 X 线和 CT，但骨缝隙仍可显示。松质骨含大量骨髓，骨髓含脂量高，信号强，累及骨髓的肿瘤、变性、感染和代谢性疾病，在 MRI 图像中均可详细显示。MRI 还可显示病变侵入软组织的程度。

2. 脊柱　是 MRI 临床应用的重要领域，可获取直接的多平面图像而不像 X 线和 CT 会产生影像衰变，观察脊髓和神经根可以不用椎管内对比剂。对急性脊柱创伤进行 MRI 检查时，可不翻动伤员而获得各部骨结构与脊膜囊及脊髓之间相互关系的信息，也可显示蛛网膜下腔阻塞和脊髓肿胀情况。应用 MRI 追踪观察脊髓创伤可显示脊髓萎缩、血肿吸收、脊髓坏死及随之而来的脊髓空洞等变化。

3. 椎间盘疾病　MRI 在椎间盘疾病的诊断中能发挥重要作用。T1 和 T2 加权图像都可以显示椎间隙变窄，T2 加权图像对椎间盘变性最敏感。正常情况下纤维环含水量约 78%，髓核含水量为 85%～95%，但变性椎间盘二者的含水量均下降至 70% 左右，使这两部分在 MRI 图像中变得难以区别。由于所有突出的椎间盘几乎均有变性，此现象就更具有临床意义。采用 T2 加权 MRI 矢状面检查脊柱，能迅速排除椎间盘疾病。MRI 可直接识别突出的椎间盘，还可间接地从脊膜囊前方的硬脊膜外压迹或椎间孔内脂肪影的变化诊断椎间盘突出症。在 T2 加权图像上，通常能分清脑脊液与变性的椎间盘，从而估计椎管狭窄程度。

4. 椎管狭窄症　MRI 在椎管狭窄症中显示压迫部位及范围的精确度较高。尤其当椎管高度狭窄时，脊髓造影可能得不到关键部位的满意对比，而 T2 加权 MRI 能较好地观察到脊膜管的硬膜外压迹。MRI能显示蛛网膜下腔完全阻塞时梗阻的上下平面。MRI对神经根管狭窄的诊断特别有效，硬脊膜外脂肪和侧隐窝内脂肪减少是诊断神经根受压的重要标志。MRI能迅速排除枕骨大孔疾病和髓内病变等其他病因。矢状面MRI屈伸位动态检查可观察颈椎排列情况，用于颈椎融合术前、术后有助于确定融合部位及了解融合部位是否稳定。

5. **椎骨或椎间盘感染**　椎骨或椎间盘感染MRI会显示出特殊的变化。受累椎骨或椎间盘在T1加权图像显示信号强度一致性降低，而在T2图像显示信号增强，同时髓核内的缝隙消失。如有椎旁脓肿，MRI可明确显示。

6. **脊髓内外肿瘤**　MRI具有显示整个脊髓和区分脊髓周围结构的能力，有助于脊髓内外肿瘤的诊断，并能确切区分肿瘤实质和囊性成分。髓外硬脊膜内肿瘤表现为脊膜囊内软组织包块，可使脊髓移位，并常见骨质异常改变或同时出现椎旁包块。多平面成像对神经纤维瘤的诊断特别有价值，可以描绘出硬脊膜囊的扩张及肿瘤在硬脊膜内外的成分。脂肪瘤在T1及T2加权MRI图像中显示出特有的强信号。脊椎肿瘤无论原发抑或继发，在T1加权图像表现为信号减弱，在T2加权图像表现为信号增强。椎体血管瘤在T1加权图像信号强度中等。

7. **膝关节疾病**　MRI可显示膝关节前后交叉韧带和侧副韧带损伤情况，可用于急性韧带损伤，特别是完全性韧带撕裂的诊断。膝关节韧带发出低强度信号，在MRI图像依靠具有较强信号的关节液和周围软组织的衬托对比识别。采用 MRI 检查半月板效果欠佳。膝关节影像要结合临床或手术所见加以解释。

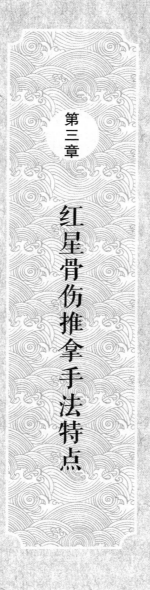

第三章

红星骨伤推拿手法特点

推拿手法是术者用手或肢体其他部位，或借助器械，使用各种特定技巧动作，直接施加在患者体表特定的部位，用来治疗疾病的一种操作技术。红星骨伤推拿手法具有鲜明特点，形成整体观念、形神合一、辨证施揉、穴位按摩、医体结合五大治疗特色：

一、整体观念

红星骨伤推拿手法深受"天人合一"思想影响，强调人的生命活动和宇宙自然是休戚相关的。红星骨伤认为人是一个整体，注重人体局部与整体机能研究，强调人体内外各器官组织之间广泛、深入、密切的相互关系，注意在辨证基础上进行局部与整体筋骨系统的整复，以改善人体不良的生物力学结构，从根本上改善和消除致病因素。在推拿临床中，需要合理的利用整体观念，精确判断患者病变的根源，给予合理的松解及调整手法，从而达到良好的治疗效果。

二、形神合一

"形"是人体的物质基础，"神"是人体的灵魂。《素问·上古天真论》记载"形与神俱而尽天年"，形正者神聚，形散者神乱。在推拿治疗过程中，红星骨伤强调用心，结合调神法治疗患者。在运用红星骨伤推拿手法治疗的过程中，不是机械对待患者，而是重视患者在获得良好的心理支持或稳定的情绪状态下，最大限度地发挥其主观能动性，与医护人员密切合作，从而促进患者疾病康复。

三、辨证施揉

红星骨伤遵循中医学阴阳思想，贯穿于推拿手法治疗各个方面，讲究辨证施揉，注意辨别患者阴阳虚实状况，结合人体结构的不同层次，采用轻重不同治疗手法，达到阴平阳秘、平衡阴阳的效果。对虚证、正气亏损者，治疗手法偏轻，输入正气，温经散寒，达到扶正之目的；对实证、邪气猖盛者，治疗手法偏重，解郁镇静，祛除实热，达到祛邪之目的；对经络闭塞，气滞血痹者，可疏通经络，消滞散痹，使体内气机升、降、出、入重新畅通无阻，加速气血运行。"气血流通，百病无踪"。

四、穴位按摩

红星骨伤流派推拿手法是从河北高阳安氏传承而来的，与传统的针灸、气功、推拿、按摩等疗法的经络、取穴及手法有所不同。医者根据不同的病情，采用定点运穴、意气攻气在患者的身体上通过不同手法来刺激穴位，激发人的经络之气，以达到通经活络、调整人体机能、祛邪扶正的目的。它一方面能充分发挥腧穴、经络的治病作用，增强引气攻病的效能。另一方面，又能以意引气，气到病除，提高点穴疗法的疗效，并扩大其适用范围。除对骨伤科疾病，如骨折、脱位、伤筋及伤科内伤疾病有较显著的疗效外，对于某些内科、妇科、儿科疾病，也可获得较好的效果。

五、医体结合

红星骨伤流派重视通过传统体育锻炼进行健身、防病、促进病伤残者医疗康复，同时，重视功法研习，将传统太极思想运用到推拿手法中，引领四肢百骸通过开合、动静、虚实、松紧、升降、吐纳、收放、蓄发、伸屈、长短、刚柔、进退、顺逆、卷展等运动体现太极阴阳的变化，激发人体潜能，从而有效地增进健康，加快伤病患者的康复。

按其功能，骨伤科手法可分为正骨手法、上髎手法与理筋手法三大类。

第一节　正骨手法

正骨手法又称整骨手法、接骨手法，主要用于骨折的复位。《医宗金鉴·正骨心法要旨》说："夫手法者，谓以两手安置所伤之筋骨，使仍复于旧也。"该书还把手法归纳为"摸、接、端、提、按、摩、推、拿"八法，并详细阐述了手法的适应证、作用及其操作要领。

一、正骨手法操作要领

1. 拔伸 是正骨手法中的重要步骤，主要用于矫正患肢的重叠移位，恢复肢体的长度。按照"欲合先离，离而复合"的原则，开始拔伸时，肢体先保持在原来的位置，沿肢体的纵轴由远近骨折段做对抗牵引，然后，再按照整复步骤改变肢体的方向，持续牵引。牵引力的大小以患者肌肉强度为依据，要轻重适宜，持续稳妥。对于小儿、老年人及女性患者，牵引力不能太大；反之，对于青壮年男性患者，肌肉发达，牵引力应加大。对肌群丰厚的患肢，如股骨干骨折应结合骨牵引，但肱骨干骨折虽肌肉发达，在麻醉下骨折的重叠移位容易矫正，如果用力过大，常使断端分离，导致骨折不愈合。

2. 旋转 主要用于矫正骨折断端的旋转畸形。单轴关节（只能屈伸的关节），只有将远骨折段连同与之形成一个整体的关节远端肢体共同旋向骨折近端所指的方向，畸形才能矫正，才能较省力地克服重叠移位。因此，肢体有旋转畸形时，可由术者手握其远段，在拔伸下围绕肢体纵轴向左或向右旋转，从而恢复肢体的正常生理轴线。

3. 屈伸 术者一手固定关节的近段，另一手握住远段沿关节的冠轴摆动肢体，以整复骨折脱位。如伸直型的肱骨髁上骨折，需在牵引下屈曲肘关节，屈曲型则须伸直肘关节。

若同时存在骨折端 4 种移位（重叠、旋转、成角、侧方移位），在拔伸牵引下，一般要先矫正旋转及成角移位，即按骨折的部位、类型，明确骨折断端附着肌肉牵引方向，利用其解剖特点置于一定位置，将骨折远端旋转、屈伸，远近骨折端轴线才能相对，才能较省力地矫正重叠移位。

4. 提按　主要用于矫正骨折断端的前后侧移位。操作时，术者两手拇指按突出的骨折一端向下，两手四指下陷的骨折另一端向上，使之复位。

5. 端挤　主要用于矫正骨折断端的内外侧移位。操作时，医者一手固定骨折近端，另一手握住骨折远端，用四指向术者方向用力谓之端；用拇指反向用力谓之挤，将向外突出的骨折端向内挤压。在操作时手指用力要适当，方向要正确，部位要准确，着力点要稳固。术者手指与患者皮肤要紧密接触，通过皮下组织直接用力于骨折端，切忌在皮肤上来回摩擦，以免损伤皮肤。

6. 摇摆　主要用于矫正横断、锯齿型骨折。经过上述整骨手法后，骨折基本复位，但横断、锯齿型骨折其断端间仍可能有间隙。为了使骨折端紧密接触，增加稳定性，有利于骨折愈合，术者可用两手固定骨折部，由助手在维持牵引下轻轻地前后或左右方向轻轻摆动骨折的远端，待骨折断端的骨擦音逐渐变小或消失，则骨折断端已紧密吻合。

7. 触碰　又称叩击手法，主要用于需使骨折部紧密嵌插者。横断型骨折发生于干骺端时，骨折整复夹板固定后，可用一手固定骨折部的夹板，另一手轻轻叩击骨折的远端，使骨折断端紧密嵌插，复位更加稳定。

8. 分骨　主要用于矫正两骨并列部位的骨折，如尺桡骨双骨折，胫腓骨、掌骨与跖骨骨折等。骨折段因受骨间膜或骨间肌的牵扯而呈相互靠拢的侧方移位。整复骨折时，可用两手拇指及食、中、无名三指由骨折部的掌背侧对向夹挤两骨间隙，使骨间膜或骨间肌紧张，靠拢的骨折端分开，远近骨折段相对稳定，并列双骨折就像单骨折一样一起复位。

9. **折顶**　主要用于横断或锯齿型骨折，如患者肌肉发达，单靠牵引力量不能完全矫正重叠移位者。此法多用于前臂骨折，术者两手拇指抵于突出的骨折一端，其他四指重叠环抱于下陷的骨折另一端，在牵引下两拇指用力向下挤压突出的骨折端，加大成角，依靠拇指的感觉，估计骨折远近端骨皮质已经相顶时，而后骤然反折。反折时环抱于骨折另一端的四指将下陷的骨折端猛力向上提起，而拇指仍然用力将突出的骨折端继续下压，这样较容易矫正重叠移位。

10. **回旋**　主要用于矫正背向移位的斜形、螺旋形骨折，或有软组织嵌入的骨折。有软组织嵌入的横断骨折需加重牵引，使两骨折段分离，解脱嵌入骨折断端的软组织，而后放松牵引，术者分别手握远近骨折段，按原来骨折移位方向逆向回转，使断端相对，通过断端的骨擦音来判断嵌入的软组织是否完全解脱。背向移位的斜形骨折，虽用大力牵引也难使断端分离，因此根据受伤的力学原理判断背向移位的途径，以骨折移位的相反方向施行回旋方法。操作时必须谨慎，两骨折端相互紧贴，以免损伤神经、血管等组织，若感到回旋时有阻力，应改变方向，使背向移位的骨折达到完全复位。

二、正骨手法的注意事项

1. 明确诊断复位之前，术者应充分了解病情，根据病史、受伤机制和X线检查结果做出明确诊断，同时分析骨折发生移位的机制，从而选择有效的整复手法。

2. 密切注意全身情况变化对多发性骨折气血虚弱，严重骨盆骨折发生出血性休克，以及脑外伤重症等，均需暂缓整复，可采用临时固定或持续牵引等法，待危重病情好转后再考虑骨折整复。

3. 掌握复位标准对每一处骨折，整复均应争取达到解剖或接近解剖复位。若某些骨折不能达到解剖复位，也应根据患者的年龄、职业及骨折部位的不同达到功能复位。如老年患者，虽骨折对位稍差，肢体有轻度畸形，只要关节活动不受影响，生活自理无困难，疗效亦算满意。儿童骨折治疗时要注意肢体外形，不能遗留旋转及成角畸形。轻度的重叠及侧方移位，在发育过程中可自行矫正。

4. 抓住整复时机只要周身情况允许，整复时间则越早越好。骨折后半小时内，局部疼痛、肿胀较轻，肌肉尚未发生痉挛，最易复位。伤后4～6小时内局部淤血尚未凝结，复位也较易。一般成人伤后7～10天内可考虑手法复位，但时间越久复位困难越大，儿童伤后手法复位必须在1周内进行。

5. 选择适当的麻醉方法根据患者具体情况选择有效的止痛或麻醉方法。伤后时间不长，骨折又不复杂，可用局部浸润麻醉；如果伤后时间较长，局部肿硬，骨折较为复杂，估计复位有一定困难者，上肢采用臂丛神经阻滞麻醉，下肢采用硬膜外麻醉或腰麻，必要时采用全身麻醉。

6. 做好整复前的准备

（1）人员准备：确定术者与助手，并做好分工。

（2）器材准备：根据骨折的需要准备好一切所需物品，如纸壳、石膏绷带、夹板、扎带、棉垫、压垫，以及需要的牵引装置等。还需要根据病情准备好急救用品，以免在整复过程中发生意外。

7. 注意力要集中。参加整复的医务人员要注意手下感觉，观察伤处外形的变化，注意观察患者的反应，以判断手法的效果，并防止意外事故的发生。

8. 切忌使用暴力拔伸牵引须缓慢用力，恰到好处，勿太过或不及，不得施用暴力。整复时着力部位要准确，用力大小、方向应视病情而定，不得因整复而增加新的损伤。

9. 尽可能一次复位成功多次反复地整复易增加局部软组织损伤，肿胀更加严重，再复位难以成功，而且还会有造成骨折延迟愈合或关节僵硬的可能。

10. 避免 X 线伤害为减少 X 线对患者和术者的损害，整复、固定尽量避免在 X 线直视下进行，若确实需要，应注意保护，尽可能缩短直视时间。整复后常规拍摄正侧位 X 线片复查，以了解治疗效果。

第二节 上骱手法

上骱手法是指整复关节脱位的手法。因关节脱位又称"脱骱"，故整复关节脱位的手法被称为上骱手法。上骱手法属正骨手法的组成部分之一，但由于其解剖关系不同，关节脱臼属于骨与关节位置的改变，与骨折断裂性质上有区别，故手法上更重视牵引力量与手法灵巧性。

一、上骱手法操作

1.**蹬顶** 通常由一个人操作，常用在肩、肘关节脱位及髋关节前脱位。以肩关节脱位为例，患者仰卧于床上，术者立于患侧，双手握住患肢腕部，将患肢伸直并外展；术者脱去鞋子，用足底蹬于患者腋下，足蹬手拉，缓慢用力拔伸牵引，然后在牵引的基础上使患肢外旋、内收，同时足跟轻轻用力向外顶住肱骨头，即可复位。

2.**杠杆** 本法是利用杠杆为支撑点，力量较大，多用于难以整复的肩关节脱位或陈旧性脱位。本法因支撑点与牵引力量较大，活动范围亦大，如有骨质疏松和其他并发症应慎用，并注意勿损伤神经及血管。此外，尚有椅背复位法、梯子复位法等，均为杠杆法。

二、上骱手法的注意事项

1. 明确诊断 手法复位前要仔细阅读影像学资料，明确关节脱位的类型，同时判断是否合并有骨折。

2. 早期复位 关节脱位的早期，局部肿胀不严重，整复容易，患者痛苦小，功能恢复快，效果好。若是延迟时间，复位困难，即使复位成功，日后功能恢复较慢。另外，复位时要分工明确，尽量一次整复成功，严禁动作粗暴和反复复位，以防加重损伤。

3. 选择合适的麻醉方法 新鲜关节脱位，如关节周围肌肉不太丰富，一般不需麻醉即可复位成功，或仅选用止痛剂、镇痛剂。对肌肉发达，或复杂性脱位的患者，为减轻患者疼痛，松弛痉挛的肌肉，便于整复成功，应选择适当的麻醉方法，如局部麻醉、臂丛麻醉、硬膜外麻醉或全身麻醉。

4. 复位手法 要根据脱位关节的类型、关节脱位的病理部位和局部解剖，在拔伸牵引的基础上运用屈伸收展、旋转回绕、提按端挤等手法，将脱位的骨灵巧地通过关节囊破裂口返回至原来位置，从而避免关节周围组织再受损伤，对功能的恢复具有重要意义。

5. 先整复脱位再整复骨折 近关节的骨折脱位一般先整复脱位，在多数情况下脱位整复后骨折亦随之复位。

第三节　理筋手法

　　理筋手法是由推拿按摩手法组成，是治疗筋伤的主要手段之一，本节将红星骨伤流派的理筋手法结合临床实际，重点加以讲述。

一、理筋手法的功效

　　1.活血化瘀，消肿止痛　推拿按摩能解除血管、筋肉的痉挛，促进血液循环和淋巴回流，加快瘀血的吸收，达到活血化瘀、消肿止痛的目的。

　　2.舒筋活络，解除痉挛　通过推拿按摩，起到舒展和放松肌肉筋络的效应，使患部脉络通畅，疼痛减轻，从而解除由于损伤所引起的反射性痉挛。

　　3.理顺筋络，整复错位　通过理筋手法使跌仆闪挫所造成的"筋出槽""骨错缝"得到整复，主要用于外伤所造成的肌肉、肌腱、韧带、筋膜组织的破裂、滑脱及关节半脱位等，对其具有理顺、整复、归位的作用。

　　4.松解粘连，通利关节　理筋手法能活血化瘀、松解粘连、滑利关节，使紧张僵硬的关节恢复正常。对于组织粘连、关节功能障碍者，可用弹拨和关节活动手法，再配合练功活动，使粘连松解，关节功能逐渐恢复正常。

5. 通经活络，驱散风寒 理筋手法能温通经络、祛风散寒、调和气血，从而调整机体内阴阳平衡失调，恢复肢体的功能。

二、理筋手法的操作顺序

理筋手法操作时可分为三个阶段进行。

第一阶段为准备阶段：主要运用常用的基本手法，行气活血，放松紧张痉挛的肌肉，使手法能在局部筋肉较舒松的情况下得以顺利进行，创造一个"松则不痛"的良好条件，使患者有一个适应的过程。

第二阶段为理伤阶段：应用理筋手法理顺筋络，活动关节，解决主要矛盾。

第三阶段为结束阶段：在使用较重手法后常有一个刺激反应的过程，临床多用一定的手法整理收功，以使肢体充分放松。

三、理筋基本手法

红星骨伤理筋治疗时要求做到诊断正确，部位准确，力度透达，刚柔并济，治疗剂量恰到好处，这样才能取得较好的治疗效果。

（一）摸法

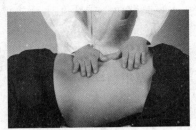

图 3-1　摸法

摸法（图 3-1）是用指端、指腹、全指、掌根、全手掌面、肘关节或用足尖、足跟、足在人体体表由浅入深、由轻至重地仔细摸动，找出病痛的位置或损伤的真实迹象。摸法的作用是：

1. 用于判断疲劳或损伤的中心部位、位置的深浅、范围的大小、损伤的性质，是急性损伤还是慢性损伤，以及是否伴有骨折、脱位等。

2. 根据疲劳损伤的程度和局部变化选用适当的治疗方法。

3. 根据治疗后局部组织的改变和患者的感觉变化及治疗的反应评价疗效。

（二）揉法

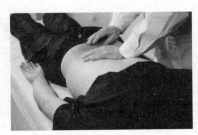

图 3-2　揉法

揉法（图3-2）有环形揉法（也称定点揉法）和螺旋形揉法（也称进行式揉法）两种。揉法的作用是：

1. 松软皮肤、肌肉，增强肌肉、韧带的柔韧和弹性。

2. 加速血液和淋巴回流，促进皮肤、肌肉、韧带和关节的新陈代谢。

3. 散瘀血，解痉挛，松软筋膜、肌肉、肌腱的硬结及粘连。

4. 解除疲劳，解除肌肉、肌腱、韧带的酸痛。

5. 揉腹部，可调节胃肠蠕动，有健胃通便、排气之效。如因痉挛而引起的腹痛，揉腹有止痛作用。

（三）推法

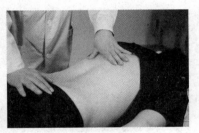

图3-3　推法

术者（图3-3）用拇指、掌根、拳、肘着实在所医治的部位上，做有节律的推动，此即推法（图3-3）。推法的作用是：

1. 松软皮肤、肌肉、韧带、关节。

2. 解除肌肉、肌腱的僵硬，消除硬结，推开粘连的组织。

3. 消除局部疲劳，祛湿止痛。

4. 刺激局部，解除麻木。

5. 推法有整形复位、骨折对合之效。

6. 全身推可以解热、镇静。

采用推法时应注意：

1. 根据患者体质的强弱，伤病的性质、程度和受伤部位的大小及患者对此手法的适应情况，决定选用哪一种推法，其用力应由小逐渐加大，以无不良反应为度。

2. 推时应柔中有刚，节律为每分钟 40 ～ 80 次分钟。

3. 术者的皮肤与患者的皮肤应尽量减少移动和摩擦，防止施术后患者皮肤刺痒、疼痛或造成擦伤。

（四）搓法

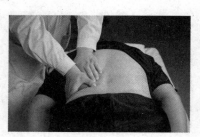

图 3-4　搓法

术者以拇指或掌根、全手、肘、足在所医治部位的皮肤表面上搓动，此即搓法（图 3-4）。搓法的作用是：

1. 松皮肤，活软肌肉，有理筋和顺筋之效。

2. 顺汗毛倾斜方向搓，有活血、顺气、散热、消炎和止痛之效。

3. 逆汗毛倾斜方向搓有发热、兴奋组织、解除疲劳之效。

4. 祛风散寒。

采用搓法时应注意：

1. 采用搓法时，先在医治的皮肤上涂油或药酒、按摩乳，以增加润滑，防止擦伤皮肤。

2. 术者手及腕上忌戴戒指、手表，指甲不应太长，防止损伤患者皮肤。

3. 在祛风散寒时，搓的频率越快，效果越好。

（五）捏法

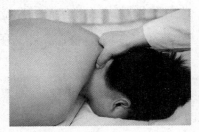

图 3-5　捏法

术者用拇指与食指或拇指和其他四指取对掌位，将被捏部位捏在两指之间，重复捏动，此即捏法（图 3-5）。捏法的作用是：

1. 虎口应含住被捏部位，用力要均匀。

2. 操作时应全手用力，相对部位用力应相等，勿有轻有重，特别是指端忌过度用力，以免捏伤软组织。

（六）压法

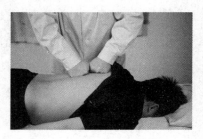

图 3-6　压法

术者用指甲、指端、指腹、指、掌根、全手、拳、前臂、肘、膝、小腿或足等着实在所医治的部位上，适当用力垂直向下压，稍停后再起，重复操作，此即压法（图 3-6）。压法的作用是：

1. 压软僵硬肌肉，去除硬结，解除局部疲劳和痉挛。

2. 增强肌肉、肌腱和韧带的弹性。

3. 舒筋活血，祛风寒，促进新陈代谢。

4. 解除深部肌肉肿胀，散瘀。

5. 有整形复位之效。

采用压法时应注意：

1. 用力方向是垂直的。

2. 压时以有酸痛感觉为度，用力应由小逐渐加大，勿过大过猛。

（七）掐法

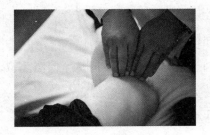

图 3-7 掐法

掐法（图 3-7）就是用医者爪甲着力在一个穴位上操作片刻，"爪按曰掐"。点法就是以医者指端在穴位上用力向下按，着力点小、有力。掐法的作用是：

1. 消炎、解毒、消肿、止痛。

2. 活血、散瘀。

3. 整形、复位。

采用掐法应注意：

1. 指甲勿过长，防止对皮肤造成损伤。

2. 用力勿过大过猛，患者稍有痛感即可。

（八）刮法

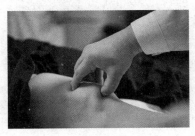

图 3-8 刮法

术者用拇指指甲、指端、硬币或其他刮具着实在所医治的部位上刮动，此即刮法（图3-8）。刮法的作用是：

1. 刮骨茬、骨裂可生新加速愈合。

2. 刮骨面，可清除骨面积块。

3. 刮肌肉、肌腱、韧带、肌膜等损伤部位，可消炎、止痛、消肿和去除积块，加速愈合。

4. 刮皮肤祛食火、痰聚。

5. 解除风寒、祛疲劳、通顺气血。

采用刮法应注意：

1. 术者拇指指端或指甲着实患处面积大小由损伤面积而定，勿刮正常组织。

2. 用力应匀速匀力，忌忽轻忽重、忽快忽慢。

3. 多为顺汗毛方向刮或横刮，很少用逆行刮。

4. 用硬币或刮具时，其边缘必须光滑。

（九）弹法

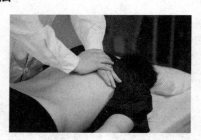

图3-9 弹法

术者以拇指、中指或肘尖适当用力将肌肉、肌腱弹开，使其离开原位置，待肌肉、肌腱自行恢复原位置后，再重复以上动作，如弹琴弦，此即弹法（图3-9）。弹法作用是：

1. 活软肌肉、韧带，消除疲劳，解除痉挛。

2. 顺筋、理筋，增强肌肉、韧带的弹性。

3. 活血、止痛。

采用弹法时要注意：

1. 指甲勿损伤患者的皮肤。

2. 手法应迅速，否则患者难忍受。

（十）拨法

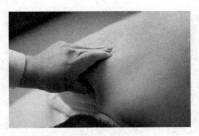

图 3-10 拨法

术者用手指指端、指甲或肘尖着实在所医治部位，用力达到所需要的深度后，根据病变情况向一定的方向拨动，使被拨的组织离开原位置，此即拨法（图 3-10）。

拨法的作用是：解除痉挛、止痛、复位。

（十一）击法

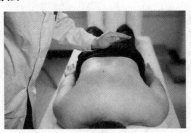

图 3-11 击法

术者用实拳、空拳、五指等在所医治部位上做左右交替叩击、切击或拍击，此即击法（图 3-11）。击法的作用是：

1. 松软皮肤、肌肉、肌腱，解除疲劳。

2. 安神、镇痛、顺气、活血。

采用击法时应注意：

用力应由轻到重再到轻，不宜过大过猛，否则易击伤患处。

（十二）牵法

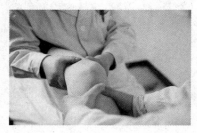

图 3-12　牵法

助手将被牵部位一端固定，术者手握远端，向离心方向持续牵引或瞬时突然用力牵拉，此即牵法（图 3-12）。牵法的作用是：

1. 舒筋活络，解痉止痛，松解粘连。

2. 理顺筋骨，通利关节，整形复位。

采用牵法时应注意：

1. 用力应适度（宁小勿大，必要时可重复操作），以严防拉伤组织。

2. 两人以上施术时，操作要轻巧、准确、协调，防止误伤。

（十三）抖法

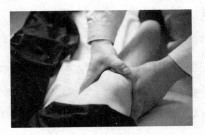

图 3-13　抖法

术者用指、掌或全手着实在被抖动的部位，适当用力抖动，此即抖法（图 3-13）。抖法的作用是：

1. 兴奋神经和肌肉。

2. 舒筋活血，解痉止痛。

采用抖法时应注意：

频率要高，一般每分钟达 120 次以上。

（十四）摇法

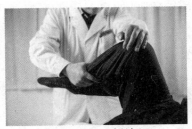

图 3-14　摇法

术者握住或夹住患者肢体远端，适当用力摇转、摇抖或搓摇肢体，此即摇法（图 3-14）。摇法的作用是：

1. 松软肌肉、关节，增强肌肉、关节弹性。

2. 增大关节的活动度，提高关节灵活性并能分离粘连。

3. 对关节错位有整形复位之效。

采用摇法时应注意：

1. 用力不能过大过猛，应由小至大，由轻至重，逐渐摇转，否则会损伤软组织，对老年人和儿童更应特别注意。

2. 对骨折、关节脱位、膝关节半月板损伤、三角软骨损伤的患者严禁使用摇法。

（十五）定点运穴法

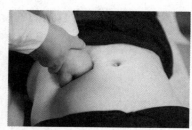

图 3-15　定点运穴法

取损伤的最痛点为穴，按疼痛部位的大小、形状和性质选用不同的手法进行治疗，此为定点运穴法（图3-15）。此法有活血化瘀、消肿止痛、祛风湿的作用。

1. 定点运穴掐法术者一拇指呈刮法手势，用拇指指尖掐在痛点上，待疼痛减轻后继续逐层加力，向深部掐1～2层，待疼痛明显减轻或消失后，徐徐抬手，用毛巾盖好，休息3～5分钟。重复操作1～2次。

2. 定点运穴指压法手法与指压法相同，重复上述操作2～3次。

3. 定点运穴拳压法术者单手握实拳，用食指或中指第一指关节背部按压最痛点，另一手按用力方向不同固定前手。

重复上述操作 2～3 次。

4.定点运穴肘压法术者肘关节尽力屈曲，用肘尖着实在所医治部位上按压。重复上述操作 2～3 次。

5.定点运穴小腿压法患者取侧卧位，患腿外侧着床，自然伸直，另一膝关节屈曲近直角，平放在软垫上。术者以胫骨粗隆压在患侧的股动脉上，适当用力，将股动脉部分或全部阻断（患者感到舒适无痛），停止不动 1～2 分钟，待患者感到足麻、热或凉后徐徐抬起，用毛巾盖好休息 3～5 分钟。重复上述操作 1～2 次。

6.定点运穴足压法只是对足进行按压，操作过程与定点运穴小腿压法相同。

7.定点运穴腹式压法术者将左手食中指指端着实在所取穴位上，右手掌压在左手食中指指端的背面适当加压，双手逐渐向下，如有不适或疼痛时停止不动 1～2 分钟，待患者感到足心麻、热或凉，再徐徐抬手，盖好毛巾休息至异常感觉消失。如此重复操作 1～2 次。定点运穴腹式压法是治疗内科、妇科疾病的基本手法，尤其用于治疗痛风、风湿、类风湿、痛经等，疗效显著。

（十六）拍打法

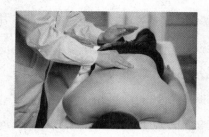

图 3-16　拍打法

用钢丝、棉花、胶布等材料做成的保健拍对身体部分或全身进行拍打，此即拍打法（图 3-16）。拍打时一般按各部位组织结构的特点、功能实施有点打法、线打法和面打法，打时需注意轻重有别，频率和节奏亦有不同。亦可按经络走向拍打，重点拍打有酸痛部位。拍打的作用是：

1. 活血化瘀，消肿止痛。

2. 祛风散寒，疏通气血和经络。

3. 强筋健骨，防止萎缩和脱钙。

4. 消除疲劳，增进健康。

采用拍打法时应注意：

1. 拍打时应由轻到重再到轻。

2. 拍打眼、耳时勿有痛感，防止误伤。

3. 拍打头部时应取卧位，使头颈固定，防止头晕。

4. 拍打腰部肾区和会阴部勿有痛感，防止误伤。

（十七）踩法

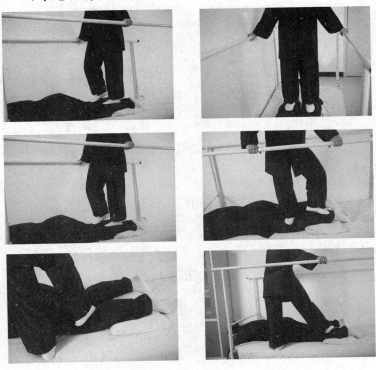

图 3-17　踩法

踩法（图 3-17）是一种用双足节律性踩踏施术部位治疗疾病的方法，通过双足在背部及四肢部位踩压、揉搓、滚动等来弥补手之不足，使作用达到深层肌肉。作为中医传统的推拿治疗手段之一，踩法是红星骨伤流派不可缺少的一种治疗方法。

动作要领：操作时术者双足踏于患部，双手握住双杠进行治疗，以控制用力之轻重。患者躯体下需垫软枕，以防损伤，并嘱患者做呼吸配合，随着足踩的起落，张口一呼一吸，切忌屏气。

技术特点：

1. 踩法适用于一般手力渗透不够，很难达到治疗所需层次，此时可用踩法来弥补其不足，提高疗效。

2. 踩法较之推拿更有利于将医者全身重量运于双足，加大了对患者所施术部位的刺激，从而起到更好的疗效。

3. 踩法多应用于深层软组织、深层神经及关节缝隙中的疾病。

4. 经过一段时间的手法治疗，患者身体任何一个部分对按摩力度的适应均经过一个由小到大的过程，施以足踩，患者会感觉力量渗透至患处，更有益于早日痊愈。

5. 踩法以面为主，即施力面积较大，作用渗透更强，而手法按摩以点为主，同时适当施以足踩，达到点面结合，表里统一，从而提高疗效。

四、理筋特殊手法

（一）自体悬吊颈椎复位法（图3-18）

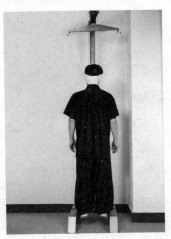

图3-18　自体悬吊颈椎复位法

1. 操作

患者取站立位，颈部自然放松。枕颌带固定颈部，悬吊于牵引设备。术者立于患者面前，双手环抱患者颈部，两肘压于患者肩部，下压同时，同时向棘突偏歪的相反方向推，拇指下棘突有微动感或发出关节响。每日1次，30日为一疗程。

2. 要领

（1）用于整复时，要瞬间发力。患者颈部应有弹响音和松动感。

（2）用于松筋时，需缓慢拔伸，反复拔伸，无须瞬间发力。

3. 作用

（1）整复：用于调整颈椎间的解剖关系。

（2）松筋：用于放松颈部肌肉，亦可用于加大颈椎椎间隙。

4. 治疗

颈椎解剖关系紊乱、落枕、颈椎病。

（二）颈椎坐位旋转整复法

1. 操作

患者取坐位，颈部自然放松。术者左上肢肘关节屈曲，屈侧面附着在患者的下颌和面部的两侧，肘关节抵住下颌，向上牵引，向左或右旋转，同时右手拇指指端或桡侧面向棘突偏歪的相反方向推，此时拇指下棘突有微动感或发出关节音响。再移到对侧，手势相反，重复前述过程。每日1次，30日为一疗程。

2. 要领

（1）用于整复时，要瞬间发力。患者颈部应有弹响音和松动感。

（2）用于松筋时，需缓慢拔伸，反复拔伸，无须瞬间发力。

3. 作用

（1）整复：用于调整颈椎间的解剖关系。

（2）松筋：用于放松颈部肌肉，亦可用于加大颈椎椎间隙。

4. 治疗

颈椎解剖关系紊乱、落枕、颈椎病。

（三）颈椎坐位多椎体旋转整复法（图 3-19）

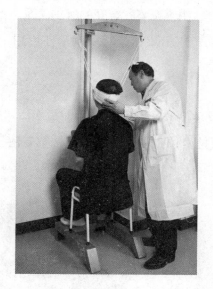

图 3-19　颈椎坐位多椎体旋转整复法

1. 操作

患者取平坐位。术者站立于患者左后，左手附着在患者的右腮和下颏，右手附着在左枕部。令患者头向左转至最大限度，双手同时适当用力，使患者头继续向左稍旋转，并发出关节音响；再移到对侧，手势相反，重复前述过程。每日1 次，30 日为一疗程。

2. 要领

（1）用于整复时，要瞬间发力。患者颈部应有弹响音和松动感。

（2）用于松筋时，需缓慢拔伸，反复拔伸，无须瞬间发力。

3. 作用

（1）整复：用于调整颈椎间的解剖关系。

（2）松筋：用于放松颈部肌肉，亦可用于加大颈椎椎间隙。

4. 治疗

颈椎解剖关系紊乱、落枕、颈椎病。

（四）颈椎坐位牵引下单椎体旋转整复法（图3-20）

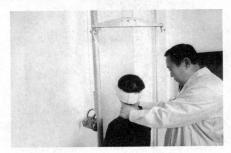

图3-20　颈椎坐位牵引下单椎体旋转整复法

1. 操作

按照坐位牵引法操作。术者立于患者背后，左手持牵引机横梁，右手拇指指端或桡侧面向棘突偏歪的相反方向推，拇指下棘突有微动感或发出关节响。每日1次，30日为一疗程。

2. 要领

（1）用于整复时要瞬间发力，患者颈部应有弹响音和松动感。

（2）用于松筋时，需缓慢拔伸，反复拔伸，无须瞬间发力。

3. 作用

（1）整复：用于调整颈椎间的解剖关系。

（2）松筋：用于放松颈部肌肉，亦可用于加大颈椎椎间隙。

4. 治疗

颈椎解剖关系紊乱、落枕、颈椎病。

（五）颈椎坐、卧位牵引下多椎体旋转整复（图3-21）

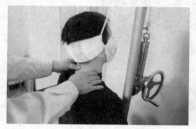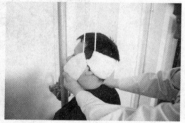

图 3-21　颈椎坐、卧位牵引下多椎体旋转整复

1. 操作

患者在牵引机下或卧位枕颏双环牵引 30 ～ 40 kg 时，术者旋转牵引器向左、右最大限度旋转，可听到关节音响声。每日 1 次，30 日为一疗程。

2. 要领

（1）用于整复时要瞬间发力，患者颈部应有弹响音和松动感。

（2）用于松筋时，需缓慢拔伸，反复拔伸，无须瞬间发力。

3. 作用

（1）整复：用于调整颈椎间的解剖关系。

（2）松筋：用于放松颈部肌肉，亦可用于加大颈椎椎间隙。

4. 治疗

颈椎解剖关系紊乱、落枕、颈椎病。

（六）颈椎卧位单椎体旋转整复法（图 3-22）

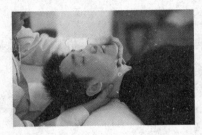

图 3-22　颈椎卧位单椎体旋转整复法

1. 操作

患者取俯卧位，头转向患侧，着实在颈胸垫上。术者站立于患者头顶前，用拇指端或指腹向棘突偏歪的相反方向推或压棘突或横突数十次，每日 1 次，30 日为一疗程。

2. 要领

（1）用于整复时要瞬间发力，患者颈部应有弹响音和松动感。

（2）用于松筋时，需缓慢拔伸，反复拔伸，无须瞬间发力。

3. 作用

（1）整复：用于调整颈椎间的解剖关系。

（2）松筋：用于放松颈部肌肉，亦可用于加大颈椎椎间隙。

4. 治疗

颈椎解剖关系紊乱、落枕、颈椎病。

（七）颈椎仰卧位拔伸法

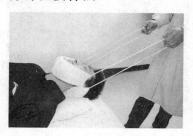

3-23　颈椎仰卧位拔伸法

1. 操作

患者取仰卧位，术者坐于患者头侧，一手托住患者后枕部，一手托住下颌部，两手用力拔伸患者颈部，待患者放松后，瞬间用力，拔伸患者颈部。也可以采用枕颌带拔伸（图3-23）。

2. 要领

（1）用于整复时，要瞬间发力，患者颈部应有弹响音和松动感。

（2）用于松筋时，需缓慢拔伸，反复拔伸，无须瞬间发力。

3. 作用

（1）整复：用于调整颈椎间的解剖关系。

（2）松筋：用于放松颈部肌肉，亦可用于加大颈椎椎间隙。

4. 治疗

颈椎解剖关系紊乱、落枕、颈椎病。

（八）颈椎仰卧位旋转法（图3-24）

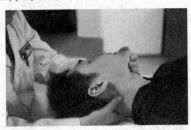

图3-24　颈椎仰卧位旋转法

1. 操作

患者取仰卧位，术者坐于患者头侧，右臂托住患者后枕部，嘱患者头部左旋，左脸颊靠在术者右前臂，术者右手扶住患者下颌，左手从患者右脸颊抱住头部，待患者放松后，瞬间用力，拔伸同时左旋患者颈部，再移到对侧，手势相反，重复前述过程。

2. 要领

（1）用于整复时要瞬间发力，患者颈部应有弹响音和松动感。

（2）用于松筋时，需缓慢拔伸旋转，无须瞬间发力。

3. 作用

（1）整复：用于调整颈椎间的解剖关系。

（2）松筋：用于放松颈部肌肉，亦可用于加大颈椎椎间隙。

4. 治疗

寰枢椎半脱位、落枕、颈椎病。

（九）颈椎卧位牵引下单椎体旋转整复法（图3-25）

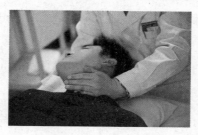

图3-25 颈椎卧位牵引下单椎体旋转整复法

1. 操作

患者取俯卧位，带好枕颌双环牵引器，一助手站立在患者头前，用双手同时牵引患者（30～40 kg）。术者左手持牵引器一环，右手拇指端或桡侧面向棘突偏歪的相反方向推，拇指下棘突微动或发出关节音响声。每日1次，30日为一疗程。

2. 要领

（1）用于整复时要瞬间发力，患者颈部应有弹响音和松动感。

（2）用于松筋时，需缓慢拔伸旋转，无须瞬间发力。

3. 作用

（1）整复：用于调整颈椎间的解剖关系。

（2）松筋：用于放松颈部肌肉，亦可用于加大颈椎椎间隙。

4. 治疗

落枕、颈椎病。

（十）颈椎卧位多椎体旋转整复法

1. 操作

患者取俯卧位（或仰卧位）。术者站立于患者的头顶侧，右手附着于患者左面部，左手附着于右面部，令患者头向左转至最大限度时，术者双手同时适当用力，使其头继续向左稍转，并发出关节音响；再令患者头向右转，术者以相反手势重复前述全过程。每日1次，30日为一疗程。

2. 要领

（1）用于整复时要瞬间发力，患者颈部应有弹响音和松动感。

（2）用于松筋时，需缓慢拔伸旋转，无须瞬间发力。

3. 作用

（1）整复：用于调整颈椎间的解剖关系。

（2）松筋：用于放松颈部肌肉，亦可用于加大颈椎椎间隙。

4. 治疗

落枕、颈椎病。

（十一）颈椎俯卧位斜扳法（图3-26）

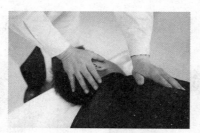

图3-26　颈椎俯卧位斜扳法

1. 操作

患者取俯卧位，术者站于患者头侧。患者颈部垫软枕，嘱患者头部左旋，术者左手放在患者左颞侧，右手扶住患者做肩外伤后侧，待患者放松后，瞬间用力，牵拉左旋患者颈部。再移到对侧，手势相反，重复前述全过程。

2. 要领

（1）用于整复时，要瞬间发力。患者颈部应有弹响音和松动感。

（2）用于松筋时，需缓慢拔伸旋转，无须瞬间发力。

3. 作用

（1）整复：用于调整颈椎间的解剖关系。

（2）松筋：用于放松颈部肌肉，亦可用于加大颈椎椎间隙。

4. 治疗

颈椎小关节紊乱、落枕、颈椎病。

（十二）腰椎悬浮式整复法（图3-27）

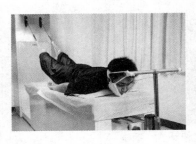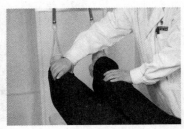
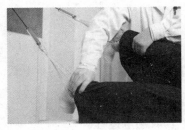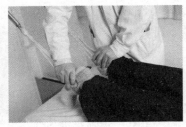

图3-27　腰椎悬浮式整复法

1. 操作

悬浮式牵引正脊治疗。牵引和手法治疗每天1次，每周6次，连续4周为一个疗程。

（1）患者俯卧于悬浮式正脊仪上，术者掌揉患者腰臀部，每次10分钟，放松腰背部肌肉。

（2）给患者颈部及双踝佩戴环式牵引套，根据患者体重调整牵引重量，将双下肢后伸30°牵引，牵引重量常规为40～60 kg，通过牵引力量使患者腰腹部悬浮床面，保持后伸牵引状态，术者对患者腰部施行推拿治疗，从三维角度动态调整偏歪棘突：①腰椎额状轴运动：术者一手按压偏歪棘突侧，一手按压患者双下肢，通过按压力量变化，使患者腰椎被动行额状轴屈伸运动，按压 30～100 次；②脊柱纵轴旋转运动：术者双手交替按压患者双下肢，使患者两下肢分别接触床面，患者腰部椎体被动产生纵轴旋转运动，按压 30～100 次；③脊柱矢状轴运动：术者一手按压偏歪棘突侧，一手推动患者下肢，使腰椎被动产生矢状轴水平运动，推 30～50 次。若患者力量较弱，按压次数可以适当减少。若患者腰椎后伸受限，可降低后伸牵引角度及重量，通过治疗后伸功能改善者可继续增加牵引角度及重量，如果症状加重，则应中断后伸牵引治疗。

（3）牵引推拿治疗后，平车推送患者回病房卧床休息。

2. 要领

（1）用于整复时，要瞬间发力。患者腰部应有弹响音和松动感。

（2）用于松筋时，需缓慢拔伸旋转，无须瞬间发力。

3. 作用

（1）整复：用于调整腰椎间盘与神经根的解剖关系。

（2）松筋：用于放松腰部肌肉，亦可用于加大腰椎椎间隙。

4. 治疗

腰椎间盘突出症、颈腰综合征。

（十三）揉腹法（图3-28）

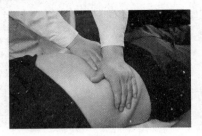

图3-28　揉腹法

是腹部操作专用手法。即医者右手全掌在下，贴于被揉部位，左手掌压于右手背之上，左手掌根压于右手掌背掌指关节上，右手先以掌根部适度用力向手指方向用力推进，随之左手掌根加力向掌根方向收回，如此宛转回环操作，如同江河流水浪接一浪地操作。按法，这里主要说明"三指叠按法"，也是腹部专用手法。即医者右手食、环指在下，并拢，中指压于其上成"品"字形，再以左手掌根压于右手中指上，适度用力。压法，在腹部操作分两种术式，第一种在叠按法术式上加力向下按，以"脉跳动有力应手"为度，或以病者能忍受为宜，第二种以医者右手掌心按于病人肚脐或少腹关元穴，左手掌压于右手掌背上，缓缓用力，以病人忍受力为限。此法操作后，病人往往感到下肢有热流下注。

（十四）膏摩法

以药膏膏药外摸并加以按摩，达到保健或疗愈疾病的目的。

急性期用冰红消肿膏，慢性期用通督活络洗剂。

1. 冰红消肿膏（大兴区中西医结合医院经验方）

组成：大黄、当归、红花、透骨草、威灵仙、山栀、白芷、儿茶、薄荷和冰片。

功效与适应证：凉血解毒、消肿止痛、逐瘀通经之功效，适用于跌打损伤、积血成瘀、积块不散、关节瘀滞之症，尤其适用于急性软组织损伤和急性滑膜炎的疼痛、肿胀、功能障碍之症。亦用于疮疡初起，红肿热痛，轻度烫伤。

用法：各药适量，共研细末，用黄酒或白醋调成软膏敷患处。

2. 通督活络洗剂（大兴区中西医结合医院经验方）

组成：续断、海风藤、青风藤、透骨草、伸筋草、红花、苏木和青盐。

功效与适应证：主要用于颈椎病、腰椎间盘突出症、腰椎管狭窄、膝骨关节病的治疗。

用法：水煎用于中药熏蒸、中药泡洗

五、理筋手法的注意事项

1. 明确诊断施行手法前要对病情及全身状况进行充分了解，才能做到使用正确的手法。

2. 明确手法的操作步骤施行手法前要对选用何种手法、如何进行、是否需要助手、患者的体位、能否合作、采用何种麻醉方法及止痛药物、固定器械等进行明确。

3. 合理应用手法操作时要求动作轻重适当，熟练敏捷，尽量减少患者的痛苦。施用理伤手法要由轻到重，然后再由重到轻而结束。

4.严格掌握手法适应证和禁忌证适应证有急性和慢性软组织损伤而无皮肤破损及肌腱、韧带完全断裂者；骨关节错缝；急性筋伤后或因治疗不当而引起的关节僵硬者；骨折和脱位后期关节僵硬、屈伸不利及肌肉萎缩者；骨关节病及风寒湿痹引起的肢体疼痛、关节活动不利者。禁忌证有急性传染病、恶性肿瘤的局部、皮肤病、脓肿和脓毒血症、骨关节结核、血友病、妇女孕期、老年骨质疏松及脊椎滑脱等。

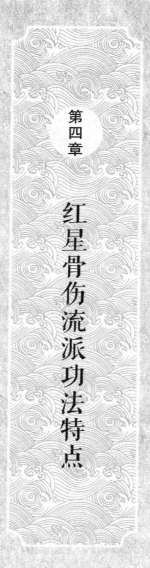

第四章

红星骨伤流派功法特点

练功又称功能锻炼，古称"导引"，是一种通过自身锻炼防治疾病、增进健康、促进肢体功能恢复的疗法。

第一节　功法

患肢关节活动与全身功能锻炼能推动损伤部位气血流通和加速祛瘀生新，改善血液与淋巴液循环，促进血肿、水肿的吸收和消散，加速骨折愈合，使关节、经筋得到濡养，防止筋肉萎缩、关节僵硬、骨质疏松，有利于功能恢复。

一、分类

（一）按照锻炼的部位分类

1. 局部锻炼指导患者进行患肢主动活动，使功能尽快恢复，防止组织粘连、关节僵硬、肌肉萎缩。如肩关节受伤，练习耸肩、上肢前后摆动、握拳等；下肢损伤，练习踝关节背伸、跖屈，以及股四头肌舒缩活动、膝关节伸屈活动等。

2. 全身锻炼指导患者进行全身锻炼，可使气血运行，脏腑功能尽快恢复。全身功能锻炼不但可以防病治病，而且还能弥补方药之不及，促使患者迅速恢复劳动能力。

（二）按有无辅助器械分类

1. 有器械锻炼采用器械进行锻炼的目的，主要是加强患肢力量，弥补徒手之不足，或利用其杠杆作用，或用健侧带动患侧。

2. 无器械锻炼不应用任何器械进行锻炼，依靠自身机体做练功活动，这种方法锻炼方便，随时可用，简单有效，通常有太极拳、八段锦等。

二、功效

练功疗法治疗骨关节及软组织损伤，对提高疗效、减少后遗症有重要意义。其功效可归纳为以下几点：

（一）活血化瘀，消肿定痛

由于损伤后瘀血凝滞，络脉不通而导致疼痛、肿胀，局部锻炼与全身锻炼有促进血液循环、活血化瘀的作用，通则不痛，从而达到消肿定痛的目的。

（二）濡养患肢关节经筋

损伤后期及肌筋劳损，局部气血不充，筋失所养，酸痛麻木，练功后血行通畅，化瘀生新，舒筋活络，经筋得到濡养，关节滑利，伸屈自如。

（三）促进骨折迅速愈合

功能锻炼后既能活血化瘀，又能生新；既能改善气血之道不得宣通的状态，又有利于续骨。在夹板固定下进行功能锻炼，不仅能保持良好的对位，而且还可使骨折的轻度残余移位逐渐得到矫正，使骨折愈合与功能恢复同时并进，从而缩短疗程。

（四）防治筋肉萎缩

骨折或较严重筋伤可导致肢体失用，所以对骨折、扭伤、劳损、筋伤及不完全断裂，均应积极进行功能锻炼，使筋伤修复快，愈合坚，功能恢复好，减轻或防止筋肉萎缩。

（五）避免关节粘连和骨质疏松

关节粘连、僵硬强直及骨质疏松的原因是多方面的，但其主要的原因是患肢长期固定和缺乏活动锻炼，所以积极、合理地进行功能锻炼，可以促使气血通畅，避免关节粘连、僵硬强直和骨质疏松，是保护关节功能的有效措施。

三、注意事项

（一）内容和运动强度

确定练功内容和运动强度，制订锻炼计划，首先应辨明病情，评估预后，应因人而异，因病而异。根据骨伤科疾病的病理特点，选择适宜各个时期的练功方法，尤其对骨折患者更应分期、分部位对待。

（二）动作要领

向患者解释练功的目的、意义及必要性，使患者乐于接受，充分发挥其主观能动，加强其练功的信心和耐心，从而自觉地进行锻炼。

1. 上肢　上肢练功的主要目的是恢复手的功能。凡上肢各部位损伤，均应注意手部各指间关节、指掌关节的早期练功活动，特别要保护各关节的灵活性，以防关节发生功能障碍。

2. **下肢** 下肢练功的主要目的是恢复负重和行走功能，保持各关节的稳定性。在机体的活动中，尤其需要依靠强大而有力的臀大肌、股四头肌和小腿三头肌，才能保持正常的行走。

（三）循序渐进

严格掌握循序渐进的原则，是防止加重损伤和出现偏差的重要措施。练功时动作应逐渐增加，次数由少到多，动作幅度由小到大，锻炼时间由短到长。

（四）定期复查

定期复查不仅可以了解患者病情和功能恢复的快慢，还可随时调整练功内容和运动量，修订锻炼计划。

（五）其他注意事项

1. 练功时应思想集中，全神贯注，动作缓而慢。

2. 练功次数，一般每日 2～3 次。

3. 练功过程中，对骨折、筋伤患者可配合热敷、熏洗、搽擦外用药水、理疗等方法。

4. 练功过程中要顺应四时气候的变化，注意保暖。

第二节　八段锦

八段锦由八节动作内容组成，是我国非常优秀的传统养生术之一。它不仅简单易学，而且功效显著，通过长期习练，能很好地激发自身调理能力，祛病强身，达到身心健康、延年益寿的目的。宋代洪迈所著《夷坚志》中记载："政和七年里，李以矩为起居郎……尝以夜半时起坐，嘘吸按摩，行所谓八段锦者。"这是迄今所发现的最早的八段锦文献资料，说明北宋已有八段锦练习。

《峨眉药王仙宫八段谜谱》誉其养生作用很大："体形有可愈之疾，人若善摄生，当可少于病。八段诸术，动形行气，舒筋柔骨，开泄腠理，活血调经，众邪辟除，康明安乐。"

八段锦功法特点：柔和缓慢，圆活连贯；松紧结合，动静相兼；神与形合，气寓其中。

要点：

松静自然，准确灵活，练养相兼，循序渐进。

（一）双手托天理三焦（图4-1）

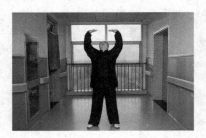

图4-1 双手托天理三焦

（1）两脚平行开立，与肩同宽。两臂徐徐分别自左右身侧向上高举过头，十指交叉，翻转掌心极力向上托，使两臂充分伸展，不可紧张，似伸懒腰状。同时缓缓抬头上观，要有擎天柱的神态，此时缓缓吸气。

（2）翻转掌心朝下，在身前正落至胸高时，随落随翻转掌心再朝上，微低头，眼随手运，同进配以缓缓呼气。

如此两掌上托下落，练习4～8次。另一种练习法不同之处是，每次上托时两臂徐徐自体侧上举且同时抬起足跟，眼须平视，头极力上顶，亦不可紧张。然后两手分开，在身前俯掌下按，足跟随之下落，气随手按而缓缓下沉于丹田。如此托按4～8次。

这个动作是四肢、躯干和诸内脏器官的同时性全身运动。对三焦的调理，能起到防治各内脏有关诸病的作用。除充分伸展肢体和调理三焦外，对腰背痛、背肌僵硬、颈椎病、眼疾、便秘、痔疮、腿部脉管炎、扁平足等也有一定的防治作用。此式还是舒展胸廓、消食通便、固精补肾、强壮筋骨、解除疲劳等极佳方法。

要点：

1.在向上托举时，当两臂展开后，两肩要随两臂的身躯继续向上充分伸展，直至将身体舒展开来，通过两肩的充分伸展，可以使练习者的肺肝胃等脏腑器官得到舒展。当两臂由体侧下落时，要求由腰至胸、由胸到肩依次放松，两手或两臂顺势分开，从身体两侧下落于腹前。这时躯干的放松，可以使扩张后的胸腹腔还原，脏腑器官得到放松。内脏器官在一张一缩、一紧一松中得到相应的温和，从而达到调理三焦的作用。

2."两手上托"动作是指腹前交义的两掌上托至胸部后，

两臂内旋，掌心向上托起，同时抬头目视两掌，直至两臂伸直的动作过程，然后，两臂外旋微下落，目视前方。在该动作的练习中，有的练习者将两手上托做成两肩松懈，两臂前上举，眼睛向斜上，注视两掌，两肘微屈的动作，这样既不舒展也不美观，更无较好的健身效果。

3. 两臂上举要求两肩充分展开，并向上尽力伸展，使全身上下充分舒张。要纠正两手上托时的松肩含胸问题，两掌必须要有意识地向上伸展，充分上顶，使腰腹伸展，胸部扩展，当然，患有颈椎疾病、肩周炎或有头晕等疾病者，抬头动作要适当伸展，动作不要过于强硬。

（二）左右弯弓似射雕（图4-2）

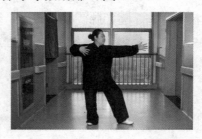

图4-2 左右弯弓似射雕

（1）两脚平行开立，略宽于肩，成马步站式。上体正直，两臂平屈于胸前，左臂在上，右臂在下。

（2）手握拳，食指与拇指呈八字形撑开，左手缓缓向左平推，左臂展直，同时右臂屈肘向右拉回，右拳停于右肋前，拳心朝上，如拉弓状，眼看左手。

（3）、（4）动作与（1）、（2）动作同，唯左右相反，如此左右各开弓4～8次。

这一动作重点是改善胸椎、颈部的血液循环，临床上对脑震荡引起的后遗症有一定的治疗作用。同时对上中焦内的各脏器尤对心肺给予节律性的按摩，有利于增强心肺功能。通过扩胸伸臂、使胸肋部和肩臂部的骨骼肌肉得到锻炼和增强，有助于保持正确姿势，矫正两肩内收圆背等不良姿势。

要点：

1. 侧拉之手在五指并拢屈握时，指腹屈近于掌根结处，拇、食两指指间相扣，肩臂放平。

2. 小八子掌侧撑需去屈腕、竖指，掌心含空，肘臂伸直。

3. 上体保持正直，开胸阔肩，两臂保持相对伸拔，马步要稳，两脚保持平行，脚趾抓地扣紧。

（三）调理脾胃单举手（图 4-3）

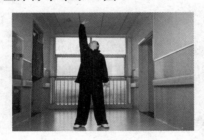

图 4-3　调理脾胃单举手

（1）左手自身前成竖掌向上高举，继而翻掌上撑，指尖向右，同时右掌心向下按，指尖朝前。

（2）左手俯掌在身前下落，同时引气血下行，全身随之放松，恢复自然站立。

（3）、（4）动作与（1）、（2）动作同，唯左右相反。如此左右手交替上举各 4 ~ 8 次。

这一动作主要作用于中焦，肢体伸展宜柔宜缓。由于两手交替一手上举一手下按，上下对拔拉长，使两侧内脏和肌肉受到协调性的牵引，特别是使肝胆脾胃等脏器受到牵拉，从而促进了胃肠蠕动，增强了消化功能，长期坚持练习，对上述脏器疾病有防治作用。熟练后亦可配合呼吸，上举吸气，下落呼气。

要点：

1. 两臂随着两腿的伸直，一手上托，肘关节微屈，力达掌根，掌心向上，另一手则下按于髋关节旁，肘关节微屈，力达掌根，掌心向下，两臂如此反复，交替上举下按，同时膝部随着屈伸。

2. 两臂向上伸展和向下沉按，关键在于肩部带动，而不是两肘的运动，因此要克服两臂直肘和肩关节的上撑下沉的不充分问题，关键是注意充分舒展胸廓，两掌的上举与下按要以肩为力根，充分上托与下按，肘关节不能用力，要自然弯曲。

（四）五劳七伤往后瞧（图 4-4）

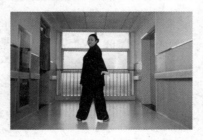

图 4-4　五劳七伤往后瞧

（1）两脚平行开立，与肩同宽，两臂自然下垂或叉腰，头颈带动脊柱缓缓向左拧转，眼看后方，同时配合吸气。

（2）头颈带动脊柱徐徐向右转，恢复前平视，同时配合呼气，全身放松。

（3）、（4）动作与（1）、（2）动作同，唯左右相反。如此左右后瞧各 4～8 次。

五劳是指心、肝、脾、肺、肾，因劳逸不当、活动失调而引起的五脏受损。七伤指喜、怒、思、忧、悲、恐、惊等情绪对内脏的伤害。由于精神活动持久地过度强烈紧张，造成神经机能紊乱，气血失调，从而导致脏腑功能受损。该式动作实际上是一项全身性的运动，尤其是腰、头颈、眼球等部位的运动。由于头颈的反复拧转运动加强了颈部肌肉的伸缩能力，改善了头颈部的血液循环，有助于解除中枢神经系统疲劳，增强和改善其功能。此式对防治颈椎病、高血压、眼病和增强眼肌有良好的治疗效果。

要点：

1. 定势动作要求两臂随膝关节伸展而伸直，然后两臂外旋，掌心向外，头部分别向左右侧后方转动，双目尽量注视斜后方。完成好这一动作，要求两臂向外充分旋转，身体直立，然而练习者在练习时身体常容易向后旋转或倾仰，两臂也常旋转不充分。

2. 造成练习者出错的原因，一是两臂外旋，用力部位不对，当头部向侧后旋转时，肩部出现侧向倾斜，使身体侧转；二是头部在转动时未能保持中正，牵动身体重心的改变，不但使同侧的肩向侧后倾斜，甚至还会引起上体后仰、腹部前挺等现象，使动作变得松散而不完整。

3. 头部向侧后旋转时，头顶要上领，同时保持头部和肩膀中正。其次，手掌要充分外旋，牵动手臂旋转，两肩后展要充分。

（五）摇头摆尾去心火（图4-5）

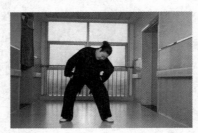

图4-5　摇头摆尾去心火

（1）马步站立，两手叉腰，缓缓呼气后拧腰向左，屈身下俯，将余气缓缓呼出。动作不停，头自左下方经体前至右下方，像小勺舀水似地引颈前伸，自右侧慢慢将头抬起，同时配以吸气；拧腰向左，身体恢复马步桩，缓缓深长呼气。同时全身放松，呼气末尾，两手同时做节律性掐腰动作数次。

（2）动作与（1）动作同，唯左右相反。

如此（1）、（2）动作交替进行各4～8次。

此式动作除强调松，以解除紧张并使头脑清醒外，还必须强调静。俗谓：静以制躁。"心火"为虚火上炎，烦躁不安的症状，此虚火宜在呼气时以两手拇指做掐腰动作，引气血下降。同时进行俯身旋转动作，亦有降伏"心火"的作用。动作要保持逍遥自在，并延长呼气时间，以消除交感神经的兴奋，以去"心火"。同时对腰颈关节、韧带和肌肉等亦起到一定的作用，并有助于任、督、冲三脉的运行。

要点：

1. 头向后摇，尾闾随之向相同方向摆动，以刺激大椎穴和督脉等，达到泻热、疏泄心火的作用。此处应注意尾闾摆动，宜大不宜小。正确做法是上体左倾，尾闾右摆；上体前倾，尾闾向后画圆，使尾闾与颈部对拉拔长，加大旋转幅度。同时摇头的动作较尾闾摆动开始的早一些，所以摇头的速度要慢一些，以便能够使头尾同时归正。

2. 马步下蹲时，要收髋敛臀，上体中正。年老或体弱者要注意动作幅度，不可强求。

（六）双手攀足固肾腰（图4-6）

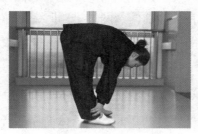

图4-6　双手攀足固肾腰

（1）两脚平行开立，与肩同宽，两掌分按脐旁。

（2）两掌沿带脉分向后腰。

（3）上体缓缓前倾，两膝保持挺直，同时两掌沿尾骨、大腿后侧向下按摩至脚跟，沿脚外侧按摩至脚内侧。

（4）上体展直，同时两手沿两大腿内侧按摩至脐两旁，如此反复俯仰 4 ～ 8 次。

腰是全身运动的关键部位，这一势主要运动腰部，也加强了腹部及各个内脏器官的活动，如肾、肾上腺、腹主动脉、下腔静脉等。中医学认为"肾为先天之本""藏精之脏"。肾是调节体液平衡的重要脏器。肾上腺是内分泌器官，与全身代谢机能有密切关系。腰又是腹腔神经节"腹脑"所在地，由于腰的节律性运动（前后俯仰）也改善了脑的血液循环，增强神经系统的调节功能及各个组织脏器的生理功能。长期坚持锻炼，有助于疏通带脉及任督二脉，能强腰、壮肾、醒恼、明目，并使腰腹肌得到锻炼和加强。年老体弱者，俯身动作应逐渐加大，有较重的高血压和动脉硬化患者，俯身时头不宜过低。

要点：

1. 习练者在上体前俯、两掌推摩时，两膝时常随手掌向下推而自然弯曲，主要是由于练习者过于追求将两掌推至脚跟所致。

2. 两掌要沿足太阳膀胱经向下推至脚跟，并沿脚外侧至于脚面，目的是通过两腿伸直，上体前屈和背、腰、臀、腿后部肌肉群的伸展，对足太阳膀胱经起到疏导、刺激作用。如果两膝弯曲，则人体背、腰、臀、腿后部的肌群及足太阳膀胱经无法得到应有的牵拉舒展，影响导引对肾及足太阳膀胱经的保健调节作用，以及对腰腿等下肢关节、肌肉、肌腱等组织功能的改善。

3. 明白两膝伸直的健身意义，了解和熟悉动作与两手推摩的主次关系，所以在练习中要尽量保持两膝挺直。当身体充分前屈时，两掌应尽力向下推摩，若受身体条件限制而不能推至脚跟及脚背面，可以在脚背之上悬空完成余下的导引动作。

4.年老或体弱者，可根据动作状况自行调整动作幅度，不可强求。

（七）攒拳怒目增气力（图4-7）

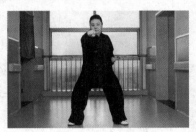

图4-7 攒拳怒目增气力

预备姿势：两脚开立，成马步桩，两手握拳分置腰间，拳心朝上，两眼睁大。

（1）左拳向前方缓缓击出，成立拳或俯拳皆可。击拳时宜微微拧腰向右，左肩随之前顺展拳变掌臂外旋握拳抓回，呈仰拳置于腰间。

（2）与（1）动作同，唯左右相反。如此左右交替各4～8次。

此式动作要求两拳握紧，两脚拇趾用力抓地，舒胸直颈，聚精会神，瞪眼怒目。此式主要运动四肢、腰和眼肌。根据个人体质、爱好、年龄与目的不同，决定练习时用力的大小。其作用是舒畅全身气机，增强肺气。同时使大脑皮层和自主神经兴奋，有利于气血运行，并有增强全身筋骨和肌肉的作用。

要点：

1. 要求两腿屈膝半蹲成马步，两手"握固"分别置于肋前，两拳左右交替向前冲拳。其中，单拳冲出后需变掌内旋、翻腕，掌心向前，指尖由内向外环绕，形成"握固"，收于肋前。冲拳到位时，肘关节应微屈，"握固"要充分旋腕。

2. 冲拳时，手臂应当充分舒展，过于伸肘用力，会使本应由肩通达于拳的劲力被肘部分卸掉。而造成翻掌旋腕动作不充分的原因，则主要是由于直肘冲拳后手腕的背伸肌和屈腕肌处于充分伸展状态下，再做旋转收缩动作比较别扭，甚至困难。直肘及旋腕不充分，必然影响了对上肢末端的手指力量及手腕灵活性的提高，也影响了大脑对手指神经之间协调能力的锻炼。

3. 冲拳时微屈肘部，并在"握固"过程中尽力旋外，使丹田力贯穿至肩，由肩直接通达于拳，从而确保功法导引的实际健身效果。

（八）背后七颠百病消（图4-8）

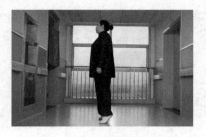

图4-8　背后七颠百病消

预备姿势：两脚平行开立，与肩同宽，或两脚相并。

两臂自身侧上举过头，脚跟提起，同时配合吸气。两臂自身前下落，脚跟亦随之下落，并配合呼气，全身放松，如此起落4～8次。

此式通过肢体导引，吸气两臂自身侧上举过头，呼气下落，同时放松全身，并将"浊气"自头向涌泉引之，排出体外。"浊气"是指所有紧张、污浊病气。古人谓之"排浊留清"或"去浊留清"。由于脚跟有节律的弹性运动，从而使椎骨之间及各个关节韧带得以锻炼，对各段椎骨的疾病和扁平足有防治作用，同时有利于增强脊髓液的循环和脊髓神经功能，进而加强全身神经的调节作用。

要点：

1.在提踵的同时，要注意将头顶自然上领，目视前方，同时腰腹轻轻上拔，两脚十趾要抓地。

2.如果练习者在提踵时头顶不向上领动，在人体会随意晃动，而导致重心不稳。

3.如果目视下方，很容易出现向前倾倒现象。

4.如果腰腹不轻轻上拔，则会因为腰腹部位的松软，使人重心不稳，腰腹部或两踝不停地晃动，不能立稳。

5.如果两脚十趾不抓地，足趾、脚踝松软不稳，两脚易出现上下左右或前后的摇动。

第三节　太极桩

站桩功是传统武术内练能力的基础。习练者在站桩中，通过思维意识的运用，而进入意识相对的静止状态，从中实现人体的阴阳平衡、开通经络、调和气血、补养元气，达到培本固元的目的。通过站桩功的锻炼，才能使体内的真气运动自如，通过心法的应用才能进入静定的状态，才能达到天地人三合一的境界。

太极桩（图4-9），也被称之为"无极桩""混元桩"等。红星骨伤流派功法将太极桩作为术者习练的基础，也作为骨伤患者恢复疗养的锻炼方法。强调：在站桩过程中，要调身型，使肢体放松，消除体内僵硬之劲。

1.**起式**　身体正立，两脚分开与肩同宽，脚尖向前，全脚踏地，肩井与涌泉一线。双手自然下垂，双眼目视前方。

2.**站桩**　头正，颏微内收。双手缓缓上提到胸前，双手外拉而抱圆，同时裹胯而屈膝。两手指尖相距一拳之远，指尖相对，掌心向内，十指自然分开，手掌与胸距约30 cm。

手略高于肘，肩井要松。内抱外撑，肘横腕挺。站桩时呼吸自然，身心放松，心态平和。

3.**收式**　双手往边收好，双腿站直。

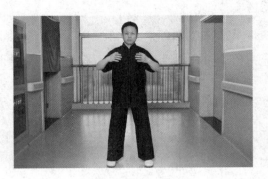

图4-9　太极桩

第四节　自我保健推拿

传统的养生保健方法种类繁多，最主要的就是自我推拿与功法练习。功法练习方法较为复杂，入门难，坚持更难。运用简单的手法，通过自己的双手在体表某些部位进行推拿，达到强身保健和减轻某些疾病症状及治疗的目的，称为"自我推拿"，传统上亦称为"外功"。所谓："外功有按摩导引之诀，所以行血气，利关节，辟邪外干，使恶气不得入吾身中耳。《语》云：户枢不蠹，流水不腐。人之形体，亦犹是也，故延年却病，以按摩导引为先。"

自我按摩，简单易行，手法"至平至易，非他奇技异术可比"。学练者熟谙此道，虽不能恃其医治大病，却能于人体气血即衰之际，防患未然，固守身之要道，同时也可为身旁亲友略减疾苦。

　　自我推拿手法多为捏揉、叩打、推擦之类，简单易学，效果明显，随时随地可行，既能自我保健，又可兼利他人。

一、头面部保健

　　1. 开天目（图4-10）　以一手拇指螺纹面置于印堂穴，适当用力按压，由印堂穴至前额正中，双手拇指相互交替，做自下而上，有节律地推抹。双手共32次，可开窍醒神，提高工作效率。

　　要领：操作时节律要均匀，力量轻柔，以操作后前额皮肤微红、微热为好。

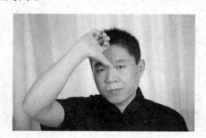

图4-10　开天目

　　2. 抹额（图4-11）　两手食指弯曲成弓状，将第2指节的内侧面紧贴印堂，由眉间向前额两侧分抹，共32次。本式保健作用与开天目基本相同。

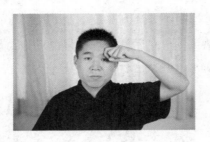

图 4-11 抹额

3. 推擦两颞（图 4-12） 两手手指并拢，以四指指尖螺纹面分别置于左右两颞鬓发边缘，指尖朝向后上方，由前向后推至耳郭上方，往返推擦，30 ～ 60 秒。可醒脑提神，改善头部血液循环。

要领：操作时手法应短促、轻快，避免损伤发根。手法效果以操作后两颞皮肤发红、发热为宜。

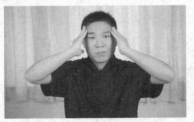

图 4-12 推擦两颞

4. 拿五经（图 4-13） 以手掌覆于头顶前上方，五指分开，中指位于头顶中线处，拇指与小指分别置于两侧额角，五指用力向下拿按，边按边向后推移，边推边按，边按边推，至项后风池穴为止，两手交替进行 30 ～ 60 秒，可提神醒脑，疏风散寒，活血止痛，改善头部血液循环。

要领：操作时每向后推移 1cm，五指拿按 1 次；手指在向后移动的过程中不要离开头皮。此式动作亦可简化为仅以五指分开紧贴头皮，向后做梳理头发的动作，仍以两手交替进行，称为梳头栉发。重复操作 1～3 分钟。

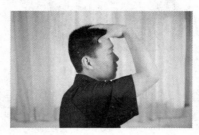

图 4-13　拿五经

5. **揉脑后**（图 4-14）　以两手四指分置头顶，拇指螺纹面置于风池穴，五指同时旋转按揉；两拇指紧按风池穴勿移，其余手指边揉边向下移动，在颅脑后部施广泛的按揉，30～60 秒，可减轻因伏案工作所造成的颈枕部紧张或疼痛，缓解疲劳和有效改善诸阳经的气血循环。

要领：操作手法用力宜轻，移动面要广。

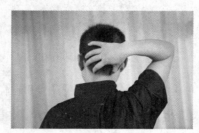

图 4-14　揉脑后

6. **摩掌熨目**（图 4-15）　两手掌互相摩擦生热后，双目微合，将两手掌心放置在两眼上，重复操作 7 次，可有效缓解用眼疲劳，预防眼疾。

要领：操作时闭目凝心，以双掌虚掌敷于双眼，不可用力按压眼球。本式手法效果以使双目有舒适的温热感为佳。

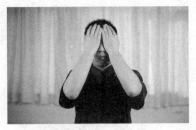

图 4-15　摩掌熨目

7. **鸣天鼓**（图 4-16）　两手掌按住双耳，手指置于头后枕部，以食指压住中指并快速向下敲击后脑，两手同时进行，使颅内耳鼓产生共鸣，共做 24 次，可聪耳醒脑和改善听力。

要领：操作时应谨守约束，切忌多做，以免扰乱心神。

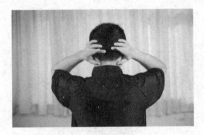

图 4-16　鸣天鼓

8. **搓手浴面**（图 4-17）　先将两手掌搓热，双掌并拢覆于面部，掌根置于下颌；以双掌经面部由下向上轻轻推抹，待掌根推至前额时向左右分抹至两颞，再以两手掌根经耳前回抹至下颌。本式动作循环操作 7 次，可使面庞红润，气血上荣。

要领：面部皮肤薄弱，血管丰富，操作时应清洁双手，上推下抹，顺势而为。手法用力宜轻，以面部表皮微微发热为度。

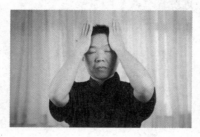

图 4-17　搓手浴面

9. 按揉睛明（图 4-18）　以双手拇指指端的螺纹面分别置于同侧睛明穴（在目内眦角稍上方陷凹中），轻轻按压，并作环旋按揉，持续 30 ～ 60 秒，可明目及防治多种眼疾。

要领：睛明穴较为敏感，操作时用力适度，以穴位有轻度胀痛为宜。

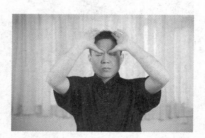

图 4-18　按揉睛明

10. 按揉太阳（图 4-19）　以双手拇指或食指、中指螺纹面置于太阳穴（眉梢与外眼角中间向后约 1cm 凹陷处），适当用力按压并作环旋按揉，持续 1 ～ 3 分钟，可止头痛、疗目疾和有效去除疲乏困顿感。

要领：此手法切忌使用暴力按压，操作时以所按穴位有轻微胀痛为度。

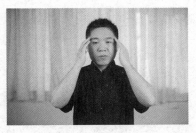

图 4-19　按揉太阳

11. **按探四白**（图 4-20）　双目平视以左右手食指螺纹面分别置于四白穴（在瞳孔直下 1 寸，当眶下孔凹陷处），适当用力按压，并作环旋按揉，持续 30～60 秒，可治目疾，疗面瘫和止面痛。

要领：此穴正当眶下孔处，有眶下神经出入，不宜暴力按压，操作手法以按揉后局部有酸胀感为宜。

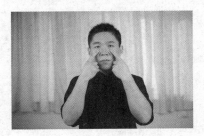

图 4-20　按探四白

12. **刮眼眶**（图 4-21）　左右手食指弯曲成弓状，以第 2 指节的内侧面紧贴眼眶，自内而外，先上后下轮刮眼眶，重复进行，持续 30～60 秒。可疗目疾，防近视，缓解用眼疲劳。

要领：此式动作可刺激眼眶及附近相关穴位，包括睛明穴、上明穴、球后穴、承泣穴。操作时用力适中，以手法过后局部有酸胀感为宜，并应注意手部清洁卫生。

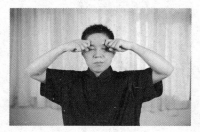

图 4-21　刮眼眶

13. 点迎香（图 4-22）　将双手食指指尖置于迎香穴（在鼻翼外缘中点旁开 0.5 寸，当鼻唇沟中）处，适当用力点按，持续 30 ～ 60 秒。可治鼻塞和流涕，预防感冒，亦是治疗面瘫的重要穴位。

要领：用力适度，勿将皮肤掐破。

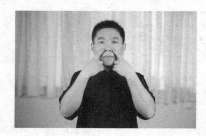

图 4-22　点迎香

二、颈肩部保健

1. 按揉风池（图 4-23）　以双手拇指的螺纹面置于风池穴（胸锁乳突肌与斜方肌上端之间的凹陷中），适当用力按压，并作环旋揉动，持续 30～60 秒。本法具有祛风散寒和通经活络之功效，可治疗颈项强痛。

要领：操作时以穴位局部感觉酸胀为宜。

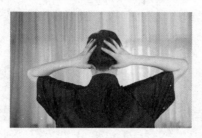

图 4-23　按揉风池

2. 拿项筋（图 4-24）　头略后仰，右手五指并拢，覆于颈项，以掌根与手指相对用力，挤压及提拿项部肌肉及后纵韧带，持续 30～60 秒，可有效缓解因埋头工作所致的颈项部酸沉、僵痛症状。

要领：本式动作操作时宜尽量提拿深层肌筋而非表皮；如右手疲劳时，可以左右手更换交替进行。

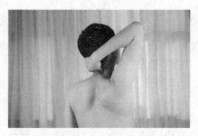

图 4-24　拿项筋

3. 拿捏肩井（图 4-25）　双臂上举，屈肘后伸，双手置于双肩部，以拇指及其余四指相对用力，提拿、揉捏肩井穴（第 7 颈椎棘突下与肩峰连线的中点）及提肩胛肌及冈上肌等部位，持续 30 ～ 60 秒，可有效缓解颈肩部肌紧张和肌肉酸痛。

要领：提拿肩井穴刺激量较大，因此操作时应柔中寓刚，忌用暴力。

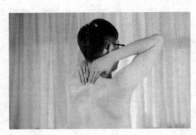

图 4-25　拿捏肩井

三、躯干部保健

1. **擦两胁**（图 4-26）　两手五指并拢，以手掌置于身体两侧胁肋部，指尖朝向前下方，掌根着力，自上而下，做前后搓擦两胁肋的动作 30 ～ 60 秒，随后作鼻吸口呼式的深呼吸 3 次。身体两侧为肝胆两经的循行所在，因此本式动作具有疏肝理气和调畅气机的功效，可使呼吸顺畅、心情愉悦。

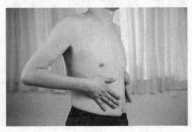

图 4-26　擦两胁

2. **揉中脘**（图 4-27）　以右手大鱼际置于中脘穴（在身

体的前正中线上，脐上 4 寸，当脐与胸剑联合连线的中点），轻轻按压并沿顺时针方向旋转揉动 1 ～ 3 分钟。本法具有消积导滞及健脾和胃之功效，可治腹胀腹痛和胃纳不佳。

要领：揉动时用力要柔和，速度要均匀；手掌与腹部接触部位要吸定不移。

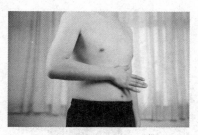

图 4-27　揉中脘

3. **摩腹**（图 4-28）　右手五指并拢，置于腹部，以中脘穴为圆心，做顺、逆时针的环状推摩动作 3 ～ 5 分钟。

要领：手法操作效果以使腹部发热、腹内肠鸣效果为好。若腹胀便秘、疼痛较强时，应以顺时针摩腹为宜；若腹软便溏、症状迁延时，则应以逆时针摩腹为宜。

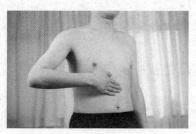

图 4-28　摩腹

4. **擦少腹**（图 4-29）　以右手五指并拢，手掌置于脐下小腹，指尖指向左侧，掌心正对气海穴（在人体正中线上，脐下 1.5 寸），做手掌的水平往返推擦动作 3～5 分钟。本法具有温阳散寒和固本培元之效，可治少腹冷痛、宫寒不孕和阳痿早泄等下元虚损症状。

要领：手法操作时最好直接接触皮肤，手法效果以小腹皮肤微红或发热为佳。手法频率要快，但用力宜轻浅，勿扰动腹内器官。

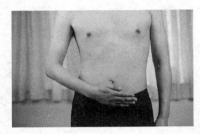

图 4-29　擦少腹

5. 擦腰（图 4-30）　两手手指并拢，指尖微翘，掌根紧贴腰部肾俞穴（第 2 腰椎棘突下，旁开 1.5 寸），适当用力按压并上下摩擦 1～2 分钟。本法具有温肾助阳和强腰健肾之效，可治腰痛、头晕耳鸣及生殖系统疾病。肾为先天之本，长期坚持可使腰腿疼痛和腰膝酸软等症状得到明显改善。

要领：动作要快速有力，手法效果以操作局部发热为好。

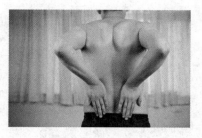

图 4-30　擦腰

6. 俯仰叩腰（图 4-31）　双脚开立与肩同宽，双手握空拳，以拳眼（即拇指侧）交替叩打腰部，同时身体做前俯后仰动作各 3 次，可治腰痛、强腰脊，对腰肌劳损和腰椎退行性疼痛具有良好的舒缓作用。

要领：叩击动作要用力适度，节奏均匀；身体的俯仰要缓慢进行。

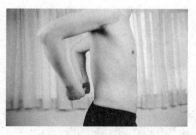

图 4-31　俯仰叩腰

7. 旋腰（图 4-32）　双脚开立与肩同宽，双手扶按于腰部，指尖相对，虎口朝下。双掌轻轻用力前按，使腰椎前曲加大，同时做腰部的旋转动作，由左向右及由右向左各 16 次，每做 8 次即变换旋转方向。可治腰痛，改善腰部功能，增强腰部的灵活性及预防多种腰部病变。

要领：旋腰动作要缓慢，根据个人身体条件进行。眩晕患者慎用此法。

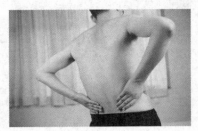

图 4-32　旋腰

四、上肢保健

1. 按揉肩膊（图 4-33）　以右手手掌覆于左臂之三角肌处，行按揉、捏拿动作 30 ～ 60 秒。可有效解除肩臂疲劳，并预防及缓解肩周部疼痛。右肩部以左手操作，动作相同。

要领：操作时手掌可根据肩部感受作适当移动。

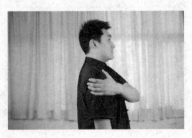

图 4-33　按揉肩膊

2. 叩打上肢（图 4-34）　右手虚握空拳，以拳心沿左上肢自上而下、自下而上叩打 30 ～ 60 秒。可疏通上肢阴、阳经脉，有效去除疲劳及缓解痹痛。右臂以左拳叩打，动作相同。

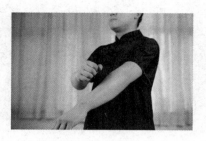

图 4-34　叩打上肢

3. 按揉曲池（图 4-35）　左臂屈曲 90°，置于体前，以右手拇指螺纹面置于左臂曲池穴（屈肘成直角，在肘横纹外侧端与肱骨外上髁连线中点），用力点压至有麻胀痛感，并作环旋揉按 30 ～ 60 秒。可治疗臂肘挛急和麻木疼痛。以左手拇指按揉右侧曲池穴，动作相同。

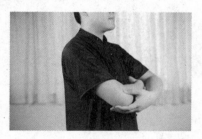

图 4-35　按揉曲池

4. 按揉内关（图 4-36）　左臂屈曲，置于体前，掌心朝上，以右手拇指螺纹面置于左臂内关穴（腕横纹上 2 寸，掌长肌腱与桡侧腕屈肌腱之间），用力点压至有麻胀痛感，并作环旋揉按 30 ～ 60 秒。本法具有宽胸利膈和安神通络之功效，可治心痛胸闷、臂手挛痛和舟车眩晕等。以左手拇指按揉右侧内关穴，动作相同。

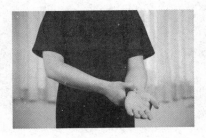

图 4-36　按揉内关

5. **搓掌捻指**（图 4-37）　将两手掌搓热，再以一手对另一手手指沿手掌向指尖方向分别进行推擦，以手指微红或发热为度。可促进末梢血液循环，改善手脚冰冷。

要领：两手交替，随时进行。

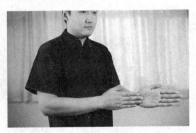

图 4-37　搓掌捻指

6. **按揉合谷**（图 4-38）　左臂屈曲 90°，置于体前，掌心向下，以右手拇指螺纹面置于左手合谷穴（在手背，第 1、第 2 掌骨之间，当第 2 掌骨桡侧的中点处），用力点压至有麻胀痛感，并作环旋揉按 30 ～ 60 秒。本法具有止痛、散热和通经活络之功效，可治头痛和面口诸病证。以左手拇指按揉右侧曲池穴，动作相同。

要领：合谷穴的简便取法：以一手的拇指指间关节横纹，放在另一手拇、食指之间的指蹼缘上，当拇指尖下是穴。

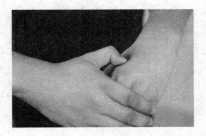

图 4-38　按揉合谷

7. **空手抓握**　双手五指充分屈伸，徒手用力抓握 49 次，每日 2 ～ 3 次，可增强手指力量，防止手指麻木及腱鞘损伤。

五、下肢保健

1. **搓揉下肢**（图 4-39）　身体正坐位，两手掌心相对，分别置于大腿根部两侧，相对用力挤压，并施自大腿根部经膝关节直至小腿的搓揉手法。可有效缓解腿部疲劳，疏通下肢阴、阳经脉及祛除风寒湿邪。

要领：动作自上而下、再自下而上为 1 遍，左右互换，共做 3 遍。操作时速度稍快，以动作完成后双下肢产生温热感为佳。

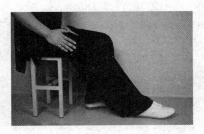

图 4-39　搓揉下肢

2. **拍叩下肢**（图 4-40）　身体坐位，两手握空拳，拳心相对，分别置于大腿根部两侧，相对用力叩击。动作自上而下、再自下而上为1遍，左右互换，共做3遍。

要领：操作效果以动作完成后双下肢产生温热感为佳。其保健功能与搓揉下肢相同，习练者可自行选用或两者共用。

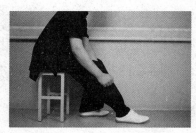

图4-40　拍叩下肢

3. 抱揉膝髌（图4-41）　身体正坐位，两手掌心相对，分别置于膝关节两侧，相对用力，搓擦膝部1～3分钟；左右互换。本法可祛风散寒，预防及治疗关节退化和改善膝关节功能。要领：操作时手法宜轻快，并在膝关节周围不断移动，以使该手法的保健作用充分发挥。效果以使膝关节感觉明显发热为佳。

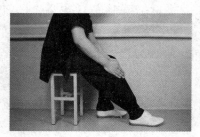

图4-41　抱揉膝髌

4. 叩打足三里（图4-42）　身体坐位，上身前俯，双手握拳，拳心朝上，以两手拳轮（即小鱼际侧）分别叩打同侧足三里穴 1 ～ 2 分钟。本法可健脾和胃，消食散积，从而有效改善身体健康。

要领：操作时用力适中，以穴位感觉酸胀即可。手法效果以叩击后自觉食欲增强，小腿轻健为佳。

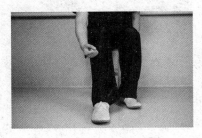

图 4-42　叩打足三里

5. **捏拿小腿**（图 4-43）　身体坐位，上身前俯，双手掌心向前，虎口向下，分别抓握同侧小腿腓肠肌，适当用力，捏拿 30 ～ 60 秒。可有效缓解运动后的疲劳及预防腓肠肌疼痛痉挛。

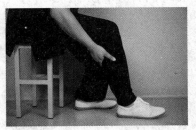

图 4-43　捏拿小腿

6. **按揉三阴交**（图 4-44）　身体正坐位，左下肢内旋，以左外踝关节上方置于右腿膝上，以右手拇指螺纹面置于左腿三阴交穴，适当用力按压，并作由内上向外下方的环旋揉按 1 分钟。本法可有效调节下肢三阴经脉和改善足踝气血循行。右侧三阴交穴以左手拇指操作，动作相同。

　　要领：此穴靠近胫骨后缘，刺激时疼痛较为明显，用力应适度，以免伤及骨膜。

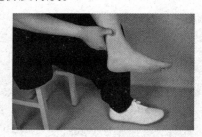

图 4-44　按揉三阴交

　　7.摇踝（图 4-45）　身体正坐位，左下肢内旋，以左外踝关节上方置于右腿膝上，左手扶握左踝关节上方，右手抓握左脚掌前端，手脚掌心相对，做左踝关节顺、逆时针的环旋动作，每做 8 次即转换旋转方向，共 32 次，可有效解除踝关节疲劳，消除疼痛。右踝关节的摇法以左手进行，动作相同。

　　要领：摇动踝关节时不可盲目追求大幅度旋转，如踝关节出现弹响声，即应减小旋转幅度，以免关节松动。

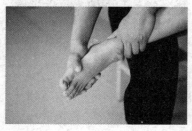

图 4-45　摇踝

8. 擦涌泉（图4-46） 身体正坐位，左下肢内旋，以左外踝关节上方置于右腿膝上，左手扶握左踝关节上方，以右手掌心紧贴足心，掌平足平，右手掌快速推擦，与左足心相摩约1分钟。可促进周身血液循环，解除疲劳，有效改善睡眠，长期坚持此法可使人神清气爽，步履矫健。右足涌泉穴的擦法以左手掌进行，动作相同。

要领：操作时摩擦速度要快，以脚掌及足心发热为好。

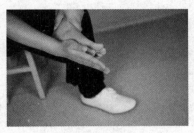

图 4-46　擦涌泉

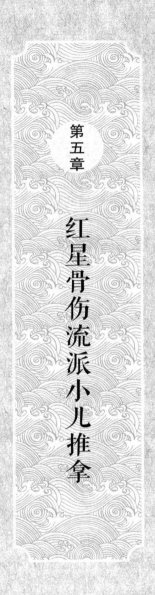

第五章

红星骨伤流派小儿推拿

第一节　概述

　　小儿推拿，亦称小儿按摩，是以中医学理论为指导，应用推拿手法于小儿机体表面的特定穴位，以调整脏腑气血功能，从而达到防治疾病的目的。

一、小儿的生理病理特点

（一）生理特点

　　1. **脏腑娇嫩，形气未充**　小儿出生后，五脏六腑均较娇嫩脆弱，中医学称其为"稚阴稚阳"之体，即小儿在物质基础与生理功能上均是幼稚和不完善的，这是小儿的生理特点之一。具体表现为气血未充，内脏稚弱，是为"稚阳未充，稚阴未长"。

　　2. **生机蓬勃，发育迅速**　主要是指小儿机体如同草木萌芽时，生长发育的趋势旺盛。古代医家认识到小儿的生机蓬勃、发育迅速的动态变化，提出了小儿为"纯阳"之体的观点。由于小儿机体生长发育迅速，对水谷精气之需求格外迫切，在机体阴长阳生的新陈代谢过程中常表现为阳气旺盛，而阴液相对不足。

（二）病理特点

　　1. **发病容易，传变迅速**　小儿由于脏腑娇嫩，形气未充，稚阴稚阳，体质和功能均较脆弱，因此在病理上不仅发病容易，而且传变迅速，年龄越小则越为突出。小儿寒暖不能自调，饮食不知自节，故外易为六淫之邪所侵，内易为饮食所伤，肺脾两脏疾病发病率特别高。小儿不仅发病容易，而且变化迅速，寒热虚实易相互转化或同时并见。《小儿药证直诀》将其概括为"脏腑柔弱，易虚易实，易寒易热"。

2. 脏腑清灵，易趋康复　由于小儿处于蒸蒸日上、不断生长的阶段，脏气清灵，活力充沛，患病后若能得到及时的治疗和护理，则疾病的恢复较迅速。即使出现危重症，只要分秒必争、全力以赴，积极采取各种综合措施进行抢救，预后常较好。这种易于康复的特点，除了生理上的因素外，与病因单纯、七情影响较少等密切相关。

二、小儿推拿的特点

传统小儿推拿主要用于 6 岁以下的儿童，年龄越小，疗效越好，尤其以 3 岁以下小儿疗效显著；7 岁以上的儿童运用推拿疗法时需要配合脏腑点穴或成人推拿手法。

小儿皮肤娇嫩，故手法要特别强调轻快柔和，平稳着实，力量小，频率快，常需配合介质以防止擦破皮肤。根据患儿的体质和病情特点辨证施治，多运用补泻手法。通常手法力量大、频率快、时间短、顺时针方向、离心方向操作为泻法；手法力量小、频率慢、时间长、逆时针方向、向心方向操作为补法。手法操作顺序一般按照取穴及部位，从上而下，自前而后，先重点后一般或先一般后重点。

小儿推拿穴位包括经穴、经外奇穴、特定穴、经验穴、阿是穴等。小儿推拿特定穴不仅为点状，还有线状（如"三关""六腑"）、面状（如"脾经""腹"）。小儿推拿特定穴多数分布于双手，其次为头面，胸腹腰背及下肢则较少。为方便取穴和手法操作，操作时习惯推拿左手。

小儿发病以外感病和饮食内伤居多，多为肺脾病证。通常以解表（推攒竹、推坎宫、运太阳、拿风池）、清热（清天河水、退六腑、推脊）、消导（推脾经、揉板门、揉中脘、揉天枢）手法多用。另外，小儿病证传变迅速，因此，治疗需恰当及时，必要时中西医结合治疗，以免贻误病情。

第二节　推拿手法

小儿推拿手法是术者以手或借助特定器具、介质，依照特定的技巧和规范化的动作，以力的形式在小儿体表进行的手法操作。小儿脏腑娇弱，形气未充，肌肤柔弱，手法不仅同成人手法一样要求持久、有力、均匀、柔和、深透，同时还要求轻快、平稳、着实，适达病所而止，不可竭力攻伐。小儿推拿手法通常是在具体穴位上操作，不同的手法操作时间不同。推法、揉法、运法次数多，按法、捣法次数少，摩法时间长，掐法则要快、重、少，掐后通常继用揉法，按法与揉法也常配合使用。手法与穴位的结合体现治疗目的，如补肺经即旋推或向心直推肺经穴，清肺经则离心直推肺经穴。一般刺激重的手法放在最后操作，如掐、拿、捏，以免因小儿哭闹影响治疗。

一、推法

以拇指或食、中指指腹在一定部位或穴位上沿一定方向往返移动，称推法。推法在小儿推拿临床应用广泛，有直推法、旋推法、分推法和合推法四种。

（一）分类

1. **直推法**（图5-1）　以拇指桡侧缘或食、中两指螺纹面在某一穴位上作单方向的直线推动。

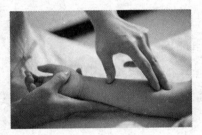

图5-1　直推法

2. **旋推法**　以拇指螺纹面在某一穴位上作旋转推动。

3. **分推法**　用双手拇指桡侧或螺纹面，或食、中两指螺纹面从穴位向两旁分向推动，或作"^"字形推动，称为分推法，又叫分法。

4. **合推法**（图5-2）　用双手拇指桡侧或螺纹面，或食、中两指螺纹面从穴位两旁向中间推动，称为合推法，又叫合法或和法，与分推法方向相反。

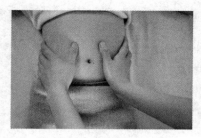

图 5-2 合推法

（二）动作要领

推法动作要轻快连续，用力柔和，平稳均匀，一拂而过，力量宜轻不宜重，以推后皮肤不红为佳。手法频率为每分钟 250 ～ 300 次分钟。除单手操作外，亦可双手交替进行。除旋推法外，推动时均宜行直线，不可歪斜，以恐动别经而招患。

（三）应用部位

直推法常用于推拿特定穴中的线状穴和"五经"穴等；旋推法主要用于"五经"穴；分推法、合推法常用于额前、胸部、腹部、背部、腕掌部。

（四）临床应用

直推法、分推法、合推法常用于治疗外感发热、腹泻、便秘、惊惕、烦躁等。临床上合推法常与分推法配合使用，一分一合起到相辅相成的作用。旋推法多用来治疗脾胃虚弱导致的食欲不振、营养不良，肺虚咳嗽等小儿虚证。

二、揉法（图 5-3）

以中指或拇指指端，或掌根，或大鱼际，吸定于一定部位或穴位上，作顺时针或逆时针方向的环旋揉动，称为揉法，可分为指揉法、鱼际揉法、掌揉法。

（一）动作要领

揉法动作宜柔和，用力均匀，手指、掌面不可离开接触的皮肤，并带动皮下组织，不要在皮肤上摩擦。快慢适宜，频率为每分钟200 ～ 280次分钟。

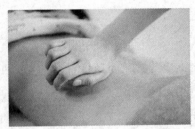

图5-3　揉法

（二）应用部位

指揉法多用于点状穴，鱼际揉法、掌揉法多用于面状穴。

（三）临床应用

揉法常用于外感发热、咳嗽、胸闷、头痛、近视、腹泻、便秘、腹痛、消化不良等。

三、按法

按法是以拇指或掌根在一定部位或穴位上，逐渐用力向下按压，称为按法，可分为指按法和掌按法。

（一）动作要领

按法宜垂直方向，徐徐用力，按而留之，逐渐放松，稳而持续，切忌粗暴，可与揉法配合使用。

（二）应用部位

指按法多用于点状穴，掌按法多用于面状穴、胸腹部。

（三）临床应用

按法常用于痛证、夜卧不宁等。

四、摩法

用掌或食、中、无名指螺纹面附着于一定的部位和穴位上，以腕关节连同前臂作顺时针或逆时针方向的环形移动称为摩法，可分为指摩法和掌摩法。

（一）动作要领

在体表作环行而有节奏的抚摩，不带动皮下组织，手法轻柔、压力大小适中，速度均匀协调，每分钟120～160次分钟。

（二）应用部位

摩法多用于面状穴及腹部。

（三）临床应用

摩法常用于痛证、胃肠疾病、急性扭挫伤等。

五、掐法（图5-4）

用指甲垂直方向用力重刺穴位称为掐法。本法刺激强，力量集中，有以指代针之意，故亦称为"指针法"。

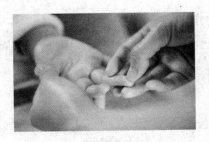

图 5-4　掐法

（一）动作要领

以拇指指甲为着力点，对体表穴位进行按压。掐法操作时，宜垂直用力按压，不宜扣动，以免损伤皮肤。掐时逐渐用力，以求深透，不可掐破皮肤。当掐法施用后常继以揉法，以缓和手法刺激，缓解局部不适。掐法施用次数一般以5～6次为宜，或中病即止，不宜反复长时间应用。

（二）应用部位

掐法适用于头面及手足部痛觉敏感的穴位，如人中、老龙、十王、内关、合谷等穴。

（三）临床应用

掐法多用于急救，常用于小儿惊风、昏厥、癫痫发作等。

六、捏脊法

以拇指和其他手指在治疗部位相对用力地挤压、捻动，称为捏法。若以捏法施于脊柱，就称为捏脊法。此法善治小儿疳积，故又称"捏积法"。

（一）操作方法

方法一：术者双手呈握拳状，用食指中节桡侧缘顶住皮肤，拇指前按，两指同时对称用力提拿皮肤，双手交替轻轻挤压、捻动，缓慢移动向前。（图5-5）

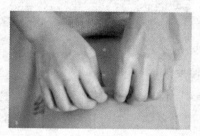

图5-5　捏背法（一）

方法二：术者双腕下垂拇指伸直，指面向前，用拇指桡侧缘顶住皮肤，食、中指前按，三指同时对称用力捏拿皮肤，双手交替轻轻挤压、捻动，缓慢移动向前。（图5-6）

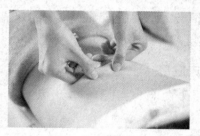

图5-6　捏背法（二）

（二）动作要领

用指相对着力于脊柱两侧自龟尾捏、提、捻、推至大椎，一般连续操作5～6遍。对需加强手法刺激的患儿，常在捏至最后一遍时每捏3次，双手在同一平面同时用力向上提拉1次，谓之"捏三提一"法；或对重要穴位如肾俞、脾俞、肺俞进行提拉，在提拉时，常听到较清脆的"嗒、嗒"声，属于正常的筋膜剥离声。另外在应用捏法时应以拇指指端掌面为力点，而不能单纯以拇指指端为力点，更不能将皮肤拧转。另外，应注意捏起皮肤的多少要适宜，动作要连贯。捏起肌肤过多，捏得太紧，则动作呆滞不易向前推进，过少则不易提起皮肤；用力过重易疼痛，过轻又不易取得疗效。捻动向前时要作直线前进，不可歪斜。

（三）应用部位

捏脊法主要应用于背部脊柱线状穴及两旁。脊柱在背部的正中是经络中的督脉所在，脊柱的两侧是足太阳膀胱经循行的路线，经络穴位有风府、大椎、腰俞、至阳、命门、腰阳关、八髎、背俞穴等。

（四）临床应用

捏脊法多用于小儿疳积、消化不良、厌食、营养不良、佝偻病、腹泻、呕吐等。此法常用作小儿保健方法，以增进食欲，强壮体质。

七、运法

以拇指或中指螺纹面，附着于穴位上，作由此穴向彼穴的弧形或环形推动，称运法。

（一）动作要领

运法在操作时宜轻不宜重，仅是皮肤表面旋转绕动摩擦推动，而不带动皮下深层的肌肉组织，宜缓不宜急，频率为每分钟80～120次分钟。

（二）应用部位

运法宜用于弧线状穴、面状穴。

（三）临床应用

运法多用于发热、胸闷、呕吐等。

八、捣法

以中指指端或食、中指屈曲后的第 1 指间关节突起部位在穴位上作有节律的叩击，称为捣法。

（一）动作要领

捣法操作时，腕关节放松、自然灵活，以腕关节的屈伸活动带动指端或指间关节叩击穴位，力量要灵活柔和、有弹性，动作协调，叩击后迅速抬起。叩击位置要准确。每次治疗捣 30 ～ 50 次。

（二）应用部位

捣法宜用于点状穴，如小天心。

（三）临床应用

捣法多用于小儿惊风、抽搐、惊惕不安、夜啼等。

第三节　特定穴位

一、头面颈项部穴位

1. 天门（攒竹）

定位：两眉中点至前发际成一直线。

操作：两拇指自下而上从两眉中点交替直推至前发际，称推攒竹，又称开天门。推 30 ～ 50 次。

功效：疏风解表，镇静安神，开窍醒脑，止头痛。

主治：外感发热、头痛、精神不振、惊惕不安等。

应用：常用于风寒感冒、发热、头痛等，多与推坎宫、揉太阳、揉耳后高骨等合用；若惊惕不安，烦躁不宁，多与清肝经、捣小天心、掐揉五指节、按揉百会等合用。

2. 坎宫（眉弓）

定位：自眉头起沿眉向眉梢成一横线。

操作：两拇指自眉心向两侧眉梢作分推（余双手四指分别固定于头部两侧），称推坎宫，亦称分头阴阳、推眉弓。推 30 ～ 50 次。

功效：疏风解表，醒脑明目，止头痛。

主治：外感发热、头痛目赤、惊风。

应用：常用于外感表证及内伤杂病。外感发热、头痛多与推攒竹、揉太阳、揉耳后高骨等合用；目赤肿痛多与清肝经、掐揉小天心、清天河水等合用。

3. 太阳

定位：两眉梢后凹陷处。

操作：两拇指桡侧自前向后直推，称推太阳；用中指或食指螺纹面揉该穴，称揉太阳或运太阳。向眼方向揉为补，向耳方向揉为泻。推或揉 30 ～ 50 次。

功效：疏风解表，清热，明目，止头痛。

主治：外感发热、头痛、惊风、目赤肿痛、近视、弱视等。

应用：推、揉太阳主要用于外感表证。外感头痛表实用泻法；外感表虚头痛、内伤头痛用补法。目赤肿痛可加用点刺放血，以增强疗效。

4. 印堂（眉心）

定位：两眉头连线的中点处。

操作：中指指端点按该穴，称按印堂；拇指指端揉该穴，称揉印堂；拇指指甲掐该穴，称掐印堂。按 5 ～ 10 次；掐 3 ～ 5 次；揉 10 ～ 20 次。

功效：清头明目，通鼻开窍。

主治：外感头痛、惊风、鼻塞。

应用：掐眉心治疗惊风；揉眉心治疗感冒、头痛。

5. 山根（山风、二门）

定位：两目内眦中间，鼻梁上低凹处。

操作：拇指指甲掐该穴，称掐山根。掐 3 ～ 5 次。

功效：开关通窍，醒目定神。

主治：惊风、昏迷、抽搐。

应用：掐山根能开窍，醒目定神，治疗惊风、昏迷、抽搐等，多与掐人中、掐老龙等合用。

6. 准头（鼻准）

定位：鼻尖端。

操作：用拇指指甲掐，称掐准头，掐 3～5 次。

功效：祛风镇惊。

主治：惊风、鼻衄、昏厥。

应用：掐准头治疗惊风，与掐人中、掐老龙同用；治鼻出血，与掐上星、掐迎香合用；治昏厥与按揉内关、足三里合用。

7. 人中（水沟）

定位：人中沟正中线上 1/3 与下 2/3 交界处。

操作：拇指指甲掐该穴，称掐人中。掐 5～10 次或醒后即止。

功效：醒神开窍。常用于急救。

主治：惊风、昏厥、抽搐、不省人事。

应用：掐人中能醒神开窍，常用于急救。对于人事不省、窒息、惊厥或抽搐，多与掐十宣、掐老龙等合用。

8. 迎香

定位：鼻翼外缘中点旁，鼻唇沟中。

操作：食、中指指端或两拇指桡侧按揉该穴，称揉迎香；用食指和中指分开在鼻翼两侧迎香上做上下搓摩动作，称黄蜂入洞法。揉 20 ～ 30 次。

功效：宣肺发汗，开通鼻窍。

主治：伤风感冒、发热无汗、鼻塞流涕、鼻炎。

应用：按揉迎香，治疗感冒发热、鼻塞流涕、呼吸不畅效果较好，多与清肺经、拿风池等合用；黄蜂入洞法多用于治疗鼻炎。

9. 牙关（颊车）

定位：下颌角前上方约一横指，用力咀嚼时，咬肌隆起按之凹陷处。

操作：拇指或中指指端按或揉，称为按牙关或揉牙关。按 5 ～ 10 次；揉 30 ～ 50 次。

功效：开关窍，疏风通络，止痛。

主治：牙关紧闭、口眼歪斜。

应用：按牙关主要用于牙关紧闭，多与掐人中、掐十宣等穴合用；若口眼歪斜揉牙关，多与揉迎香、揉地仓、按揉承浆等穴合用。

10. 囟门

定位：前发际正中直上 2 寸，百会前骨陷中。

操作：两手扶小儿头，两拇指自前发际向该穴交替推（囟门未合时，仅推至边缘），称推囟门；拇指端或掌心轻揉本穴称揉囟门。推或揉均 30 ～ 50 次。

功效：镇静安神，升阳举陷。

主治：惊风、烦躁、神昏、头痛、久泻、脱肛、遗尿等。

应用：推、揉囟门穴多用于治疗头痛、惊风、神昏烦躁、鼻塞等，多与清肝经、清心经、掐揉小天心等合用；摩法多治疗久泻、脱肛、遗尿等虚证，常与按揉百会、补脾经、补肾经、推三关、揉丹田等合用。正常前囟在出生后12～18个月闭合，故临床操作时手法需轻，不可用力按压。

11. 百会

定位：头顶正中线与两耳尖连线的交点处。

操作：拇指螺纹面或掌心按、揉该穴，称按百会或揉百会。按3～5次；揉30～50次。

功效：镇惊安神，升阳举陷。

主治：昏厥、眩晕、头痛、惊风、惊痫、久泻、遗尿、脱肛等。

应用：按揉百会治疗惊风、惊痫、烦躁等，多与推按囟门、清肝经、清心经、掐揉小天心等合用；治疗遗尿、脱肛等，常与摩囟门、补脾经、补肾经、推三关、揉丹田等合用。

12. 耳后高骨

定位：耳后入发际，乳突后缘下凹陷中。

操作：拇指或中指指端揉该穴，称揉耳后高骨；拇指推运该穴，称运耳后高骨。揉或运30～50次。

功效：疏风解表，止头痛，安神除烦。

主治：外感发热、头痛、神昏烦躁、惊风等。

应用：揉、运耳后高骨具有疏风解表的作用，主治感冒头痛、发热，多与推攒竹、推坎宫、揉太阳等合用；治神昏烦躁、惊风等，多与清肝经、清心经、按揉小天心合用。

13. 风池

定位：项后枕骨之下，胸锁乳突肌与斜方肌之间，平风府穴。

操作：单手拇指与食指或两手中指分别放在两侧风池上拿之，称拿风池。拿 5 ～ 10 次。

功效：发汗解表，祛风散寒。

主治：感冒、头痛、发热、眩晕、颈项强直。

应用：拿风池多用于治疗风寒感冒头痛、发热无汗或项背强痛等表实证，配合推攒竹、掐揉二扇门等穴，能加强发汗解表之功。表虚者不宜使用本法。

14. 天柱骨

定位：颈后发际正中起至大椎成一直线。

操作：拇指或食指、中指指腹自上而下直推，称推天柱；或用汤匙边蘸水自上而下刮，刮至皮下轻度瘀血即可，称刮天柱。推 100 ～ 300 次。

功效：祛风散寒，降逆止呕。

主治：恶心呕吐、溢乳、项强、外感发热、咽痛、惊风。

应用：推、刮天柱骨治疗呕恶、溢乳，多与横纹推向板门、揉中脘等合用；治疗外感发热、颈项强痛等，多与拿风池、掐揉二扇门等合用；用刮法多以汤匙边蘸姜汁或凉水自上而下刮至局部皮下有轻度瘀血，可治暑热发痧、惊风等。

15. 桥弓

定位：在颈部两侧，沿胸锁乳突肌成一直线。

操作：拇指螺纹面自上而下推抹该处，称抹桥弓；拇指螺纹面与食、中二指螺纹面相对用力拿捏该处，称拿桥弓；食、中、无名指揉该处，称揉桥弓。揉 30 次，抹 50 次，拿 3 ～ 5 次。

功效：活血化瘀，软坚消肿。

主治：小儿肌性斜颈。

应用：抹桥弓、拿桥弓和揉桥弓，三法配合用于治疗小儿肌性

斜颈，常与颈项摇法、扳法、揉法，肩背部揉法等同用。

二、胸腹部穴位

1. 天突

定位：胸骨上窝中央凹陷处。

操作：中指指端按或揉天突。食指或中指指端微屈，向下用力点该穴，称点天突；两手拇、食指捏挤天突穴，至皮下瘀血成紫红色为止，称捏挤天突。按揉 10 ～ 30 次；点 3 ～ 5 次。

功效：理气化痰，止咳平喘，降逆止呕。

主治：咳喘胸闷、痰壅气急、恶心呕吐。

应用：按揉天突，常用于治疗气机不畅、痰涎壅盛或胃气上逆所致之痰喘、呕吐，多与推揉膻中、按揉中脘、运内八卦等合用；中指指端微屈向下，向里按，动作要快，可催

吐；中暑引起的恶心、呕吐、头晕等，捏挤天突，再配合捏挤大椎、膻中、曲池等穴，疗效佳。

2. 膻中

定位：两乳头连线中点处。

操作：中指指端揉该穴，称揉膻中；两手拇指自膻中穴向两旁分推至乳头，称为分推膻中；食、中指自胸骨切迹向下推至剑突，称推膻中。推或揉 50 ～ 100 次。

功效：宽胸理气，止咳化痰。

主治：胸闷、吐逆、咳喘、痰鸣等。

应用：膻中穴为八会穴之气会，居胸中，为治疗呼吸系统疾病首选穴。推、揉膻中治疗呕吐、呃逆、嗳气，常与运内八卦、横纹推向板门、分腹阴阳等合用；治疗咳喘常与推肺经、揉肺俞等合用；治疗吐痰不利常与揉天突、搓摩胁肋、按揉丰隆等合用。

3. 乳根

定位：乳头直下 0.2 寸，第 5 肋间隙。

操作：双手拇指或中指指端置于两侧穴位上，同时揉动，称揉乳根。揉 30 ～ 50 次。

功效：宣肺理气，止咳化痰。

主治：胸闷、咳喘、胸痛、痰鸣。

应用：该穴主要用于治疗呼吸系统疾病，多与揉乳旁、推揉膻中、揉天突等合用。

4. 乳旁

定位：乳头外旁开 0.2 寸。

操作：双手拇指或中指指端置于两侧穴位上，同时揉动，称揉乳旁。揉30～50次。

功效：宽胸理气，止咳化痰，降逆止呕。

主治：胸闷、咳喘、痰鸣、呕吐等。

应用：揉乳旁配合揉乳根，能加强理气化痰止嗽的作用；可与横纹推向板门、清胃经等合用治疗呕吐。

5. 胁肋

定位：从两腋下两胁至天枢处。

操作：两手掌从两腋下自上而下搓摩至两侧天枢穴处，称搓摩胁肋，又称按弦走搓摩，搓摩50～100次。

功效：破气化痰，除闷消积。

主治：胸闷、胁痛、腹胀、痰喘、气急、疳积、肝脾肿大等。

应用：本穴专消有形之邪，为消积要穴，常与摩腹配用。本法消导之力较峻烈，故脾胃虚弱、中气下陷、肾不纳气之体虚小儿慎用。

6. 中脘（太仓）

定位：脐中上4寸。

操作：指端或掌根按揉该穴，称揉中脘；掌心或四指指腹摩该穴，称摩中脘；食指、中指螺纹面自中脘向上直推至喉下或白喉往下推至中脘称推中脘，又称推胃脘。揉100～300次；摩3～5分钟；推100～300次。

功效：健脾益气，消食和胃。

主治：呕吐、胃痛、嗳气、食欲不振、食积、腹胀、泄泻等。

应用：此穴为治疗消化系统疾病常用穴，多与摩腹、捏脊、按揉足三里、推脾经等合用；向下推中脘，多用于治疗恶心呕吐，可与推天柱骨合用。

7. 腹

定位：腹部。

操作：两手拇指沿肋弓角边缘或自中脘至脐向两旁分推，称分推腹阴阳；用掌面或四指指腹摩腹部，称摩腹。逆时针摩为补，顺时针摩为泻，往返摩之为平补平泻。分推100～200次，摩3～5分钟。

功效：健脾和中，理气消食。

主治：食积、厌食、消化不良、腹胀、恶心、呕吐、疳积、腹泻、便秘等。

应用：分推腹阴阳善治乳食停滞，胃气上逆引起的恶心、呕吐、腹胀等，临床上常与运内八卦、推脾经、按揉足三里等合用；治小儿厌食症多与清板门、运内八卦、摩腹、捏脊等合用。摩腹，逆时针摩能健脾止泻，用于脾虚、寒湿型的腹泻；顺时针摩能消食导滞、通便，用于治疗便秘、腹胀、厌食等，多与分推腹阴阳同用；平补平泻则能和胃，久摩之有消食导滞、强壮身体的作用，常与补脾经、捏脊、按揉足三里合用，为小儿保健常用推拿手法。

8. 脐（神阙）

定位：肚脐。

操作：中指指端或掌根揉，称揉脐；掌面摩或指腹摩，称摩脐，逆时针摩或揉为补；顺时针摩或揉为泻；往返揉或摩之为平补平泻。揉 100 ～ 300 次；摩 3 ～ 5 分钟。

功效：温阳散寒，补益气血，健脾和胃，消食导滞。

主治：腹胀、腹痛、食积、吐泻、便秘。

应用：揉脐、摩脐多用于治疗小儿腹泻、便秘、肠鸣、疳积等。临床上多与摩腹、推上七节骨、揉龟尾同用，简称"龟尾七节，摩腹揉脐"，治疗腹泻效佳。

9. 天枢

定位：脐中旁开 2 寸。

操作：食指或中指指端按揉，称揉天枢。揉 50 ～ 100 次。

功效：疏调大肠，理气消滞，化痰止咳。

主治：腹胀、腹痛、腹泻、便秘、食积不化、喘咳等。

应用：天枢为大肠的"募穴"，常用于治疗急慢性胃肠炎及消化功能紊乱引起的腹泻、呕吐、食积、腹胀、大便秘结等。临床上天枢与脐常同时操作，中指按脐，食指与无名指各按两侧天枢穴同时揉动。治疗腹痛时，常配合拿肚角。揉天枢与清肺经、掐揉五指节等同用可治痰喘、咳嗽。

10. 丹田

定位：小腹部，脐中下 2 寸与 3 寸之间。

操作：掌面摩，称摩丹田；拇指或中指指端揉，称揉丹田。摩 3 ～ 5 分钟；揉 50 ～ 100 次。

功效：培肾固本，温补下元，分清别浊。

主治：腹痛、泄泻、遗尿、脱肛、疝气。

应用：揉、摩丹田多用于治疗小儿先天不足，寒凝少腹之腹痛、疝气、遗尿、脱肛等，常与补肾经、推三关、揉外劳宫等合用。揉丹田对尿潴留有效，临床上常与推箕门、清小肠、揉关元等合用。

11. 肚角

定位：脐中下 2 寸，旁开 2 寸两大筋。

操作：用拇、食、中三指施拿法，称拿肚角；或用中指指端按该处，称按肚角。拿 3 ～ 5 次。

功效：止腹痛。

主治：腹痛、腹泻。

应用：肚角是止腹痛的要穴，拿肚角刺激量较强，不可多拿。本穴常与摩腹、掐揉一窝风合用以治疗腹痛；治疗便秘时，常与推下七节骨、摩腹合用。为防患儿哭闹，应放在其他手法结束后再用。

三、腰背骶部穴位

1. 肩井

定位：大椎与肩峰连线的中点处，肩部筋肉处。

操作：双手拇指与食指、中指相对着力，适当用力一紧一松交替提拿该处筋肉，称拿肩井；拇指或中指指端按揉该穴，称按揉肩井。拿 3 ～ 5 次；按揉 10 ～ 30 次。

功效：宣通气血，解表发汗，行气通窍。

主治：感冒、惊厥、上肢抬举不利、肩背痛、项强等。

应用：治疗外感发热无汗、肩臂酸痛、颈项强直、肌性斜颈等，常与推攒竹、分推坎宫、运太阳、揉耳后高骨等合用。还可作为治疗的结束手法。

2. 大椎（百劳）

定位：第 7 颈椎棘突下凹陷中。

操作：拇指、中指指端或螺纹面揉该穴，称揉大椎；双手拇指与食指对称着力，用力将大椎穴周围的皮肤捏起，至局部皮肤出现紫红瘀斑为度，称提捏大椎；屈曲的食指、中指蘸水，在大椎穴上提挤其肌肤，至局部皮肤出现紫红瘀斑为度，称提挤大椎；用汤匙或钱币光滑边缘蘸水或油，在大椎穴上下刮动，至局部皮肤出现轻度瘀血为度，称刮大椎。揉 30 ～ 50 次。

功效：清热利咽，解表发汗。

主治：感冒、发热、咳嗽、气喘、咽喉肿痛、项强。

应用：按揉大椎常用于治疗感冒发热、项强等。提捏、提挤大椎对治疗百日咳有一定的疗效。刮大椎用于中暑发热。

3. 风门（热府）

定位：第 2 胸椎棘突下，旁开 1.5 寸。

操作：两手拇指螺纹面或单手食指、中指指端在风门穴上施按法或揉法，称按风门或揉风门。按或揉 20 ～ 30 次。

功效：解表通络，止咳平喘。

主治：感冒、咳嗽、气喘。

应用：治疗外感风寒、咳嗽、气喘等，多与清肺经、揉肺俞、推揉膻中等合用；治疗骨蒸潮热、盗汗等，常与揉上马、揉肾顶、分手阴阳等配合；用于治疗腰背肌肉疼痛，多与拿委中、拿承山、拿昆仑等合用。

4. 肺俞

定位：第 3 胸椎棘突下，旁开 1.5 寸。

操作：两手拇指或单手食、中二指指端按揉该穴，称按揉肺俞；两手拇指螺纹面分别沿肩胛骨内缘自上而下作分向推动，称推肺俞，又称分推肩胛骨。按揉 50～100 次；推 100～300 次。

功效：益气补肺，止咳化痰。

主治：咳喘、痰鸣、胸闷、胸痛、感冒、发热。

应用：按揉肺俞、分推肩胛骨能调肺气，补虚损，止咳嗽，常用于治疗呼吸系统疾病，如外感发热、咳嗽、痰鸣等，多与推攒竹、分推坎宫、运太阳、揉耳后高骨等合用；如久咳不愈可加推脾经以培土生金，或按揉肺俞时加少许盐粉，以增强效果。

5. 脾俞

定位：第 11 胸椎棘突下，旁开 1.5 寸。

操作：拇指螺纹面在一侧或两侧脾俞穴上揉动，称揉脾俞。揉 50～100 次。

功效：健脾助运，调中化湿。

主治：腹泻、疳积、食少、呕吐、黄疸、水肿、慢惊风、四肢无力等。

应用：治疗脾胃虚弱、乳食内伤等，常与推脾经、按揉足三里等合用，并能治疗脾虚所引起的气虚、血虚、津液不足等。

6. 肾俞

定位：第 2 腰椎棘突下，旁开 1.5 寸。

操作：两手拇指或单手食、中指指端按揉该穴，称按揉肾俞。按揉 50 ～ 100 次。

功效：补肾培元。

主治：久泻、少腹痛、虚性便秘、下肢痿软无力、脑瘫等。

应用：治疗肾虚腹泻、阴虚便秘，多与揉上马、补脾经、补肾经、推三关等合用；治疗肾虚遗尿，与揉丹田、揉三阴交、按揉百会等合用；治疗下肢痿软乏力、慢性腰痛等，与揉腰俞、拿委中、按揉足三里等合用。

7. 脊柱

定位：后正中线上，大椎至长强成一直线。

操作：食、中指指腹自上而下直推，称推脊柱。

双手用捏法自下而上称捏脊，每捏三下将背脊皮肤提一下，称

捏三提一法。捏之前先在背部轻轻按摩几遍，使肌肉放松。推 100 ～ 300 次；捏 3 ～ 5 次。

功效：调阴阳，通经络，理气血，和脏腑，强健身体。

主治：发热、惊风、夜啼、疳积、腹泻、腹痛、呕吐、便秘等。

应用：临床上捏脊多与补脾经、补肾经、推三关、摩腹、按揉足三里等配合应用，治疗先天、后天不足的一些慢

性病均有一定效果。捏脊法单用称捏脊疗法，可用于治疗小儿腹泻、疳积等。捏脊法具有强健身体的功能，是小儿保健推拿常用的主要手法之一。推脊柱自上而下，有清热的作用，多与清天河水、退六腑、推涌泉等合用，用于治疗发热、惊风等。

8. 七节骨

定位：第4腰椎（腰阳关穴）至尾椎骨端（长强穴）成一直线。

操作：拇指桡侧面或食、中指指腹自下向上直推，称推上七节骨；自上向下直推，称推下七节骨。推100～300次。

功效：温阳止泻，泻热通便。

主治：泄泻、便秘、痢疾、脱肛等。

应用：推上七节骨多用于治疗虚寒腹泻或久痢等，临床上与按揉百会、揉丹田等合用，还可用于治疗气虚下陷之脱肛、遗尿等。若属实热证，则不宜用本法，用后多令患儿腹胀或出现其他病证。推下七节骨多用于治疗肠热便秘或痢疾等。若腹泻属虚寒者，不可用本法，以免引起滑脱。

9. 龟尾（长强）

定位：尾椎骨端。

操作：拇指或中指指端于龟尾穴上揉动，称揉龟尾；用拇指爪甲掐龟尾，称掐龟尾。揉100～300次；掐3～5次。

功效：通调督脉，调理大肠。

主治：泄泻、便秘、脱肛、遗尿等。

应用：龟尾穴性平和，重在调和，既能止泻，又能通便，多与揉脐、推七节骨等相配合应用，以治疗腹泻、便秘等。

四、上肢部穴位

1. 脾经

定位：拇指末节螺纹面或拇指桡侧缘，自指尖直至指根赤白肉际处。

操作：将患儿拇指微屈，拇指螺纹面沿患儿拇指指尖桡侧缘向指根方向直推为补，称补脾经；拇指螺纹面自患儿指根方向直推至指尖为清，称清脾经；往返直推为平补平泻，称调脾经；旋推拇指末节螺纹面为补，称旋推脾经。补脾经、清脾经和调脾经统称为推脾经。推 100 ～ 500 次。

功效：补脾经可健脾和胃，补益气血；清脾经可清热利湿，化痰止呕；调脾经可调和脾胃。

主治：腹泻、便秘、厌食、疳积、呕吐、黄疸、痢疾、斑疹不透等。

应用：补脾经多用于治疗脾胃虚弱、气血不足引起的腹泻、食欲不振、消化不良、疳积等，多与推三关、捏脊、摩腹、运内八卦等合用；清脾经多用于治疗湿热熏蒸之皮肤发黄、恶心呕吐、腹泻、痢疾等，多与清天河水、清肺经、掐揉小天心、清小肠等清热利尿法合用；调脾经能和胃消食，增进食欲，用于因饮食停滞、脾胃不和引起的胃脘痞满、吞酸纳呆、腹泻、呕吐等，常与运内八卦、揉板门、分推腹阴阳等合用。小儿脾胃薄弱，不宜攻伐太过，一般情况下，脾经多用补法，体壮邪实者方可用清法。另外，小儿体虚，疹出不透时，推补本穴，可使隐疹透出，但手法宜快宜重，具有补中有泻之意。

2. 肝经（图 5-7）

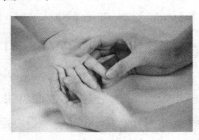

图 5-7　肝经

定位：食指末节螺纹面。

操作：拇指螺纹面自患儿食指尖向掌面末节指纹方向直推为补，称补肝经；拇指螺纹面自患儿食指掌面末节指纹向指尖方向直推为清，称清肝经；补肝经和清肝经统称为推肝经。推 100～500 次。

功效：平肝息风，泻火除烦。

主治：烦躁不安、夜啼、惊风、抽搐、五心烦热、口苦、咽干、目赤等。

应用：清肝经治疗惊风抽搐、烦躁不安、目赤肿痛、五心烦热等，多与清心经、掐揉小天心、退六腑合用。肝经宜清不宜补，若肝虚应补，则补后需加清或以补肾经代之，称为滋肾养肝法。

3. 心经

定位：中指末节螺纹面。

操作：拇指螺纹面自患儿指尖向中指掌面末节指纹方向直推为补，称补心经；拇指螺纹面自患儿中指掌面末节指纹向指尖方向直推为清，称清心经；补心经和清心经统称为推心经。推100～500次。

功效：清热退心火，养心安神。

主治：高热神昏、五心烦热、口舌生疮、小便短赤、惊惕不安、夜啼、失眠等。

应用：清心经治疗心火旺盛而引起的高热神昏、烦躁不安、口舌生疮、小便短赤、惊风等，多与退六腑、清天河水、清小肠、清肝经等合用；补心经可用于气血不足所致的心烦不安、睡卧露睛等，多与补脾经、推三关、揉上马、补肾经等合用。本穴宜用清法，不宜久用补法，需补时可补后加清，或以补脾经代之，以防扰动心火。

4.肺经

定位：无名指末节螺纹面。

操作：拇指螺纹面自患儿无名指指尖向掌面末节指纹方向直推为补，称补肺经；拇指螺纹面自患儿无名指掌面末节指纹向指尖方向直推为清，称清肺经；补肺经和清肺经统称为推肺经。推100～500次。

功效：宣肺解表，益气固表，化痰止咳。

主治：感冒、发热、咳嗽、气喘、胸闷、虚汗怕冷等。

应用：补肺经用于虚性咳喘、遗尿、自汗、盗汗等，常与补脾经、补肾经、揉肺俞、推三关等合用；清肺经常用于肺热喘咳等实证，多与清天河水、退六腑、推揉膻中、运内八卦等合用。

5. 肾经

定位：小指末节螺纹面。

操作：拇指螺纹面自患儿小指掌面末节指纹向指尖方向直推为补，称补肾经；拇指螺纹面自患儿小指指尖向掌面末节指纹方向直推为清，称清肾经；补肾经和清肾经统称为推肾经。推100～500次。

功效：补肾益脑，温养下元，清热利湿。

主治：先天不足、久病体虚、五更泄泻、遗尿、咳嗽、喘息、膀胱湿热、小便淋浊刺痛等。

应用：补肾经能滋肾壮阳，强壮筋骨，主治先天不足、久病体虚、五更泄泻、久泻、遗尿、喘息等，多与补脾经、揉命门、揉腰俞等合用；清肾经能清利下焦湿热，主治小便赤涩、腹泻等，常配伍掐揉小天心、清小肠、推箕门等。本穴宜补不宜泻，需泻时，以清小肠代之。

6. 五经

定位：五手指末节螺纹面，即脾、肝、心、肺、肾经。

操作：术者以一手夹持患儿五指以固定，另一手以拇指或中指端由患儿拇指指尖至小指指尖作运法，或用拇指甲逐一掐揉，称运五经或掐揉五经；患儿俯掌且五指并拢，术者一手持患儿手掌，另一手拇指置患儿掌背之上，余四指在患儿掌面向指端方向直推，称推五经。运50～100次；掐揉3～5次；推50～100次。

功效：解表退热。

主治：外感发热，尤其是对 6 个月内的婴儿疗效佳。

应用：与相关脏腑经穴相配伍，以治疗相应脏腑病证。

7. 大肠

定位：食指桡侧缘，自食指尖至虎口成一直线。

操作：拇指螺纹面由患儿食指指尖直推向虎口为补，称补大肠；拇指螺纹面由患儿虎口直推向食指指尖，称清大肠。补大肠和清大肠统称为推大肠。推 100 ～ 300 次。

功效：补大肠可温中固脱，涩肠止泻；清大肠可除湿热，导积滞。

主治：腹痛、腹泻、痢疾、脱肛、便秘等。

应用：补大肠多用于治疗虚寒腹泻、痢疾、脱肛等，多与补脾经、推三关、揉天枢、补肾经等合用。若水泻严重，宜利小便，不可推补本穴，如推补，则止泻过急，易使患儿呕吐；清大肠能清热利湿，导滞，主治湿热滞留肠道、身热腹痛、赤白痢下、大便秘结等，多与清天河水、退六腑、分推腹阴阳、清脾经、清肺经等合用；推大肠能调理肠道功能，用于便秘、泄泻、腹胀、纳呆等，多与运内八卦、推脾经等合用。

8. 小肠

定位：小指尺侧边缘，自指尖至指根成一直线。

操作：拇指螺纹面由患儿小指指尖直推向指根为补，称补小肠；拇指螺纹面由患儿指根直推向小指指尖，称清小肠。补小肠和清小肠统称为推小肠。推 100 ～ 300 次。

功效：清热利湿，泌别清浊。

主治：小便不利、遗尿、尿频、癃闭、水泻、口舌生疮。

应用：补小肠常用于下焦虚寒，尿频、遗尿，常与补脾经、补肺经、补肾经、揉丹田、揉肾俞、擦腰骶部合用。清小肠多用于小便短赤不利、尿闭、水泻等；若心经有热，移热于小肠引起的口舌生疮，配清心经、清天河水，可加强清热利尿的作用。

9. 肾顶

定位：小指顶端。

操作：中指或拇指指端按揉小指顶端，称揉肾顶。揉100～500次。

功效：收敛元气，固表止汗。

主治：自汗、盗汗、解颅等。

应用：本穴为止汗要穴。对自汗、盗汗及大汗淋漓者有良效，阴虚盗汗配揉二人上马、揉肾经；气虚自汗配补脾经、补肺经等。

10. 肾纹

定位：手掌面，小指第 2 指间关节横纹处。

操作：中指或拇指指端按揉本穴，称揉肾纹。揉100～500次。

功效：清热明目，解瘀散结。

主治：目赤肿痛、鹅口疮、高热、惊厥等。

应用：揉肾纹治疗目赤肿痛，常与清心经、清肝经、推涌泉合用；治疗口舌生疮，常与清胃经、清心经、清天河水同用；治疗高热、手足逆冷等，常与清肝经、清心经、清肺经、掐揉小天心、退六腑、打马过天河、推脊同用。

11. 四横纹（四缝穴）

定位：手掌面，第2～5指节第1指间关节横纹处。

操作：患儿四指并拢，术者拇指桡侧从食指横纹推向小指横纹，称推四横纹；拇指指甲依次掐揉，称掐四横纹。推100～300次；掐3～5次。

功效：退热除烦，调和气血，消胀散结。

主治：疳积、腹胀腹痛、消化不良、惊风、气喘、口唇破裂。

应用：本穴用于胸闷痰喘，多与运内八卦、推肺经、推膻中等合用；用于内伤乳食、消化不良等，可与捏脊、摩腹、推脾经、揉板门合用。临床上也可用毫针或三棱针点刺本穴，配合捏脊治疗营养不良、泄泻、疳积等，效果较好。

12. 小横纹

定位：手掌面，第2～5指节掌指关节横纹处。

操作：拇指桡侧自患儿食指或小指的掌指关节横纹处来回推，称推小横纹；拇指指甲依次掐揉，称掐小横纹。推100～300次；掐3～5次。

功效：退热，消胀，散结。

主治：口唇破裂、口疮、腹胀、发热、烦躁等。

应用：脾虚作胀者，兼补脾经；饮食所伤者，多与摩腹、清补脾经、运内八卦合用；口唇破裂，口舌生疮者，多与清脾经、清胃经、清天河水合用。临床上推小横纹治疗肺部干性啰音有一定疗效。

13. 掌小横纹

定位：手掌面，小指根下，尺侧掌纹头。

操作：中指或拇指指端按揉，称揉掌小横纹。揉100～500次。

功效：清热散结，宽胸理气，化痰止咳。

主治：口舌生疮、流涎、肺炎、百日咳及一切痰壅喘咳。

应用：本穴是治疗百日咳、肺炎的要穴，可治疗肺部湿性啰音。治疗肺热咳喘常与清肺经、推六腑、分推肩胛骨、揉肺俞等合用；治疗口舌生疮常与清心经、清小肠经、清天河水等合用。

14. 胃经

定位：大鱼际桡侧，赤白肉际处。

操作：术者拇指螺纹面自指根向掌根方向直推为补，称补胃经；掌根向指根方向直推为清，称清胃经。补胃经和清胃经统称推胃经。推100～500次。

功效：清胃经可清中焦湿热，和胃降逆，泻胃火，除烦止渴；补胃经可健脾胃，助运化。

主治：恶心呕吐、烦渴善饥、呃逆、暖气、吐血衄血、食欲不振、腹胀、口臭、便秘等。

应用：清胃经用于治疗恶心呕吐、吐血衄血、烦渴善饥、食欲不振等，多与清脾经、清大肠、揉天枢、推下七节骨等合用。补胃经治疗脾胃虚弱之食欲不振、消化不良等，常与补脾经、揉中脘、摩腹、按揉足三里等合用。

15. 板门（图 5-8）

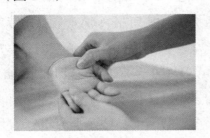

图 5-8　板门

定位：手掌大鱼际平面。

操作：拇指或食指在大鱼际平面施揉法，称揉板门；术者拇指桡侧自拇指根推向腕横纹，称板门推向横纹；术者拇指桡侧自腕横纹推向拇指根，称横纹推向板门。推100～300次；揉50～100次。

功效：健脾和胃，消食化滞，调理气机，止吐止泻。

主治：食欲不振、乳食内伤、呕吐、泄泻、腹胀、嗳气。

应用：揉板门治疗乳食停积、呕吐、嗳气、食欲不振等，多与推脾经、运内八卦、分推腹阴阳等合用；治疗腹泻、呕吐等亦可单用本穴治疗，但推拿时间宜长。板门推向横纹，能止泻，用于脾阳不振、乳食停滞引起的泄泻，多与推大肠、推脾经等合用；横纹推向板门能止呕，用于胃气不和所致呕吐，多与推脾经、推天柱骨、分推腹阴阳、运内八卦等合用。

16. 内劳宫

定位：手掌心中，握拳时中指端处。

操作：拇指或中指指端揉该穴，称揉内劳宫；拇指指端自小指根掐运，经掌小横纹、小天心至内劳宫，称运内劳宫（水底捞明月）。揉 100 ～ 300 次；运 10 ～ 30 次。

功效：清热除烦。

主治：发热、烦渴、口疮、齿龈糜烂、虚烦内热、多梦、不寐、盗汗等。

应用：揉内劳宫善清心经实热，常配以清心经、清小肠、清天河水、掐揉小天心、推脊柱等；运内劳宫善清阴虚内热，心、肾两经虚热最为适宜，常配以运掌小横纹、清天河水、揉二人上马等。

17. 内八卦（图 5-9）

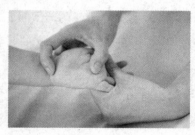

图 5-9　内八卦

定位：手掌面，以掌心为圆心，以圆心至中指根横纹内 2/3 和外 1/3 交界点为半径，画一圆圈，八卦穴即在此圆圈上（对小天心者为坎，对中指指根者为离，在拇指侧离至坎半圆的中点为震，在小指侧半圆的中点为兑），共八个方位即乾、坎、艮、震、巽、离、坤、兑。

操作：术者一手持患儿四指，拇指按在小儿离卦处，掌心向上，用另一手拇指螺纹面自乾卦向坎卦运至兑卦为一遍，途经离时轻轻而过，周而复始，顺时针运，称顺运八卦，又称运八卦。若从兑卦逆时针运至乾卦，称为逆运八卦。此外，尚有分运八卦（如乾震顺运：自乾经坎、艮掐运至震；巽兑顺运：自巽经离、坤掐运至兑；离乾顺运：自离经坤、兑掐运至乾；坤坎顺运：自坤经兑、乾掐运至坎；坎巽顺运：自坎经艮、震掐运至巽；艮离顺运：自艮经震、巽掐运至离；巽坎逆运：自巽经震、艮掐运至坎）。揉艮宫：用拇指螺纹面在艮宫揉运。运 100 ~ 300 次；掐运 7 ~ 14 次；揉 100 ~ 200 次。

功效：宽胸理气，止咳化痰，行滞消食，降气平喘。

主治：胸闷、咳嗽、气喘、呕吐、泄泻、腹胀、食欲不振、呃逆、发热、恶寒、惊惕不安等。

应用：顺运八卦能宽胸理气，止咳化痰，行滞消食，主治胸闷、咳喘、呕吐、腹泻、厌食等，多与推脾经、掐揉四横纹、揉板门、推揉膻中、揉中脘、分推腹阴阳等合用；逆运八卦能降气平喘，用于痰喘、呕吐等，多与推天柱骨、推肺经、揉膻中等合用。临床上分运八卦常与顺运或逆运八卦合用。乾震顺运能安神；巽兑顺运能镇静；离乾顺运能止咳；坤坎顺运能清热；坎巽顺运能止泻；艮离顺运能发汗；巽坎逆运能止呕；揉艮宫能健脾消食。

18. 小天心（鱼际交）

定位：手掌大小鱼际交接处凹陷中。

操作：中指指端揉该穴，称揉小天心；拇指指甲掐该穴，称掐小天心；中指指尖或屈曲的指间关节捣，称捣小天心。揉100～300次；掐3～5次；捣10～30次。

功效：镇惊安神，清热明目，通利小便。

主治：惊风、抽搐、夜啼不安、小便短赤、目赤肿痛、口舌生疮、小儿斜视等。

应用：本穴性寒，为清心安神之要穴。主治心经有热所致的惊风、夜啼等，与清天河水、揉二人上马、清肝经等合用；若心经热盛，移热于小肠出现口舌生疮、小便赤涩等，多与清心经、清天河水、清小肠、揉二人上马合用；若惊风眼翻、斜视，与掐老龙、掐人中、清肝经等合用。眼上翻者向下掐、捣；右斜视者向左掐、捣；左斜视者向右掐、捣。此外本穴对新生儿硬皮症、黄疸、遗尿、水肿、疹出不透者亦有效。

19. 运水入土，运土入水

定位：手掌面，拇指根至小指根，沿手掌边缘成一条弧形曲线。

操作：术者拇指或中指指腹自患儿拇指根沿手掌边缘，经板门、小天心运至小指根，称运土入水；反向运称运水入土。运100～300次。

功效：运土入水可清热化湿，利尿止泻；运水入土可健脾助运，润燥通便。

主治：纳呆、呕吐、腹胀、腹泻、便秘、痢疾、小便赤涩等。

应用：运土入水属清泻法，可治疗新病、实证，可与退六腑合用；运水入土属调补法，可治疗久病、虚证，可与推三关合用。

20. 总筋（图 5-10）

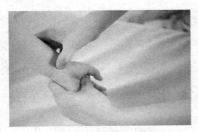

图 5-10　总筋

定位：手掌面，掌后腕横纹中点。

操作：拇指或中指指端按揉该穴，称揉总筋；拇指指甲掐该穴，称掐总筋。揉 100～300 次；掐 3～5 次。

功效：清心泄热，散结止痉，通调全身气机。

主治：惊风抽搐、口舌生疮、夜啼、潮热等。

应用：揉总筋治疗口舌生疮、潮热、夜啼等之实热证，常与清天河水、清心经、清小肠、打马过天河等合用；掐总筋治疗惊风抽搐，常与掐人中、拿合谷、掐老龙、掐十宣等同用。

21. 大横纹（手阴阳）

定位：手掌面，掌后横纹处，近拇指端为阳池，近小指端为阴池。

操作：两手拇指指腹自掌后横纹中（总筋）向两旁分推，称分推大横纹，又称分阴阳；自两旁（阴池、阳池）向总筋合推，称合阴阳。推 30 ～ 50 次。

功效：平衡阴阳，调理气血，消食导滞，化痰散结。

主治：寒热往来、乳食停滞、腹胀、腹泻、呕吐、烦躁不安、惊风、抽搐、痰鸣、胸闷、喘嗽等。

应用：分阴阳多用于阴阳不调、气血不和所致寒热往来、烦躁不安以及乳食停滞、腹胀、腹泻等，多与推三关、摩腹、推脾经、退六腑合用。若实热证重分阴池，虚寒证重分阳池。合阴阳多用于痰结喘嗽、胸闷等，与揉肾纹、清天河水合用。

22. 十宣（十王）

定位：手十指尖端，距指甲游离缘 0.1 寸，左右共 10 穴。

操作：患儿手指向上，术者拇指指甲逐一掐之，称掐十宣。各掐 3 ～ 5 次，或醒后即止。

功效：醒神开窍。

主治：惊风、高热、抽搐、昏厥等。

应用：掐十宣主要用于急救，常治疗神志病的重证，多与掐老龙、掐威灵、掐精宁、掐端正等合用。

23. 老龙

定位：中指指甲根正中点后一分处。

操作：拇指指甲掐该穴，称掐老龙。掐 3 ～ 5 次，或醒后即止。

功效：醒神开窍。

主治：急惊风、高热抽搐、不省人事。

应用：掐老龙主要用于急救。掐之知痛有声者，较易治，不知痛而无声者，一般难治。多与掐人中、掐十宣、掐端正、掐威灵、掐精宁等合用。

24. 端正

定位：中指指甲根两侧赤白肉际处，桡侧称左端正，尺侧称右端正。

操作：拇指指甲掐或拇指螺纹面揉该穴，称掐、揉端正。掐 3～5 次；揉 30～50 次。

功效：揉右端正可降逆止呕；揉左端正可升提中气，止泻；掐端正可醒神开窍，止血。

主治：鼻衄、惊风、呕吐、泄泻。

应用：揉右端正常用于胃气上逆引起的恶心、呕吐等，多与清胃经、横纹推向板门合用；揉左端正用于水泻、痢疾等，多与推脾经、推大肠合用；掐端正常用于治疗小儿惊风，多与掐老龙、清肝经等合用。并可于中指第 3 节横纹起至端正处用线绕扎中指（不可太紧），以止鼻衄。

25. 五指节

定位：手背，第 1～5 指的第 1 指间关节横纹处。

操作：拇指指甲逐个掐该穴，称掐五指节；拇、食指逐个揉搓该穴称揉五指节。各掐 3～5 次；揉搓 30～50 次。

功效：安神镇惊，化痰通窍，降逆止咳。

主治：惊风、惊惕不安、喉中痰鸣、抽搐、夜啼、烦躁不安、吐涎、咳嗽痰多等。

应用：掐五指节主要用于惊惕不安、惊风等，多与清肝经、掐老龙等合用；揉五指节主要用于胸闷、痰喘、咳嗽等，多与运内八卦、推揉膻中等合用。经常揉捻五指节有利于小儿智力发育，常用于小儿保健。

26. 二扇门

定位：掌背，食指与中指及中指与无名指指根交接处。

操作：拇指指甲掐该穴，称掐二扇门；拇指偏峰按揉该穴，称揉二扇门。掐 3～5 次；揉 100～300 次。

功效：发汗透表，退热平喘。

主治：惊风抽搐、伤风感冒、痰喘气粗、呼吸不畅、身热无汗。

应用：本穴为发汗特效穴，常与拿风池、推三关合用。治疗体虚外感常与揉肾顶、补脾经、补肾经等合用。揉二扇门要稍用力，速度宜快，多用于风寒外感；治疗惊风抽搐等，多与掐五指节、掐老龙等合用。

27. 上马（二人上马）

定位：手背，无名指与小指掌指关节后凹陷中。

操作：拇指指甲掐该穴，称掐上马；拇指指端揉该穴，称揉上马。掐 3～5 次；揉 100～300 次。

功效：滋阴补肾，顺气散结，利水通淋。

主治：虚热喘嗽、烦躁不安、小便短赤、牙痛、遗尿等。

应用：本穴为滋阴要穴，可治疗一切阴虚证，常与补肾经、运内劳宫等合用。揉上马对体质虚弱，肺部感染，有干性啰音者，配揉小横纹；有湿性啰音者，配揉掌小横纹，多揉有一定疗效。

28. 外劳宫（图 5-11）

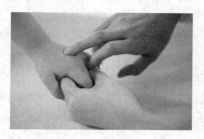

图 5-11　外劳宫

定位：手背正中央，与内劳宫相对处。

操作：中指指端揉该穴，称揉外劳宫；拇指指甲掐该穴，称掐外劳宫。掐 3 ～ 5 次；揉 100 ～ 300 次。

功效：温阳散寒，升阳举陷，发汗解表。

主治：风寒感冒、身痛畏寒、咳嗽痰白、鼻塞流涕、肠鸣腹泻、腹胀腹痛、脱肛、遗尿、疝气、痢疾等。

应用：本穴性温，内达外散，温通而不失收敛之功，温散而不过，为温举之佳穴。治疗一切寒证多用揉法。治疗外感实寒证时，多与推坎宫、揉太阳、拿风池、推天柱骨等合用；治疗虚寒里证时，多与补脾经、补肾经、推三关、揉脐、揉丹田等合用。

29. 威灵

定位：手背，外劳宫旁，第 2、第 3 掌骨交接凹陷处。

操作：拇指指甲掐该穴，称掐威灵。掐 3 ～ 5 次，或醒后即止。

功效：醒神开窍。

主治：惊风、昏厥、抽搐。

应用：本穴主要用于急救。多与掐五指节、掐十宣、掐精宁等合用。

30. 精宁

定位：手背，第4、5掌骨交接凹陷处。

操作：拇指指甲掐该穴，称掐精宁。掐5～10次。

功效：醒神开窍，行气化痰。

主治：惊风、昏厥、抽搐、痰喘、气吼、干呕、疳积等。

应用：本穴用于急救时常作为配穴使用，多与掐威灵、掐老龙等合用，具有加强醒神开窍的作用。治疗痰食积聚、干呕、疳积等时，因本穴行气消坚之力较强，故体虚者慎用。若需应用，多与补脾经、补肾经、捏脊、摩腹等合用，以免损伤元气。

31. 外八卦

定位：手背，外劳宫周围，与内八卦相对的圆周。

操作：拇指在该穴上施顺时针方向的掐运，称运外八卦。运100～300次。

功效：宽胸理气，通滞散结。

主治：胸闷、腹胀、便秘、咳喘等。

应用：运外八卦临床上多与摩腹、推揉膻中等合用，治疗胸闷、腹胀、便秘等。

32. 一窝风（图 5-12）

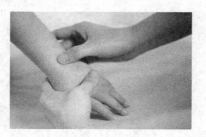

图 5-12　一窝风

定位：手背，腕横纹正中凹陷中。

操作：拇指或中指指端按揉该穴，称揉一窝风。揉100 ～ 300 次。

功效：温中行气，宣通表里，发散风寒，止痹痛，利关节。

主治：腹痛、肠鸣、伤风感冒、惊风、关节屈伸不利。

应用：本穴主要功效是止腹痛，因受凉、食积等各种原因引起的腹痛，均可用揉一窝风治疗，常与拿肚角、推三关、揉中脘等合用。此外，该穴还有温经通络的作用，对于关节风寒痹痛也有一定的疗效。

33. 膊阳池

定位：手背，一窝风后 3 寸处。

操作：拇指或中指指端揉该穴，称揉膊阳池；拇指指甲掐该穴，称掐膊阳池。掐 3 ～ 5 次；揉 100 ～ 300 次。

功效：疏风解表，通利二便。

主治：大便秘结、小便短赤、感冒、头痛。

应用：本穴治疗便秘时宜用揉法，常与推下七节骨、摩腹等合用。用于感冒、头痛或小便短赤，多与其他解表、利尿法同用。

34. 三关（图 5-13）

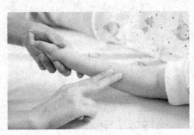

图 5-13　三关

定位：前臂桡侧，腕横纹（阳池）至肘横纹（曲池）成一直线。

操作：拇指桡侧面或食、中指指腹自腕推向肘，称推三关；患儿拇指屈曲，自拇指外侧端推向肘，称为大推三关。推 100～300 次。

功效：温阳散寒，补益气血，发汗解表。

主治：风寒感冒、腹泻、腹痛、疹出不畅、病后体弱、阳虚肢冷、痿病等。

应用：推三关性温热，主治一切虚寒病证，常与补脾经、补肾经、揉丹田、摩腹、捏脊等合用；治疗感冒风寒、怕冷无汗或疹出不透等，可与清肺经、掐揉二扇门、推攒竹等合用。

35. 天河水（图 5-14）

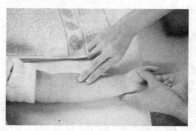

图 5-14　天河水

定位：前臂掌侧正中，自腕横纹（总筋）至肘横纹（曲泽）成一直线。

操作：食、中二指指腹从腕横纹起推至肘横纹，称清天河水。食、中二指蘸水自腕横纹处，一起一落弹打如弹琴状，至肘横纹，同时一面用口吹气随之，称弹打河水或打马过天河。推 100～300 次；弹打 3～7 次。

功效：清热解表，泻火除烦。

主治：外感发热、内伤发热、阴虚潮热、烦躁不安、口渴、弄舌、重舌、惊风、口舌生疮等。

应用：本穴性微凉，主要用于治疗热性病证。清天河水清热而不伤阴，善清卫分、气分之热。

虚热、实热均可用。治疗五心烦热、烦躁不安、惊风、口舌生疮、弄舌、重舌等，常与清心经、清肝经、揉小天心、揉上马等合用。治疗感冒、发热、头痛、恶风、汗出等，常与推攒竹、推坎宫、揉太阳等合用。打马过天河清热之力强于清天河水，多用于高热、实热等。

36. 六腑（图 5–15）

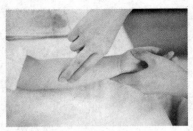

图 5–15　六腑

定位：前臂尺侧缘，肘横纹至腕横纹成一直线。

操作：拇指或食、中二指指腹自肘推至腕，称退六腑或推六腑。推 100 ～ 300 次。

功效：清热、凉血、解毒。

主治：一切实热证。高热、烦渴、惊风、鹅口疮、重舌、木舌、咽痛、肿毒、热痢、便秘、疳腮等。

应用：本穴性寒凉，善清营、血分之热，功专清热凉血解毒。对壮热烦渴、疳腮、肿毒、大便干燥等实热证均可应用。本穴与补脾经合用止汗效果较好。

退六腑与推三关为治大凉大热要穴，可单用，亦可两穴合用。若患儿阳气不足、下元虚冷、久泻等可单用推三关；若高热烦渴、大便干燥等可用退六腑。两穴合用能平衡阴阳，防止大凉、大热伤其正气。如寒热夹杂以热为主，则退六腑与推三关次数之比为 3∶1；若以寒为主，则退六腑与推三关次数比为 1∶3；推数相等能和调阴阳。

五、下肢部穴位

1. 箕门

定位：大腿内侧，髌底内侧端至腹股沟成一直线。

操作：食、中二指指腹自髌底内侧端至腹股沟部施直推法，称推箕门。推 100 ～ 300 次。

功效：利尿，清热。

主治：癃闭、水泻、小便赤涩不利等。

应用：推箕门性平和，治疗尿潴留多与揉丹田、按揉三阴交合用；治疗小便赤涩不利多与清心经、清小肠等合用；治疗水泻无尿自下往上推，可配清小肠，有利小便实大便的作用。

2. 百虫（血海）

定位：大腿内侧，髌底内侧端上 2 寸。

操作：拇指指端或螺纹面前 1/3 处稍用力按揉百虫，称按揉百虫法；拇指与食指、中指相对用力提拿百虫，称拿百虫法。按揉 10 ～ 30 次；拿 3 ～ 5 次。

功效：通经活络，平肝息风。

主治：四肢抽搐、下肢痿躄。

应用：按、拿百虫多与拿委中、按揉足三里等合用，治疗下肢瘫痪、痹痛等；若用于惊风、抽搐，则手法刺激宜重。

3. 膝眼（鬼眼）

定位：屈膝，髌韧带两侧凹陷中。外侧凹陷称外膝眼；

内侧凹陷称内膝眼。

操作：拇指指端或拇指、食指指端同时稍用力按压一侧或内外两侧膝眼，称按膝眼；以单手或两手拇指螺纹面揉动一侧或两侧膝眼，称揉膝眼；拇指指甲掐一侧或两侧膝眼，称掐膝眼。按 10～20 次；揉 50～100 次；掐 3～5 次。

功效：舒筋活络，定惊止抽。

主治：下肢痿软、惊风抽搐、昏迷不醒等。

应用：用本穴治疗下肢痿软时，多与按揉足三里、拿委中、按揉百虫等合用。用于急救时，多与掐人中、掐十宣、掐五指节、揉百会等合用。

4. 足三里

定位：外膝眼下 3 寸，胫骨前缘旁开 1 横指。

操作：拇指指端或螺纹面按揉该穴，称按揉足三里。按揉 50～100 次。

功效：健脾和胃，行气导滞。

主治：恶心呕吐、腹胀、腹痛、泄泻、厌食、疳积、下肢痿软无力等。

应用：按揉足三里多用于消化系统疾病，多与推天柱骨、分推腹阴阳合用治疗呕吐；与推上七节骨、补大肠、运板门治疗脾虚泄泻；常与捏脊、摩腹等用于小儿保健。

5. 前承山

定位：胫骨前缘外侧，与后承山相对处。

操作：拇指指甲掐该穴，称掐前承山；拇指螺纹面揉该穴，称揉前承山。掐 3～5 次；揉 30～50 次。

功效：镇惊止抽。

主治：惊风、抽搐、角弓反张、昏迷不醒等。

应用：掐前承山多与拿委中、按百虫、掐解溪等合用，治疗角弓反张、下肢抽搐；揉前承山能通经络，行气血，纠正畸形，与揉解溪等合用，治疗下肢痿软无力、肌肉萎缩、足下垂等症。

6. 三阴交

定位：内踝尖直上 3 寸，胫骨后缘凹陷中。

操作：拇指或食指、中指螺纹面按揉该穴，称按揉三阴交。按揉 20 ～ 30 次。

功效：补益气血，通调水道。

主治：遗尿、癃闭、小便频数、尿赤涩痛、下肢痿软、消化不良、贫血乏力等。

应用：按揉三阴交主要用于治疗泌尿系统疾病，多与补脾经、揉丹田、推箕门、补肾经等合用，治疗遗尿、癃闭等；亦常用于治疗下肢痹痛、瘫痪、惊风、消化不良等；治疗气血不足诸证时，可与按揉足三里、捏脊、摩腹等合用。

7. 解溪

定位：足背踝关节前横纹中点，趾长伸肌腱与踇长伸肌腱之间的凹陷中。

操作：拇指指甲掐解溪，称掐解溪；拇指指端或螺纹面揉该穴，称揉解溪。掐 3 ～ 5 次；揉 50 ～ 100 次。

功效：解痉，止吐泻，利关节。

主治：惊风、吐泻不止、踝关节屈伸不利等。

应用：掐解溪，主治惊风，多与掐十宣、掐涌泉等合用；治疗呕吐，多与推天柱骨、揉中脘、横纹推向板门等合用；治疗腹泻，多与推上七节骨、揉脐、摩腹、揉龟尾等合用。

8. 丰隆

定位：外踝尖上8寸，胫骨前缘外侧1.5寸，胫腓骨间。

操作：拇指或中指指端揉该穴，称揉丰隆。揉50～100次。

功效：和胃气，化痰湿。

主治：痰鸣、咳嗽、气喘等。

应用：本穴为化痰要穴，多与揉膻中、运内八卦等合用，治疗痰鸣、咳嗽气喘等。

9. 委中

定位：腘窝中央，股二头肌腱与半腱肌腱之间。

操作：拇指、食指端在腘窝中提拿勾拨该处的筋腱，称拿委中。拿3～5次。

功效：疏通经络，息风止痉。

主治：惊风抽搐、下肢痿软无力等。

应用：拿委中治疗惊风抽搐多与按百虫、掐老龙等穴合用；治疗下肢痿软，与揉膝眼、揉阳陵泉等合用；用挤捏法或扯法至局部出现痧痕瘀斑，多用于治疗中暑痧证等。

10. 后承山

定位：腓肠肌肌腹下凹陷中。

操作：食指、中指端在后承山穴拨该处筋腱，称拿承山。拿 3～5 次。

功效：通经活络，息风止痉。

主治：腿疼转筋、下肢痿软无力。

应用：拿承山常与拿委中、按揉足三里、拿腓肠肌配合应用，治疗腓肠肌痉挛、下肢痿软等。

11. 昆仑

定位：跟腱与外踝尖中点凹陷处。

操作：拇指指甲或指端掐该穴，称掐昆仑。掐 3～5 次。

功效：镇静定惊。

主治：惊风、抽搐。

应用：本穴主要用于急救，常与掐老龙、掐人中、掐后承山等合用。

12. 涌泉（图 5-16）

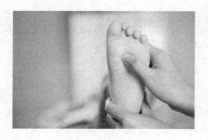

图 5-16　涌泉

定位：屈趾，足掌心前正中凹陷中。

操作：拇指螺纹面着力，向足趾方向施直推法或旋推法，称推涌泉；拇指螺纹面稍用力在涌泉穴上揉，称揉涌泉；拇指指甲稍用力在涌泉穴上掐，称掐涌泉。推100～300次；揉30～50次；掐3～5次。

功效：滋阴退热，引热下行，降逆止呕，止泻。

主治：发热、呕吐、腹泻、五心烦热。

应用：推涌泉能引火归原，退虚热，多与揉上马、运内劳宫等合用，以治疗五心烦热、烦躁不安、夜啼等；与退六腑、清天河水等合用，用于退实热；揉涌泉能治吐泻，左揉止吐，右揉止泻；掐涌泉能治惊风。

下篇

常见病推拿治疗

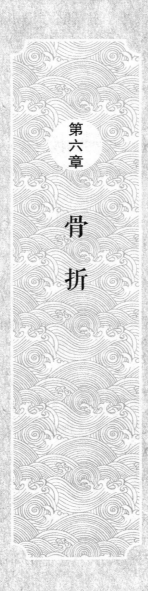

第六章

骨折

第一节 骨折概论

骨的完整性或连续性遭到破坏称为骨折。骨折的同时常伴有软组织或其他内脏的损伤，故对骨折患者需做全面的检查，以免漏诊或误诊。中医骨伤科在骨折的复位、固定、药物治疗和练功等方面均具有独特的优势。

【病因病机】

1. 外因

（1）直接暴力：骨折发生在暴力直接作用的部位，常引起横形、粉碎性和开放性骨折，骨折周围软组织损伤较严重。

（2）间接暴力：骨折发生在远离暴力作用的部位。间接暴力包括传达暴力和扭转暴力等。骨折一般发生在骨力学结构的薄弱处，造成斜形、螺旋形骨折，骨折处软组织损伤较轻。

（3）肌肉牵拉：由于肌肉的强力收缩，导致肌肉起止点周围骨折。

（4）持续劳损：由于反复的应力刺激，使骨骼的强度下降而产生骨折。

2. 内因

（1）年龄和健康状况：年轻力壮者不易发生骨折；年老

体弱、缺乏锻炼或长期失用者易发生骨折。

（2）骨骼的解剖结构特点：骨骼力学结构薄弱处是骨折的好发部位，如小儿的骨骺分离，老年人的桡骨远端骨折和股骨粗隆间骨折。

（3）骨骼本身的病变：骨代谢异常、骨的感染性疾病和骨肿瘤等易导致病理性骨折。

【骨折的分类】

1. 根据骨折断端是否与外界相通分类

（1）闭合骨折：骨折处皮肤或黏膜无破裂，断端与外界不相通者。

（2）开放骨折：骨折处皮肤或黏膜破裂，断端与外界相通者。

2. 根据骨折线形态分类

根据骨折线形态分为横断骨折、斜形骨折、螺旋形骨折、粉碎性骨折、青枝骨折、嵌插骨折、骨骺分离。

（1）横断骨折：骨折线与骨干纵轴接近垂直。

（2）斜形骨折：骨折线与骨干纵轴斜交成锐角。

（3）螺旋形骨折：骨折线呈螺旋形。

（4）粉碎性骨折：骨碎裂成3块以上的骨折。其中骨折线呈"T"形或"Y"形时，分别称之为"T"形或"Y"形骨折。

（5）青枝骨折：仅有部分骨质和骨膜被拉长、皱折或破裂，骨折处有成角和弯曲畸形，与青嫩的树枝被折时的情况相似，多见于儿童。

（6）嵌插骨折：发生在长管骨干骺端密质骨与松质骨交界处。骨折后，密质骨嵌插入松质骨内，多发生于股骨颈和肱骨外科颈。

（7）裂缝骨折：骨折间隙呈裂缝或线状，多发于颅骨、肩胛骨。

（8）骨骺分离：骨折后骨骺与骨干分离，骨骺的断面可带有数量不等的骨组织，多见于儿童和青少年。

（9）压缩骨折：松质骨因压缩而变形，好发于脊柱及跟骨。

3. 根据骨折整复后的稳定程度分类

（1）稳定骨折：复位固定后不易发生再移位者，如裂缝骨折、横形骨折、嵌插骨折、压缩骨折、青枝形骨折等。

（2）不稳定骨折：复位固定后易发生移位者，如斜形骨折、螺旋形骨折、粉碎性骨折等。

4. 根据骨折程度分类

（1）完全性骨折：骨的连续性完全中断者。

（2）不完全性骨折：骨的连续性仅部分断裂者。

5. 根据骨折后就诊时间分类

（1）新鲜骨折：2周以内的骨折。

（2）陈旧骨折：2周以上的骨折。

6. 根据受伤前骨质是否正常分类

（1）外伤性骨折：骨折前骨质结构正常者，经外力作用而发生骨折。

（2）病理性骨折：骨折前骨折部位有病变者，如骨髓炎、骨结核、骨肿瘤等，经轻微外力作用而发生骨折。

7. 根据骨折后有无神经、重要血管或脏器损伤分类

（1）单纯性骨折：无重要血管、神经或脏器损伤的骨折。

（2）复杂性骨折：合并有重要血管、神经或脏器损伤的骨折。

【诊断依据】

1. 病史 有外伤史。了解暴力的大小、方向、性质、形式及其作用的部位。

2. 临床症状 局部有疼痛、肿胀、功能障碍。

3. 体征 局部压痛、纵轴叩击痛，畸形、骨擦音及异常活动是骨折特有的体征。

4. 辅助检查 X线检查是诊断骨折最基本的方法。诊断困难时可参照健侧作为对比，有时还需一些特殊体位。复杂骨折或伴有血管神经损伤的患者还需根据具体情况选择CT三维重建、磁共振检查、血管彩超、数字减影及肌电图等检查。

【合并伤与并发症】

1. 合并伤 骨折的同时合并有血管、神经和内脏损伤者称之为合并伤。合并伤最常见的是脑、脊髓和肺部损伤，其次为周围神经损伤、泌尿系统损伤。

2. 并发症 骨折后引发的机体病理性反应称之为并发症。

并发症分为早期和晚期，早期的并发症有创伤性休克、感染、脂肪或血管栓塞、成人呼吸窘迫综合征（ARDS）、多脏器衰竭（MODS）等。晚期的并发症有褥疮、坠积性肺炎、尿路感染、骨化性肌炎、创伤性关节炎、缺血性骨坏死、迟发性畸形和关节僵硬等。

【骨折的愈合】

骨折愈合的整个过程是持续渐进的，一般分为血肿机化期、原始骨痂形成期和骨痂改造塑形期。

1. 血肿机化期　骨折后 3 周内。骨折后断端血肿于伤后 6～8 小时内即开始凝成血凝块，局部坏死组织引起无菌性炎症反应。骨折断端因血液循环中断，逐步发生坏死，约有数毫米长。随着红细胞的破坏，纤维蛋白渗出，毛细血管增生侵入，血肿逐渐演变成纤维结缔组织，使骨折断端初步连接在一起，称为纤维性骨痂。此期相当于损伤三期辨证的早期，以气滞血瘀为主要临床表现。

2. 原始骨痂形成期　骨折后 4～8 周。骨折后，断端处内外骨膜增生肥厚，内外骨膜与骨皮质由成骨细胞的增生而分别形成内骨痂和外骨痂，这种成骨方式称之为骨膜内成骨；由血肿机化而形成的纤维结缔组织大部分转变为软骨，软骨细胞经过增生、分化，在断端之间形成髓腔内骨痂和环状骨痂，统称为中间骨痂，这种成骨方式称之为软骨内成骨。当内外骨痂和中间骨痂会合后，又经过不断钙化，其强度足以抵抗肌肉的收缩、成角、剪力和旋转力时，则骨折已达临床愈合。此期相当于损伤三期辨证的中期，以营血不和为主要临床表现。

3. **骨痂改造塑形期** 骨折后 8 周后。原始骨痂中新生骨小梁逐渐增加，且排列逐渐规则致密，骨折断端经死骨清除和新骨形成的爬行替代形成骨性连接，这一过程需要 8～12 周。随着肢体活动和负重，应力轴线上的骨痂不断得到加强，应力轴线以外的骨痂逐渐被清除，且骨髓腔重新沟通，恢复骨的正常结构，最终骨折的痕迹从成骨细胞大量产生，钙盐也逐渐在成骨细胞周围沉积下来，纤维组织逐渐变为骨组织。此期相当于损伤三期辨证的后期，以肝肾不足为主要临床表现。

【临床愈合标准和骨性愈合标准】

1. 临床愈合标准

（1）局部无压痛，无纵轴叩击痛。

（2）局部无异常活动。

（3）X 线片示骨折线模糊，有连续性骨痂通过骨折线。

（4）在解除外固定情况下，上肢能平举 1 分钟，下肢能连续徒手步行 3 分钟且不少于 30 步。

（5）连续观察 2 周骨折处不变形，观察的第 1 天为临床愈合日期。

第（2）、（4）两项的测定必须慎重，防止发生变形或再骨折。

2. 骨性愈合标准

（1）具备临床愈合标准的条件。

（2）X 线片示骨小梁通过骨折线。

【影响骨折愈合的因素】

1. 年龄小儿的组织再生和塑形能力强，骨折愈合较快；年老体弱者，愈合较慢。

2. 健康情况身体强壮者骨折愈合快；有慢性消耗性疾病，如糖尿病、重度营养不良、钙代谢障碍、骨软化症、恶性肿瘤或骨折后有严重并发症者骨折愈合迟缓。

3. 骨折断面的接触断面接触大则愈合较快，断面接触小则愈合较慢。

4. 断端的血运断端血运破坏不严重或松质骨部骨折愈合较快，而断端血运破坏严重，血运不良者则愈合较慢，甚至发生延迟愈合、不愈合或缺血性骨坏死。

5. 损伤程度有大块骨缺损、骨折粉碎，移位严重或软组织损伤严重的骨折，愈合速度慢。骨膜的完整性对骨折愈合影响较大，骨膜损伤严重者，断端血肿大，愈合也较困难。

6. 感染感染可引起局部长期充血、组织破坏、脓液和代谢产物堆积，均不利于骨折的修复，迟缓愈合和不愈合率明显增加。

7. 治疗方法的影响手法粗暴或反复多次的整复，手术对血运的破坏过多，固定不稳或固定时间过短，以及牵引过度均可导致骨折迟缓愈合或不愈合。

【治疗】

1. 复位 是将移位的骨折恢复到正常或近乎正常的解剖关系，在全身情况许可下应尽早复位。复位的方法分闭合复位和切开复位。闭合复位又可分为手法复位和持续牵引。持续牵引既有复位作用，又有固定作用。

（1）复位手法：分为拔伸牵引、旋转屈伸、端提挤按、夹挤分骨、折顶回旋、摇摆触碰等。整复时要求稳、准、巧，不增加损伤，力争一次整复成功。

（2）复位标准

解剖复位：骨折移位完全纠正，恢复正常的解剖关系，对位（指两骨折端的接触面）和对线（指两骨折段在纵轴线上的关系）完全良好。

功能复位：骨折移位虽未完全纠正，但骨折在此位置愈合后，对肢体功能无明显妨碍，称为功能复位。功能复位的标准是：①对线：骨折部的旋转移位必须完全矫正。成角移位若与关节活动方向一致，日后可在骨痂改造塑形时有一定的矫正和适应，但成人不宜超过100°，儿童不宜超过15°。成角若与关节活动方向垂直必须矫正；膝关节的关节面应与地面平行，否则日后可继发创伤性关节炎；前臂双骨折成角畸形会影响前臂旋转功能。②对位：长骨干骨折对位应达1/3以上，干骺端骨折对位应达3/4以上。③长度：儿童下肢骨折短缩不得超过2 cm，成人要求短缩移位不超过1 cm。

2.固定　分为外固定和内固定。外固定包括小夹板、石膏固定、外固定器和牵引固定；内固定是指闭合或切开复位后采用克氏针、钢板螺钉、髓内钉等内固定器械固定骨折的方法。小夹板固定是中医骨伤科所特有的外固定方法。

3.药物治疗　包括内服药和外用药，以"瘀去、新生、骨合"为用药指南，分三期辨证论治。

（1）早期：筋骨损伤，瘀血凝结，肿胀疼痛。治宜活血化瘀、消肿止痛。内服药选用复元活血汤、活血止痛汤、新伤续断汤等；外用药有双柏散、消瘀止痛药膏、清营退肿膏、定痛膏等。

（2）中期：此时肿渐消瘀渐化，疼痛明显缓解。治宜和营生新、接骨续筋。内服药选用桃红四物汤、续骨活血汤、接骨紫金丹等。接骨药有自然铜、血竭、地鳖虫、骨碎补、续断等；外用药选用接骨续筋药膏、外敷接骨散等。

（3）后期：骨已接续，但气血未复，筋骨未坚，治宜养气血、补肝肾、壮筋骨。内服药选用六味地黄汤、八珍汤等，同时应注意补益脾胃，可合用参苓白术散、补中益气汤等；外用药选用万应膏、损伤风湿膏等。同时为防止关节强硬，恢复肢体功能，可外用熏洗、熨药及伤药水，可选用海桐皮汤、骨科外洗方等。

4. 练功　包括主动和被动锻炼，以主动锻炼为主。早期进行骨折上下关节的轻微活动或等长肌力训练，卧床患者还需扩胸呼吸锻炼。中期进行患肢肌肉收缩活动，逐步活动骨折的上下关节。后期根据患部的特点进行针对性的锻炼，如前臂的旋转、下肢的负重、胸腰椎的腰背肌锻炼。被动锻炼包括他人辅助或借助器械的功能锻炼。

【预防与调护】

多数骨折经治疗后均能正常愈合，恢复功能。部分骨折可出现骨不连、骨坏死，如胫骨下 1/3 骨折骨不连、股骨颈骨折骨坏死。另外，关节内骨折易出现创伤性关节炎。对于骨不连、骨坏死等，应充分分析患者的身体功能情况，积极治疗合并的内科疾病，如糖尿病等。

骨折后要注意调节饮食，增加营养，给予高蛋白和矿物质丰富的食物。长期卧床患者予及时翻身、骨突处按摩，拍背，鼓励饮水；以及注意预防褥疮、呼吸道及泌尿系感染等并发症的发生。同时注意患者的心理护理。

【骨折愈合异常】

骨折愈合异常包括畸形愈合、迟缓愈合和不愈合。

1.畸形愈合 骨折有重叠、旋转和成角的愈合。骨折复位固定后，定期作 X 线复查，可及时发现骨折的再移位，防止畸形愈合的发生。早期发现骨折畸形可在麻醉下做手法整复，中晚期建议在麻醉下手术矫正畸形。邻近关节或小儿骨骺附近的畸形愈合，不宜手法折骨，避免损伤关节周围韧带和骨骺。对功能无明显影响的畸形愈合无须处理。

2.迟缓愈合 是指骨折超过临床愈合时间，患处仍有骨折的症状体征，X 线检查骨痂量少，但仍有继续生长能力的情况。通过分析固定方法是否恰当、判断断端血运破坏是否严重，以及是否存在感染等，找出原因，进行针对性治疗，骨折仍可愈合。

3.不愈合 是指超过骨折愈合所需时间后断端仍有异常活动，X 线检查示骨折断端分离、骨痂稀少，断端萎缩、硬化，骨髓腔封闭。临床上常由于骨折端有软组织嵌插，或开放性骨折清创中过多地去除碎骨片而造成骨缺损，或多次手术整复影响了血液循环，对造成骨折迟缓愈合的因素没有及时去除等。临床上常用的治疗方法有植骨内固定术等。

第二节　上肢骨折

一、锁骨骨折

锁骨骨折是常见的上肢骨折之一，多见于儿童及青壮年。

【解剖特点】

锁骨为两个弯曲的长管状骨，是肩胛带和上肢与躯干的唯一骨性联系。其位置表浅，呈"～"形，内侧前凸，外侧后凸，因为其弯曲形态，以及不同横切面的不同形态，易在中 1/3 与中外 2/3 交界处形成应力上的弱点而发生骨折。严重骨折可引起锁骨后方的臂丛神经及锁骨下血管损伤。

【病因病机】

锁骨骨折多为间接暴力所致，常见于跌倒时手掌或肩部先着地，冲击力上传至锁骨而发生，以短斜形或横断型骨折常见。断端内侧段由于胸锁乳突肌的牵拉而向后向上移位；外侧段由于受上肢重力及胸大肌、斜方肌、三角肌的牵拉而向前向下移位。直接暴力多引起横断骨折或粉碎性骨折，临床较少见。粉碎性骨折严重移位时，骨折片有时会压迫和刺伤锁骨下神经和血管，甚至刺破胸膜或肺尖造成气胸、血胸，也有穿破皮肤造成开放性骨折的可能。

【临床表现】

患者肩部往往向前、内倾斜，以健侧手托患侧肘部，头歪向患侧，下颌斜向健侧，以减轻肌肉牵拉带来的疼痛。完全移位者可摸到移位的骨折端，伴有骨擦音和异常活动。幼儿缺乏自述能力，尤其是青枝骨折，多无明显移位及畸形，但是在活动患肢或者压迫锁骨时会因疼痛加重而啼哭。

【诊断依据】

1. **病史**　有明确的外伤史。

2. **临床症状**　锁骨局部疼痛，臂部活动时疼痛加重。

3. **体征**　锁骨局部压痛、肿胀明显，或可见皮下瘀斑，锁骨上、下窝变浅或消失，臂部活动功能障碍。移位骨折可闻及骨擦音和异常活动。

4. **辅助检查**　X 线正、斜位片可显示骨折类型与移位方向。

【辨证论治】

大多数锁骨骨折采用非手术方法治疗。幼儿无移位骨折、青枝骨折可用三角巾悬吊患侧上肢，有移位骨折可按照以下方法进行治疗：

1. **整复**　患者坐位挺胸抬头，双手叉腰，术者将膝部顶住患者背部正中，握其两肩外侧向背侧牵引，使之挺胸伸肩，骨折移位即可复位或改善。如仍有移位，可用提捺手法矫正。

2. **固定**　双肩横"8"字绷带固定法将棉垫置于两腋下，

用绷带从患侧肩后绕过肩前上方，横过背部经对侧肩前上方，绕回背部至患侧腋下，包绕 8 ～ 12 层，用三角巾悬吊患肢于胸前。亦可用斜"8"字、双圈固定法。

3. **药物** 按照骨折三期辨证原则进行药物治疗。

4. **手术** 对于开放性、多发性或严重移位的锁骨骨折，合并有神经、血管损伤者，以及骨折不愈合等情况可采用克氏针、钢板或螺丝钉等进行固定。

5. **练功** 早期可做腕关节、肘关节屈伸活动和用力握拳；中后期逐渐做肩部外展和旋转运动，防止肩关节固定时间过长而导致功能受限。

【预防与调护】

睡眠需平卧去枕，肩胛间垫高以保持双肩后仰。固定期间如发现上肢神经或血管受压症状或绷带松动，应及时调整绷带松紧度。

二、桡骨远端骨折

桡骨远端骨折是指距桡骨远端关节面 3 cm 以内的骨折，这个部位是松质骨和密致骨的交界处，为解剖薄弱处，一旦遭受外力，易发生骨折。

【解剖特点】

桡骨远端与腕骨（手舟骨与月骨）形成关节面，其背侧边缘长于掌侧，故关节面向掌侧倾斜 10°～ 15°。桡骨远端内侧缘切迹与尺骨头形成下桡尺关节，切迹的下缘为三角纤维软骨的基底部所附着。前臂旋转时桡骨沿尺骨头回旋，而以尺骨头为中心。桡骨远端外侧的茎突较其内侧长 1 ～ 1.5 cm，故其关节面还向尺侧倾斜 20°～ 25°。这些关系在骨折时常被破坏，在整复时应尽可能恢复正常解剖。

【病因病机】

直接暴力和间接暴力均可造成桡骨远端骨折，但多为间接暴力所致。跌倒时，躯干向下的重力与地面向上的反作用力交集于桡骨远端而发生骨折。骨折是否有移位与暴力的大小有关。根据受伤姿势和骨折移位的不同，可分为：

1. 伸直型 又称 colles 骨折。跌倒时，因腕关节呈背伸位，手掌先着地造成。骨折远段向背侧和桡侧移位，桡骨远段关节面改向背侧倾斜，向尺侧倾斜减少或完全消失，甚至形成相反的倾斜。

2. 屈曲型 又称 Smith 骨折。跌倒时，因腕关节呈掌屈位，手背先着地造成。骨折远段向桡侧和掌侧移位，此类骨折较少见。

直接暴力造成的骨折为粉碎型。老年人、青壮年、儿童均可发生。在 20 岁以前，桡骨远端骨骺尚未融合，可发生骨骺分离。

【临床表现】

伤后局部肿胀、疼痛，手腕功能部分或完全丧失。骨折远端向背侧移位时，可见"餐叉样"畸形；向桡侧移位时，呈"枪刺样"畸形；短缩移位时，可触及上移的桡骨茎突；无移位或不完全骨折时，肿胀多不明显，仅觉局部疼痛和压痛，可有环状压痛和纵轴压痛，腕和指运动不便，握力减弱，需注意与腕部软组织扭伤鉴别。

【诊断依据】

1. 病史 有明确腕关节外伤史。

2. 临床症状 腕关节局部肿胀、疼痛、活动障碍。

3. 体征 触之骨擦音，局部压痛。伸直型常可见"餐叉样"畸形或"枪刺样"畸形，尺桡骨茎突在同一平面，直尺试验阳性；而屈曲型可见腕部畸形，与伸直型的畸形相反。注意正中神经有无损伤。

4. 辅助检查 腕关节 X 线正侧位片可明确骨折类型和移位方向。

【辨证论治】

无移位的骨折不需要整复，仅用掌、背两侧夹板固定 2～3 周即可，有移位的骨折则必须整复。

1. 整复

（1）伸直型：患者坐位，老年人则平卧为佳，肘部屈曲 90°，前臂中立位。一助手把持上臂，术者两拇指并列置于远端背侧，其他四指置于其腕部，扣紧大小鱼际肌，先顺势拔伸 2～3 分钟，待重叠移位完全纠正后，将远段旋前，并利用牵引力，骤然猛抖，同时迅速尺偏掌屈，使之复位；若仍未完全复位，则由两助手维持牵引，术者用两拇指迫使骨折远段尺偏掌屈，即可达到解剖对位。

（2）屈曲型：由两助手拔伸牵引，术者可用两手拇指由掌侧将远段骨折片向背侧推挤，同时用食、中、环三指将近段由背侧向掌侧挤压，然后术者捏住骨折部，牵引手指的助手徐徐将腕关节背伸，尺偏，使屈肌腱紧张，防止复位的骨折片移位。也可术者一手握前臂下段，另一手握腕部，两手先沿原来移位方向拔伸牵引，纠正重叠移位，然后握前臂之拇指置于骨折远端桡侧向尺侧按捺，同时将腕关节尺偏，以纠正桡侧移位，然后拇指置于骨折近端背侧用力向下按压，食指置于骨折远端掌侧用力向上端提，同时将患腕背伸，使之复位。

2. **固定**　在维持牵引下固定，伸直型骨折先在骨折远端桡背侧和近端掌侧分别放置一平垫，然后放上夹板，夹板上端达前臂中、上 1/3，桡、背侧夹板下端应超过腕关节，限制手腕的桡偏和背伸活动；屈曲型骨折则在远端的掌侧和近端的背侧各放一平垫，桡、掌侧夹板下端应超过腕关节，限制桡偏和掌屈活动。扎上 3 条布带，最后将前臂悬挂胸前，保持固定 4～5 周，儿童固定 3 周左右。

3. **药物**　按骨折三期辨证用药原则治疗。

4. **手术**　若手法复位失败，或外固定不能维持，严重粉碎性骨折移位明显，桡骨远端关节面破坏，则应手术治疗。

5. **练功**　固定期间积极做指间关节、指掌关节屈伸锻炼及肩肘部活动。解除固定后做腕关节屈伸和前臂旋转锻炼。

【预防与调护】

复位固定后应观察手部的血液循环，随时调整夹板松紧度；注意将患肢保持在旋后 15°或中立位，纠正骨折再移位倾向；伸直型骨折固定期间应避免腕关节桡偏与背伸活动。

一、跟骨骨折

跟骨骨折为常见的跗骨骨折，好发于成年人，儿童较少见。

【解剖特点】

跟骨后部宽，前部窄，内侧有载距突，为跟骨韧带附着处，跟骨上关节面与距骨底面形成跟距关节；距骨前关节面与骰骨相关节，构成足纵弓外侧部分。跟骨结节为跟腱附着处。跟骨结节上缘与跟距关节构成结节关节角，为30°～45°。在足底，跟骨、第1跖骨头和第5跖骨头三点组成的负重面上，跟骨承载体重约60%。跟骨的形态、位置与足弓的形成及负重有密切关系。

【病因病机】

跟骨骨折多以传达暴力所致。如高处坠落时，足跟着地，身体重力从距骨传到跟骨，地面反作用力上传到跟骨体，使跟骨被压缩或劈开。骨折后，足纵弓塌陷，跟骨结节关节角减小，骨折线可波及跟骨关节面，形成结节内骨折。跟腱强烈收缩，也可导致跟骨撕脱性骨折。

根据骨折线的特点，跟骨骨折可分为不波及跟距关节面的骨折和波及跟距关节面的骨折两类，前者预后较好，后者预后较差。

1. 不波及跟距关节面 包括结节纵行骨折、结节横行骨折和载距突骨折。

2. 波及跟距关节面 包括跟骨外侧跟距关节面塌陷骨折和跟骨全部跟距关节面塌陷骨折。

【临床表现】

伤后跟部皮肤可见青紫瘀斑，局部肿胀明显，疼痛剧烈，足跟部横径增宽，严重者足弓变平，逐步变长。

高处坠落时若暴力强大，跟骨着地，骨折后残余暴力可上传至脊柱，引起脊柱压缩性骨折，颅底骨折或颅脑等损伤。

【诊断依据】

1.**病史** 有坠落等明显的外伤史。

2.**临床表现** 伤后足跟部剧痛，肿胀明显，患足行走功能障碍。

3.**体征** 足跟部压痛，足跟部横径增宽，外翻畸形，严重者足底变平。

4.**辅助检查** 拍跟骨正侧位和轴位 X 线片，可明确骨折类型和移位方向等。

【辨证论治】

跟骨骨折治疗应注意恢复距下关节后关节面的外形、高度、宽度及结节关节角。无移位或移位很小的骨折应制动，避免负重；不涉及关节面的简单骨折，应用克氏针撬拨，复位固定；涉及关节面骨折及不稳定骨折，可选择牵引、撬拨复位或切开内固定。

1. 整复

（1）不波及跟距关节面：跟骨结节横形骨折是一种跟腱撕脱骨折，若撕脱骨块移位不大，可外固定患肢于跖屈位4周即可；若骨折块较大，且向上移位，可在适当麻醉下，患者取俯卧位屈膝，助手尽量使足跖屈，术者以两拇指在跟腱两侧用力向下推挤骨折块，使其复位。复位后外固定患肢于屈膝，足跖屈30° 4～6周。

骨折线不通过关节面的跟骨体骨折，可在适当麻醉下，屈膝90°，一助手固定其小腿，术者两手手指相叉于足底，手掌紧扣跟骨两侧，矫正骨折的侧方移位和跟骨体的增宽，同时尽量向下牵引，以恢复正常的结节关节角。若复位仍有困难，可在跟骨上行骨牵引，复位后用长腿石膏靴固定。

（2）波及跟距关节面：跟骨外侧跟距关节面塌陷骨折或全部跟距关节面塌陷骨折，治疗较为困难。年老而骨折移位不明显者，不必复位，仅作适当固定，6～8周后逐渐下地负重。年轻而骨折移位较明显者，可在适当麻醉下予以手法复位，尽可能矫正跟骨体的增宽和恢复结节关节角，两周后做不负重步行训练，在夹板固定下进行足部活动，关节面可自行模造而恢复部分关节功能。

2. 固定

（1）夹板固定：适用于跟骨结节横形骨折或接近跟距关节面的骨折等。在跟骨两侧处各放一压垫，在踝关节前后分别放置一弧形夹板，后侧夹板下缘平跟骨结节上缘，用超踝关节夹将患足固定于跖屈位 6～8 周即可。

（2）石膏固定：适用于无移位跟骨骨折、载距突骨折或跟骨结节横形骨折等。可选用石膏托或石膏靴，将患足于中立位固定 4～6 周即可。

（3）药物：按骨折三期辨证用药原则治疗。

（4）手术：跟骨结节横形骨折，骨折块大，移位严重者，可予钢丝或螺丝钉内固定。跟骨结节纵形骨折，骨折明显移位，可行克氏针内固定。跟骨陈旧性骨折或手法失败，后遗跟距关节创伤性关节炎，症状严重者可行跟距关节或三关节融合术。

（5）练功：骨折复位后开始练习趾间关节、跖趾关节及膝关节伸屈活动。去除固定后，逐步练习负重行走，加强踝关节伸屈功能锻炼。

【预防与调护】

跟骨骨折一般 6～8 周即可愈合。不波及跟距关节面的骨折愈后良好，波及跟距关节面的骨折需早期及时处理，并预防创伤性关节炎形成。累及跟距关节者，外固定拆除后，早期不宜过度地练习足背伸活动，后期功能锻炼应以患者无痛为度。

二、跖骨骨折

跖骨骨折，又称为脚掌骨骨折，为足部常见的骨折，成人多见。

【解剖特点】

跖骨共五块，第1～5跖骨由内向外排列，为足弓的重要组成部分，每块跖骨分为头、体、底三部分，第1～3跖骨底与楔骨相关节，第4～5跖骨底与骰骨相关节。第1跖骨最粗、最坚强、负重亦最大，骨折少见。第2～5跖骨底间有关节及韧带连接，较为稳定。第5跖骨底形成粗隆，为足外侧骨性标志，是腓骨短肌腱的附着处。

【病因病机】

跖骨骨折多因直接暴力，如打击、重物挤压等所致，骨折好发于第2～4跖骨体部，有单根跖骨骨折，也有几根跖骨头同时骨折，多为开放性骨折，骨折线呈横行、短斜形或粉碎型，远骨折端易向跖侧移位。部分跖骨骨折可由间接暴力或肌肉强烈收缩所致，如第5跖骨粗隆因腓骨短肌强力收缩，可发生撕脱性骨折，骨折后移位较少或无移位。长途跋涉或行军也可导致发生跖骨疲劳性骨折。

临床上根据跖骨的解剖位置和骨折原因将跖骨骨折分为以下三种类型。

1. 跖骨干骨折 因重物挤压足背部所致，常为开放性、多发性骨折，部分患者并发跖跗关节脱位。由于足部皮肤血液供应较差，伤口边缘易发生感染或坏死。

2. 第五跖骨基底部撕脱骨折 足内翻扭伤时，因附着在第5跖骨基底部上的腓骨短肌强烈收缩，可导致发生撕脱性骨折，骨折块移位较小。

3. 跖骨颈疲劳骨折 多发生于长途行军的战士，又称为行军骨折，好发于第2、3跖骨颈部，以第2跖骨颈的发病率最高。

跖骨骨折根据其骨折部位可分为跖骨颈骨折、跖骨体骨折和跖骨基底部骨折；按骨折线又分为横形骨折、斜形骨折及粉碎性骨折。

【临床表现】

跖骨骨折后，足背、足底部皮肤可见青紫瘀斑，足背部疼痛肿胀，行走活动障碍，局部有纵向叩击痛。疲劳骨折，发病初期偶感前足痛，休息后缓解，行走运动后疼痛症状加重，足背局部有压痛，无骨擦音及异常活动，2～3周后可在局部皮下扪及骨性隆起。

【诊断依据】

1. **病史** 有明显的足部受到挤压等外伤史。疲劳骨折，常有长途步行等损伤史。

2. **临床症状** 伤后足背疼痛、肿胀、站立或行走功能障碍。

3. **体征** 足背部压痛、纵向叩击痛，可扪及骨擦音或异常活动，移位骨折有足部畸形。

4. **辅助检查** 拍跖骨正斜位 X 线片，可明确骨折类型及移位情况。

【辨证论治】

跖骨骨折的治疗原则是恢复足横弓及纵弓的关系，足行走与负重的功能。临床上应根据骨折损伤情况分别给予手法整复、夹板或石膏等外固定，辨证内外用药物，以促进骨折愈合。

1. **整复**　无移位骨折无须手法整复，有移位骨折患者，取仰卧屈髋、屈膝90°。在局部麻醉下，近端助手手握持患肢小腿下端，术者立于足端，一手拇指放于足心处，其余四指放于足背，另一手拇食指握住骨折所对应的足趾做拔伸牵引，以纠正重叠或成角畸形。在维持牵引下，将放于足心的拇指由跖侧向背侧推挤骨折端，使其复位。若残留侧方移位，在保持牵引下，用夹挤分骨手法在足背侧和跖侧的骨间隙对向挤压，以矫正侧方移位。

2. **固定**　适用于无移位的跖骨体骨折，第1跖骨基底部骨折或疲劳骨折等，可选用跖骨夹板或石膏托固定，4～6周即可。

3. **药物**　按骨折三期辨证用药原则治疗。

4. **手术**　对于严重的跖骨开放性骨折、手法整复失败或陈旧的跖骨骨折，可选用切开复位钢针内固定术，术后用石膏托固定4～6周即可。

5. **练功**　骨折固定后即可锻炼趾间关节、跖趾关节和踝关节的伸屈活动。约两周后联系双拐不负重行走活动，解除固定后，逐步练习下地负重行走，以恢复足部的负重行走功能。

【**预防与调护**】

跖骨与足纵弓和横弓关系密切，第1～5跖骨头部为足内、外侧弓前方的支重点，诊治跖骨骨折时，应恢复其正常解剖位置关系，避免影响足部的负重与行走功能。骨折固定后早期不易下地负重行走，若过早负重锻炼，亦影响骨折的愈合速度，甚至导致骨折畸形愈合。

第四节　躯干骨骨折

一、肋骨骨折

肋骨骨折在胸部损伤中最为常见，既可以发生单根或多根肋骨骨折，也可发生于同一肋骨的多处骨折，以成年人和老年人多见，儿童少见。

【解剖特点】

肋骨共有 12 对，左右对称。第 1～3 肋较短，前后分别有锁骨和肩胛骨，较少易发生骨折。第 4～7 肋较长并固定，较易发生骨折。第 8～10 肋虽较长，但其前端与胸骨连成肋弓，弹性较大，不易骨折。第 11～12 肋前端游离不固定（浮肋），也不易骨折。肋骨的前后缘分别与胸骨、脊椎横突构成胸肋关节和肋横关节。肋骨前端借肋软骨与胸骨相连而组成胸廓，保护心、肺等胸腔脏器和组织。

【病因病机】

直接暴力、间接暴力等均可导致发生肋骨骨折。暴力打击或撞击胸部，直接作用于肋骨，使承受打击部的肋骨向内弯曲而发生骨折。塌方、车祸等外伤时胸部受到前后方对挤的间接暴力，肋骨在腋中线附近向外过度弯曲而发生骨折。

肋骨骨折的移位主要受外伤暴力的影响。单处或双处肋骨骨折时，如尖锐的骨折断端向内移位，可刺破壁层胸膜和肺组织，产生气胸、血胸、皮下气肿或引起血痰、咯血等。空气或血液进入胸膜腔可使伤侧肺萎缩，甚至可将纵隔推向健侧，不同程度地影响正常的呼吸功能和血液循环。临床上根据胸膜穿破口闭合情况将气胸分为闭合性、开放性和张力性3种。多根多处骨折时，可因骨折段游离使局部胸壁失去完整肋骨的支撑而软化形成浮动胸壁，产生反常呼吸运动，即吸气时因胸膜腔负压而使胸壁向内凹陷，呼气时因胸膜腔负压减低而使胸壁向外凸出。反常呼吸使肺的通气功能障碍，严重影响呼吸和循环功能，甚至发生呼吸和循环衰竭。

【临床表现】

伤后局部疼痛、肿胀，咳嗽、喷嚏、深呼吸及躯干转动时疼痛可明显加重。检查骨折处和周围可有皮下血肿或瘀斑，局部压痛，有时可触及骨擦感或畸形，胸廓挤压试验阳性。

若并发气胸，轻者可出现胸闷、气促等症状，重者可出现呼吸困难、发绀、休克等；并发血胸时，若胸膜腔小量积血，患者常无明显症状。

【诊断依据】

1. **病史** 有胸部外伤史，如车祸伤、挤压伤等。

2. **临床症状** 伤处疼痛，或肿胀、瘀斑；说话、咳嗽、喷嚏、深呼吸及躯干转动时疼痛可明显加剧。并发气胸、血胸等并发症时可出现呼吸、循环症状，甚至休克。

3. **体征** 局部压痛，或有畸形、骨擦音，胸廓挤压试验阳性。多根双处骨折时出现反常呼吸。并发气胸、血胸时可见相应体征。

4. **辅助检查** 胸部 X 线片可以明确肋骨骨折及其移位情况，同时还有助于气胸、血胸等并发症的诊断，但前肋软骨骨折并不显示 X 线异常征象，主要靠临床检查。对小量血胸等可以通过 CT 获得诊断。

【辨证论治】

单纯肋骨骨折，因有肋间肌固定和其余肋骨支持，较少移位且较稳定，一般不需整复，即便畸形愈合，也不妨碍呼吸运动。单纯肋骨骨折的治疗重点是固定、止痛和防治并发症。如多根多处肋骨骨折或合并气胸、血胸等并发症，则需及时治疗。

1. **整复**

（1）立位整复法：患者与术者相对靠墙站立，术者用双足踏患者双足，双手通过患者腋下，交叉抱于背后，然后双手扛起肩部，使患者挺胸，骨折自然整复。

（2）坐位或卧位整复法：患者正坐或仰卧，一助手双手按患者上腹部，令患者用力吸气，至最大限度再用力咳嗽，同时助手用力按压上腹部，术者以拇指下压突起的骨折端，即可复位。若为凹陷骨折，在患者咳嗽的同时，术者双手对挤患部的两侧，使下陷的骨折复位。

2.固定

（1）胶布固定法：适用于第 5～9 肋骨骨折。患者体位同上，以 7～10 cm 宽的长胶布自健侧肩胛骨中线绕过骨折处至健侧锁骨中线紧贴，第 2 条盖在第一条的上缘，互相重叠约 1/2，如此由后向前、自上而下进行固定。固定范围包括骨折区及上下各 2 根肋骨，固定时间 3～4 周。

（2）宽绷带固定法：适用于皮肤对胶布过敏者。骨折整复后，患者坐位深呼气，即胸廓缩至最小，用宽绷带多层环绕胸部包扎固定或以多头带包扎固定。时间 3～4 周。骨折固定的同时可在局部外敷中药，如冰红消肿膏。

3.药物　按骨折三期辨证施治。

4.练功　肋骨骨折经整复固定后即可下地自由活动。多根、多段骨折症状较重者早期可在半卧位休息同时锻炼腹式呼吸运动，症状减轻后下地活动。肋骨牵引者应平卧位休息制动，待骨折稳定后方可下地活动。

【预防与调护】

肋骨骨折一般预后良好。少数患者因吸烟、原有肺部疾病或卧床等原因骨折早期疼痛较显，甚至并发肺部感染，应注意止痛、抗感染治疗，鼓励患者咳嗽、排痰。肋骨骨折患者治疗期间应禁止吸烟，避免辛辣刺激食品，以免因咳嗽、咳痰增加疼痛。

二、脊柱骨折脱位及脊髓损伤

脊柱骨折脱位包括颈椎、胸椎、腰椎和骶尾椎的骨折脱位和相应韧带、软组织损伤，多发于青壮年，病情常较复杂，可引起瘫痪等并发症或后遗症。

【解剖特点】

1. 骨性结构　脊柱俗称脊梁骨，位于背部正中，由椎骨与椎间盘及韧带连接而成。婴儿期椎骨有 33 节，包括颈椎 7 个、胸椎 12 个、腰椎 5 个、骶椎 5 个和尾椎 4 个。成年时 5 个骶椎和 4 个尾椎分别互相融合为 1 块骶骨和 1 块尾骨，因此成人椎骨为 26 节。

除第 1、2 颈椎和骶尾椎外，其余椎体的结构基本相同，可分为椎体、椎弓及由椎弓发出的突起三部分。椎体位于前方，主要由松质骨构成。由于以椎体前面为基底，以椎体中心点为尖顶，存在一个骨小梁密度较稀的锥形区，因此骨折后椎体常呈楔形。椎弓由椎弓根和椎板组成，根与板的交界处，位于上下关节突之间的部分较为狭窄，称峡部，在腰椎最为明显。椎体、椎弓根和椎板共同构成椎孔（各椎骨的椎孔连成椎管，内含脊髓），椎体、椎弓根和椎板分别为椎孔的前壁、侧壁和后壁。相邻两个椎骨椎弓根的上下切迹组成椎间孔，脊神经从该孔穿出椎管。若椎间孔部位发生骨赘或骨折，则压迫神经根而引起疼痛等症状。除第 1、2 椎体外，其余每个椎弓发出 7 个突起，包括后侧 1 个棘突，两侧 2 个横突和上下侧的 2 个上关节突和 2 个下关节突。其中颈椎横突有横突孔，除较小的第 7 横突孔外均为椎动脉所通过。另外，第 2 颈椎棘突特大，第 7 颈椎棘突特长（又名隆椎）。第 3 腰椎横突一般较长，常为腰痛的部位之一。骶骨呈倒三角形，其背面伸出的关节突与第5腰椎下关节突形成关节，其尖向下与尾骨相接。尾骨由3～5块尾椎融合而成，借一软骨盘和骶椎尖相接。

2. 骨连接结构 脊柱各椎骨间借关节突关节、椎间盘和韧带相连接。自第2颈椎到第1骶椎，每个椎骨的上下各有1对关节突，上位椎骨的下关节突与下位椎骨的上关节突构成关节突关节，属微动关节，周围有坚强的关节囊，囊内有少许滑膜和滑液。椎间盘共23个，位于第2颈椎至第1骶椎之间。覆盖椎体上下而介于椎体和椎间盘之间还有软骨板，两软骨板之间充满富有弹性的半固体状的髓核组织，其周围有纤维环环绕。严重骨折脱位时软骨板或纤维环均可破裂，髓核组织也可挤入椎管或椎体松质骨内。脊柱前方和后方有由枕至骶的前纵韧带和后纵韧带以阻止脊柱过度屈伸。各椎弓之间有黄韧带相连，黄韧带坚韧而富有弹性。相邻椎骨间的横突之间借横突间韧带相连，棘突间借棘上韧带和棘间韧带相连。其中颈部的棘上韧带比较发达，称为项韧带。

第1、2颈椎的形态结构与其他椎骨有较大不同。第1颈椎称寰椎，呈环状，无椎体、关节突及棘突。与横突相连的两侧骨块骨质肥大坚强，称侧块，寰椎前后部均细小。第2颈椎称枢椎，椎体小而棘突特别大，椎体上面有一齿状突，并向寰椎的环内前部突起，齿状突的稳定主要依赖寰椎的横韧带。

3. 脊髓 位于椎管内，上端与延髓连接，下端终于第1腰椎下缘水平（圆锥），自圆锥向下延长为终丝止于尾骨背面的骨膜。脊髓发出 31 对脊神经，包括颈神经 8 对、胸神经 12 对、腰神经 5 对、骶神经 5 对及尾神经 1 对。腰骶尾部的神经根在未出相应的椎间孔之前，有一段在椎管内行走，并围绕终丝形成马尾神经。由于在人体发育过程中脊髓的生长速度低于脊柱，因此至成年时脊髓节段与脊柱节段不相符合。一般来说，颈段脊髓分节平面等于颈椎椎骨数加 1，上胸段脊髓相当于胸椎椎骨数加 2，下胸段脊髓相当于胸椎椎骨数加 3，腰段脊髓位于第 10 ～ 11 胸椎之间，骶尾段脊髓位于第 12 胸椎和第 1 腰椎之间。另外，在脊髓颈段和腰段分别有一个膨大区，颈膨大位于颈 3 ～颈 7 椎体间，腰膨大位于胸 10 至腰 1 椎体间。上肢和下肢的运动感觉中枢及膀胱自主排尿中枢分别集中于颈、腰膨大区，该区域的骨折脱位常引起损伤部位以下的肢体瘫痪。

脊柱具有支持体形并传递头颅及躯干重量下达骨盆、维持平衡、保护脏器和脊髓的功能。脊柱可以在三个互相垂直的轴线上活动，脊柱的运动单位包括两个椎体和其连接的关节、软组织。传统意义认为，椎体、椎间关节、椎间盘及其周围韧带是脊柱稳定的内在因素，脊柱周围肌肉组织是脊柱稳定的外在因素，两者相辅相成共同维持脊柱的稳定和平衡。

【病因病机】

1. **暴力作用类型**　引起脊柱骨折脱位的外力有直接暴力和间接暴力两种，其中间接暴力占大多数。常见致伤原因包括高处坠落伤、重物落下撞击伤及车祸伤等。按导致脊柱骨折脱位的暴力形式分析，有传导暴力（分纵轴方向和横轴方向两种）、成角暴力和旋转暴力之分；按脊柱受伤时暴力作用方向分析，包括屈曲、伸展、侧屈、垂直压缩、纵向牵张、旋转和水平剪力等。脊柱骨折脱位常由几种暴力联合造成，如屈曲加压缩暴力多引起屈曲压缩型骨折。

2. **骨折脱位的类型**　由于解剖和暴力大小、作用机制不同，脊柱各节段的损伤不尽相同。在第1、2颈椎，暴力作用于头顶或头颈部，可引起寰椎侧块骨折、齿状突骨折或合并寰椎前或后脱位及横韧带断裂等损伤。在第3～7颈椎，屈曲、伸展、旋转、垂直压缩等暴力可引起单纯颈椎骨折或脱位（包括半脱位、全脱位和旋转性脱位）、颈椎骨折脱位及急性椎间盘突出等损伤。单纯骨折多发生于下颈椎；半脱位多发生于第4、5或第5、6颈椎间；全脱位以第4～7颈椎间多见；骨折脱位常发生于第5～7颈椎间，以屈曲型和伸展型多见。在胸腰椎，暴力可引起单纯椎体骨折或骨折脱位，临床多见屈曲型骨折和骨折脱位。垂直压缩暴力可引起椎体爆裂骨折。除椎体骨折或骨折脱位，暴力还可单独或同时引起脊椎附件骨折。脊柱骨折脱位多伴有不同程度的韧带、肌肉等软组织损伤，甚至脊髓或马尾神经损伤。

3. **骨折脱位的稳定类型**　根据损伤组织对脊柱稳定性影响的大小，脊柱骨折可分为稳定骨折和不稳定骨折。单纯椎体压缩骨折（椎体压缩不超过1/2，不合并附件骨折或韧带撕裂）或单纯附件骨折为稳定骨折，椎体压缩超过1/2或椎体粉碎，或骨折伴有脱位、附件骨折及韧带撕裂等均为不稳定骨折。

4. **脊髓损伤** 脊柱骨折脱位后由于骨折块移位、椎体关节脱位、椎间盘或黄韧带压迫，以及硬膜内（或）外出血或脊髓内（或）外水肿等原因可造成脊髓神经损伤，出现完全性或不完全性四肢瘫痪或截瘫。脊柱骨折合并的脊髓损伤常局限在 1～2 个脊髓节段，根据脊髓与脊柱的应用解剖，颈椎和上段胸椎损伤引起脊髓损伤，胸腰段损伤则合并脊髓圆锥和（或）神经根损伤，第 2 腰椎以下损伤则伴发单纯的马尾神经损伤。

其中脊髓损伤可以有脊髓震荡（脊髓休克）、脊髓受压和脊髓挫裂伤三种病理改变。

【临床表现】

脊柱骨折脱位后，患者可出现局部疼痛、肿胀、皮下瘀血等临床表现，多不能自行活动或站立，脊椎各方向出现运动障碍。屈曲型损伤可出现脊椎后凸畸形；胸腰椎及腰椎骨折由于腹膜后血肿刺激，可伴腹胀、腹痛、便秘等症状。脊柱骨折脱位伴有脊髓神经损伤时可引起截瘫，表现为损伤平面以下运动、感觉、反射及大小便等功能障碍。老年人骨质疏松性压缩骨折引起的临床表现常较青壮年外伤引起的为轻。

【诊断依据】

1. **病史** 多有明确外伤史。

2. **临床症状** 局部出现肿胀、疼痛，颈椎骨折脱位患者头颈不能活动；胸腰椎骨折脱位患者不能站立行走；伴有脊髓损伤时下肢或四肢活动无力、感觉丧失、排尿及大便等功能障碍；高位截瘫可出现呼吸困难，甚至死亡。

3. 体征 局部出现后凸畸形或棘突间距离改变，损伤周围软组织肿胀，可伴有皮下瘀斑，局部压痛、叩痛。脊髓损伤时可出现损伤平面以下不同程度的运动、感觉、深浅反射障碍。

4. 辅助检查 X线正侧位片可显示脊柱骨折脱位的部位和基本形态。CT或磁共振对明确骨折移位程度及与脊髓神经的关系、脊髓有无损伤或损伤程度等具有重要价值。

【**辨证论治**】

稳定骨折脱位以闭合复位和外固定为主，如颈椎损伤的头颅牵引，胸腰椎屈曲损伤的过伸复位等；不稳定骨折脱位宜切开复位内固定；合并脊髓损伤者在积极非手术治疗的同时应尽早整复固定骨折脱位，有神经损伤时应及时予减压固定。

1. 整复

（1）颈椎骨折脱位

1）枕颌带牵引：主要适用于骨折移位不大或脱位不严重，需要牵引时间较短、力量较小的患者。根据损伤机制不同牵引多在颈椎中立位或轻度过伸位，牵引重量一般不超过4 kg，时间3～4周。牵引期间防止牵引带滑脱至颈部，以免压迫颈部血管或气管。

2）颅骨牵引：主要适用于严重寰枢椎骨折、第3～7颈椎关节突脱位交锁或骨折脱位无脊髓损伤但难以复位者。

对骨折患者，以中立位持续牵引（3～6周）为主。对关节突脱位交锁患者，以大重量快速牵引复位为主要目的，先以6～7 kg做中立位或轻度屈曲位纵向牵引，每0.5～1小时摄片复查，若未复位，则逐次递增2 kg牵引力直至复位，最大牵引重量可达15～18 kg，复位后维持小重量牵引3～4周。使用此方法时需密切观察。

（2）胸腰椎骨折脱位

1）自身功能复位法：适用于大多数稳定骨折患者。患者仰卧于硬板床上，早期骨折处垫软枕并对症处理，待疼痛减轻后逐渐进行腰背肌锻炼，包括仰卧位的五点、三点、四点支撑法和俯卧位方法。

2）牵引过伸按压法：患者俯卧位，两手抓住床头，两助手分别把握腋窝和双踝部并对抗牵引，远端助手在牵引基础上逐渐提起下肢使之悬离床面，脊柱过伸，此时术者双手重叠用力向下按压骨折后突处，借助前纵韧带的伸张力，将压缩的椎体拉开并矫正后突畸形。

2. 固定　适用于非手术治疗或手术治疗的后期患者。基本方法包括卧床（非手术2～3个月）制动、牵引、石膏背心、金属支架等。

3. 药物　按骨折三期辨证用药。对伴有脊髓神经损伤的患者，在早期还可选用脱水、抗炎及改善神经营养、促进神经恢复的药物。

4. 手术　多用于不稳定脊柱骨折脱位或伴有脊髓神经受压者。根据骨折部位、形态、对脊髓神经的影响及手术入路等不同，临床有多种内固定材料可供选用，如前路的钢板、后路的椎弓根系统等。

5.练功　牵引、固定期间及手术早期，骨折脱位局部以制动为主，同时进行四肢肌肉和关节锻炼。对稳定性胸腰椎骨折采用功能疗法的患者，宜尽早进行腰背肌锻炼。后逐渐进行损伤局部的肌肉和关节功能锻炼，但应避免做与移位方向相同的动作，如屈曲型损伤的脊柱前屈等。对脊髓损伤的患者，卧床期间应加强全身锻炼，鼓励患者每天做深呼吸并主动拍胸、咳嗽、排痰，以减少肺部感染，定时翻身并按摩以避免褥疮。

【预防与调护】

脊柱骨折脱位的治疗及康复时间较长，脊柱稳定性的恢复对保证正常脊柱功能、避免或减少骨折脱位后遗症有重要意义。因此，对脊柱损伤患者首先要告知早期卧床、牵引、手术的重要性，骨折愈合前以休息制动为主，避免不当的脊柱运动，即使后期功能锻炼时也应采用颈托、腰围、支具等保护。另外，卧床期间尤其是脊髓损伤的截瘫患者，要积极做好调护工作，尽可能避免发生褥疮、肺部感染、泌尿系感染、静脉血栓等并发症。

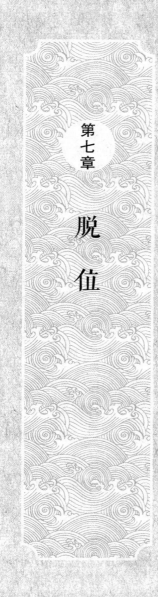

第七章

脱位

第一节　概论

脱位是指构成关节的骨端关节面脱离正常位置，引起关节功能障碍。

一、病因病机

1. **外因**　关节脱位多由直接或间接暴力所致，尤其以间接暴力所致者较多见，当暴力达到一定程度，破坏维持关节稳定性的结构，使构成关节的骨端脱离正常的位置而引起关节脱位。

2. **内因**　关节脱位与年龄、性别、职业、体质、解剖特点及关节的活动范围、活动频率关系密切。如小儿因关节韧带发育尚不健全，常发生桡骨头半脱位；年老体衰、体质虚弱、筋肉松弛者易发生脱位；性别及职业特点与损伤的发生率相关，成年人脱位多于儿童，男性多于女性，体力劳动者多于脑力劳动者；关节本身的病变可引起维持关节稳定性的结构破坏，导致发生病理性脱位；活动范围大、活动频繁的关节其解剖特点是关节的稳定性程度低，故在四大关节中，脱位的发生率依次为肩关节、肘关节、髋关节、膝关节。

二、脱位的分类

1. 根据产生脱位的病因分类

（1）外伤性脱位：因暴力作用于正常的关节所引起的脱位。

（2）病理性脱位：关节本身的病变（如脓毒或结核）导致关节结构被改变或破坏而引起的脱位。

（3）习惯性脱位：年老体衰，肝肾亏损，肌筋松弛，或因脱位后破坏了关节结构，在轻微力的作用下再次或多次发生脱位。

（4）先天性脱位：由于胚胎发育异常或胎儿在母体内受外界因素影响而引起的脱位。

2. 根据脱位的方向分类

分为前脱位、后脱位、上脱位、下脱位及中心性脱位。四肢与颞下颌关节以远侧骨端移位方向为准，脊柱脱位则以上段椎体移位方向而定。

3. 根据脱位的时间分类

（1）新鲜脱位：指脱位时间2周以内者。

（2）陈旧性脱位：指脱位时间2周以上者。

4. 根据脱位的程度分类

（1）完全脱位：组成关节的各骨端关节面完全脱出。

（2）不全脱位：称半脱位，组成关节的各骨端关节面部分脱出。

（3）单纯性脱位：脱位不合并骨折或神经、血管、内脏损伤。

（4）复杂性脱位：脱位合并骨折或神经、血管、内脏损伤。

5. 根据脱位是否有创口与外界相通分类

（1）闭合性脱位：脱位后构成关节的骨端不与外界相通。

（2）开放性脱位：脱位后构成关节的骨端与外界相通。

三、脱位的诊断

1. 受伤史　暴力的大小、方向、性质和作用形式，及受伤姿势状态等，决定着脱位的发生与否及脱位的部位、类型。

2. 临床表现

（1）全身情况：一般情况下，单纯性脱位无全身症状、体征。若造成关节周围组织的较严重损伤，可出现瘀血停聚，积瘀化热，常有发热，5～7天后体温逐渐降至正常，可兼有口渴、口苦、心烦、尿赤便秘、夜寐不安等症状，脉浮数或弦紧，舌质红，苔黄厚腻。如出现脱位的并发症，还会有相应的临床表现，在脱位的诊断过程中应密切注意。

（2）局部情况

1）一般情况

疼痛：脱位后局部脉络受损，气血瘀滞，阻塞经络，不通则痛，活动时疼痛加重，关节周围可触及广泛压痛。

肿胀：脱位后局部脉络受损，血离经脉，瘀滞于皮肤腠理；脱位后气机不畅，津液敷布不利，泛溢于肌肤；脱位后骨端的位置改变，均可造成局部肿胀。

功能障碍：脱位后构成关节的骨端脱离了正常的位置，发生关节功能障碍。

2）脱位特征

畸形：脱位后关节的形状发生变化，出现关节畸形；脱位后关节被限定在特定的位置，造成体位畸形。

关节盂空虚：构成关节的骨端脱离正常的吻合关系，在关节的周围可触摸到骨端。

弹性固定：关节脱位后，关节周围的软组织处于紧张状态，将脱位的骨端固定在特殊的位置上，在作被动活动时，虽可稍微活动，但有弹性阻力，去除外力后，关节又回复到特殊的位置上，这种情况被称为弹性固定。

（3）辅助检查：X线检查可以明确脱位的诊断，并了解脱位的方向、程度及是否合并骨折。对于特殊部位的脱位应加照 CT，以明确诊断。

四、脱位的并发症

关节脱位的发生早期全身可合并多发伤、内脏伤和休克等并发症，局部则可合并骨折和神经血管损伤，应详细检查，及时发现和处理。晚期可发生骨化性肌炎、骨缺血坏死和创伤性关节炎等，应注意预防。

并发症分为两种，一种是早期并发症（脱位同时发生的损伤）；一种是晚期并发症（脱位当时未发生，而在脱位整复以后逐步出现的病症）。

1. 早期并发症

（1）骨折：多发生在骨端关节面或关节盂的边缘，如肩关节前脱位时，可伴有肱骨大结节撕脱骨折，肘关节后脱位时可伴有尺骨冠状突骨折，髋关节后脱位时可伴有髋臼骨折等。在治疗时一般先整复脱位，再处理骨折。

（2）神经损伤：关节脱位时，神经受到牵拉、挤压，引起挫伤甚至断裂，造成肢体运动障碍。如肩关节脱位时可引起腋神经或臂丛神经损伤；肘关节脱位引起尺神经、正中或桡神经损伤；髋关节脱位时可损伤坐骨神经。周围神经受到挫伤，解除牵拉、挤压等因素后，一般可在3个月左右逐渐恢复功能。若高度可疑神经断裂，则应尽早手术探查并吻合神经。

（3）血管损伤：血管受到牵拉、压迫所致。如肩关节前脱位可引起腋动脉损伤；肘关节脱位可引起肱动脉受压；膝关节脱位可引起腘动脉损伤，其中少数可有血管断裂。

2. 晚期并发症

（1）关节僵硬：由于关节周围组织粘连或瘢痕挛缩，导致关节活动严重受限。

（2）骨化性肌炎：脱位时关节附近骨膜被撕裂移位，其下有血肿形成，机化成肉芽组织，然后骨化，引起骨化性肌炎。

（3）创伤性关节炎：脱位时合并关节内骨折、关节软骨面受损伤、陈旧性脱位、骨缺血性坏死等，晚期易导致发生创伤性关节炎。

（4）骨缺血性坏死：脱位破坏血管，引起血液供应障碍，最终导致骨的缺血性坏死，如髋关节脱位后可引起股骨头缺血性坏死。

五、脱位的治疗

脱位治疗的目的是恢复关节的正常解剖结构及功能，应包括使构成关节的骨端复位和为维持关节稳定性的软组织修复提供条件，所以在治疗脱位时，除复位外，还应重视固定、功能锻炼和内外用药。

1. 新鲜脱位的治疗

（1）整复：根据脱位的方向选用适当手法。手法操作时术者与助手应熟悉脱位的机制和手法操作步骤，密切配合，动作宜缓慢、轻柔、持续，可择情选择欲合先离、原路返回、杠杆作用等机制整复关节，避免粗暴、反复的手法整复。

（2）固定：关节脱位复位后，将患肢固定在功能位或关节稳定的位置可以减少出血，有利于软组织损伤的修复和防止习惯性脱位与骨化性肌炎的发生。固定时间根据脱位部位及并发症的程度而定，一般以 2～3 周为宜，时间过长，易导致软组织粘连而发生关节僵硬。

（3）药物

1）早期以活血祛瘀为主，佐以行气止痛，内服可选用活血止痛汤、舒筋活血汤、云南白药等，外敷双柏散、消肿止痛膏等。

2）中期应和营生新、舒筋活络，内服壮筋养血汤等，外用接骨续筋膏、舒筋活络药膏等。

3）后期应养气血、补肝肾、壮筋骨，内服可选用补肾壮筋汤、壮筋养血汤等，外治以熏洗为主，可选用上肢损伤洗方、下肢损伤洗方、五加皮汤等。

（4）手术：对于整复有困难者，可考虑手术治疗。手术切开复位的适应证为：合并血管、神经损伤需手术探查、修补者；有骨折片嵌入关节腔内而影响复位者；合并骨折及肌腱、韧带断裂，复位后关节不稳定者；开放性脱位需手术清创者；多次手法复位失败者。

（5）练功：关节脱位整复后，尽早开始功能锻炼是功能恢复的关键。对于未被固定的关节和肌肉，复位后即开始做主动活动锻炼，但应避免做造成脱位方向的活动。解除固定后，进行复位关节的功能锻炼。

2. **陈旧性脱位的治疗**　陈旧性关节脱位由于关节囊内外血肿机化，瘢痕组织充填于关节腔内，关节周围软组织已形成粘连，关节周围的肌肉与韧带挛缩而造成整复的困难。

（1）整复：脱位在 3 个月内，脱位的关节轮廓可以触摸清楚并有一定的被动活动度，关节周围无合并骨折，无明显骨质疏松或神经损伤等并发症，可试用手法闭合复位。手法复位前，应先行牵引，结合中药熏洗、按摩而使关节粘连、肌肉挛缩等逐渐缓解，关节有一定的活动度后，方可施行复位手法。

陈旧性脱位的整复手法基本与新鲜脱位相同。通常在麻醉下先行充分的旋转拔伸，反复摇晃，然后进行受伤关节的屈伸、收展和回旋的被动活动，活动范围由小到大，由轻而重，动作应稳健而缓慢，在各个方向的活动中松解关节与周围软组织的粘连和挛缩。经上述手法，使患部筋肉粘连已松解，关节活动较充分时，按照不同关节脱位，采用适当的手法进行复位。

（2）手术：手法复位失败者；合并骨质疏松症、高血压、心脏病等不能耐受复位者，可行切开复位。

（3）骨牵引：通过骨牵引松解关节周围组织的粘连、挛缩，为手法复位创造条件，特别适用于髋关节等大关节。

（4）其他治疗方法：部分陈旧性脱位，如患者年龄太大，对功能要求不高；关节面破坏严重，复位后功能恢复不理想。可选择关节融合术、关节成形术、截骨术、人工关节置换术。

第二节　颞下颌关节脱位

颞下颌关节脱位又称下颌关节脱位，古医籍中称"失欠颊车""落下颌""脱颌"，俗称"掉下巴"，好发于老年人或身体虚弱者。

【解剖特点】

颞下颌关节由颞骨的下颌窝与下颌骨的髁状突构成。下颌窝前方有一骨性突起，称关节结节，后方为骨性外耳道的前壁。其关节囊前部薄，后部较厚，外侧有颞下颌韧带加强。

【病因病机】

1. 过度张口 张口时，髁状突向前滑至关节结节之上，为一不稳定的位置。当过度张口时，如大笑、打哈欠、拔牙等动作时，髁状突越过关节结节，形成颞下颌关节前脱位。

2. 外力打击 下颌部遭受到侧方暴力打击，关节囊的侧壁韧带不能抗御打击的暴力，则可发生一侧或双侧的颞下颌关节脱位。

3. 杠杆作用 上下臼齿咬硬物时，硬物成为杠杆的支点，使髁状突向前滑动，越过关节结节，形成单侧颞下颌关节前脱位。

【临床表现】

口呈半开状不能自如张合，语言困难，咀嚼食物不便，流涎，常以手托住下颌。双侧脱位下颌骨下垂并向前突出，咬肌痉挛呈块状隆起，面颊扁平，双侧颧弓下可摸到髁状突，耳屏前方可触及凹陷；单侧脱位口角歪斜，下颌骨向健侧倾斜下垂，患侧颧弓下可摸到髁状突和凹陷。

【诊断依据】

1. 病史 过度张口、咬食硬物、下颌部外力打击史。

2. 临床症状 口半开不能自如张合，语言不清，咀嚼不便，流涎。

3. **体征** 颧弓下可摸到髁状突，耳屏前方可触及凹陷。

4. **辅助检查** 张口过度、咬食硬物所致者，一般不需要 X 线检查，外力打击者需行 X 线检查，排除髁状突骨折。

【**辨证论治**】

1. **整复** 患者坐位，术者站在患者面前，用无菌纱布数层包缠术者拇指，防止复位时被患者咬伤。术者将双手拇指伸入口腔内，指尖尽量放在两侧最后的下臼齿上，余四指放在两侧下颌骨下缘，用拇指先上下摇晃下颌数遍，使咬肌、翼内肌、翼外肌及颞肌松弛，然后将臼齿向下按压，待下颌骨移动时再向后推，余指协调地将下颌骨向上端送，听到滑入的响声，说明脱位已复位。与此同时，拇指迅速向左右两侧滑开，随即从口腔内退出。

2. **固定** 复位后，托住颏部，维持闭口位，用四头带兜住下颌部，四头分别在头顶上打结。固定时间 1～2 周，习惯性颞下颌关节脱位固定时间为 4～8 周，固定不宜过紧，以张口不超过 1 cm 即可。

3. **药物** 按脱位三期辨证论治。

4. **练功** 早期固定期间要经常主动做咬合动作，以增强咀嚼肌的肌力，有利于防止习惯性脱位；中后期可坚持多做叩齿练习，以强身坚齿；还可配合自我按摩，以双手拇指或食、中二指在翳风穴，或下关穴按摩，按摩手法要轻揉，以酸痛为度，每日 3～5 次，每次按揉 50～100 次。

【预防与调护】

颞下颌关节脱位多发于老年人及体质虚弱者，经常做咬合动作，增强咀嚼肌肌力可预防脱位的发生；对于脱位多发者，在日常生活中应尽量避免大笑及咀嚼硬物；在固定期间患者不应用力张口、大声讲话，宜吃软食，避免咬嚼硬食，四头带或绷带不宜捆扎过紧，应允许张口不超过 1 分钟。不能过早除去固定绷带嚼食。

第三节　寰枢椎半脱位

寰枢椎半脱位也称寰枢椎旋转性不稳定，是指在某种因素作用下导致寰椎和枢椎的解剖关系异常，临床分为创伤性寰枢椎脱位和自发性寰枢椎脱位两种，前者多因某种暴力造成，后者则系儿童咽部炎性浸润所致。

【解剖特点】

寰枢椎部解剖结构复杂，具有与一般颈椎不同的解剖学特征。寰椎无椎体及切迹，亦无棘突和关节突，由前后弓和两侧块组成，呈环状，两侧的上关节突与枕骨髁关节面形成寰枕关节。寰椎前后弓较细，与侧块相连处更脆弱，此处易发生骨折。枢椎椎体下部与一般颈椎几乎相同，上部椎体向上伸出齿状突，齿状突前后各有一卵圆形关节面，分别与寰椎前面及寰椎横韧带相连。脊髓和齿状突各约占寰椎矢状径

1/3，因此，寰椎与齿状突有约 1/3 间隙尚可允许一些病理性移位，但若移位＞ 10 mm，易发生脊髓损伤。椎弓根短而粗，相对薄弱，杠杆作用大，易发生骨折。寰枕关节、寰枢关节及周围韧带的共同作用是维持颈椎稳定和完成颈椎多种运动的功能性复合体。寰枢关节为复合关节，包括两侧的寰枢外侧关节和中央的寰齿前关节、寰齿后关节。韧带包括寰枢前膜、寰枢后膜、覆膜、寰枢横韧带和翼状韧带及齿状突韧带。寰椎在颈椎中活动度最大，也最不稳定，寰椎以齿状突为中心在枢椎上做车轮样旋转。齿状突防止其过度伸展。齿状突血供特殊，其基底部骨折后不易愈合。寰枢椎的稳定性主要由齿状突和其后方的横韧带及翼状韧带来维持。

【病因病机】

寰枢椎脱位的原因可分为先天性、外伤性及充血性三类，先天性寰枢椎脱位主要是由于枢椎齿状突发育障碍和（或）寰椎横韧带的不健全，这是先天性寰枢椎脱位的病理基础改变。

齿状突未能与椎体融合或太短，使寰椎在枢椎上不够稳定，即使头部轻微外伤或头颈部过度活动造成反复损伤。也可逐渐发生寰枢椎脱位或半脱位，尤其是在寰枕融合畸形中，更易发生寰枢脱位，这是因为寰枕关节的伸屈活动丧失，此种活动转移到寰枢关节，从而增加了寰椎横韧带的紧张度，逐渐使之拉长松弛，久而久之，造成寰枢关节不稳定。加之头部重力的影响，发生寰枢脱位或半脱位，由于未融合的齿状突多随椎前弓而移动，因此前脱位较多见，后脱位较少。

充血性寰枢椎脱位又称自发性寰枢椎脱位，常继发于颈部炎症之后，如咽喉部炎症充血、类风湿性关节炎、强直性脊椎炎等，多见于 13 岁以前的小儿，成人亦可发生，这种脱位是单侧，也可以为双侧。

【临床表现】

临床表现主要以斜颈、颈部疼痛和运动受限为主。头倾向一侧、下颏转向对侧的固定性斜颈外观是寰枢椎脱位必有的临床表现。病程较长者常继发颜面发育的不对称，并逐渐出现四肢麻木、无力、走路不稳、易摔跤等临床症状。

【诊断依据】

1. 病史　有头部遭受打击、体育运动伤、交通事故伤等损伤史或有咽喉部慢性感染病史。

2. 症状和体征　头颈部倾斜畸形、疼痛、僵硬、活动受限；寰枕交界处有压痛；极少数出现颈髓受压的症状和体征。

脊髓受压和损伤时，根据其受压或损伤的不同程度可出现相应的神经症状。

3. 辅助检查

（1）X 线检查

1）寰椎关节前脱位：开口位 X 线片表现为枢椎齿状突与寰椎两侧块间距不对称，颈椎侧位片显示齿状突与寰椎前弓之间距离（简称寰齿间距）增大（寰齿间距的正常值：成人为 3 mm，儿童为 4 mm）。齿状突间距正常，骨折的齿状突与寰椎一起向前移位。

2）寰枢椎旋转脱位：上颈椎开口位 X 线片显示侧块向前旋转及靠向中线，棘突偏向一侧，小关节在无损伤侧呈"眨眼征"。

3）寰椎横韧带损伤：横韧带在普通 X 线不显影，其损伤情况仅以间接影像加以判断，X 线表现为寰齿间距增大。成人寰齿间距增大至 3～5 mm，提示横韧带撕裂；增大至 5～10 mm，提示横韧带断裂，部分辅助韧带撕裂；如增大至 10～12 mm，则证明其全部韧带断裂。

（2）CT 及 MRI 检查：可以用于与寰椎椎弓骨折及上颈椎畸形鉴别，同时有助于了解脊髓受压情况。

【辨证论治】

1. 患者取仰卧位，术者坐于患者头侧，右臂托住患者后枕部，嘱患者头部左旋，左脸颊靠在术者右前臂，术者右手扶住患者下颌，左手从患者右脸颊抱住头部，待患者放松后，瞬间用力，拔伸同时左旋患者颈部。再移到对侧，手势相反，重复前述全过程。

2. 儿童可以采用拔伸法，俗称拔萝卜法。术者双手掌托住患儿下颌和枕后，将患儿托起，双足离地，拔伸 3 次。

3. 佩戴颈托。

【预防与调护】

寰枢关节半脱位复位关节后，需要进行适当的功能锻炼，松解软组织，增强肌肉力量，而且日常生活工作也要注意劳逸结合，避免长期伏案或低头太久，以免单一姿势过久造成局部软组织过于紧张，血液循环障碍，肌张力过高，导致关节稳定性下降，出现炎症刺激、疼痛不适及脑供血不足。

第四节　肩关节脱位

肩关节脱位亦称盂肱关节脱位，是指肱骨头与肩胛盂发生分离移位者，古称"肩胛骨出"或"肩骨脱臼"，多见于20～50岁的男性，是临床最常见的关节脱位之一。

【解剖特点】

肩关节一般是指肱骨头与肩胛骨关节盂之间的关节，是人体最灵活的关节。肩胛骨的关节盂浅小，并向前、向下稍有倾斜，肱骨头呈球状，为球体面积的1/3，较肩胛骨的关节盂大，仅有一部分与其接触。

肩关节的关节囊较为松弛，其前方尤甚。肩关节的上方有由冈上肌、冈下肌、小圆肌、肩胛下肌肌腱组成的肩袖，再上方有由喙肩韧带、肩峰、喙突组成的喙肩弓，共同防止肱骨头过分上移、后移。其前方有喙肱韧带、盂肱韧带加强，但此两韧带相对薄弱。肩关节周围的肌肉，如三角肌、冈上肌、肩胛下肌等包裹在关节囊、韧带的周围，成为关节稳定的重要组成部分，但关节的下方为腋窝，没有肌肉包裹。

【病因病机】

直接暴力、间接暴力均可造成肩关节脱位，间接暴力多见。

1. 直接暴力 暴力直接作用于肩关节而引起。临床常见的是向后跌倒，以肩部着地，或因来自后方的冲击力，使肱骨头前脱位。少数情况为肩关节前侧受到暴力打击，造成肩关节后脱位。

2. 间接暴力

（1）传达暴力：患者跌倒时，上肢外展、外旋位手掌撑地，暴力由手掌传导至肱骨头，使肱骨头冲破肩关节囊前壁，向前脱位至喙突下空隙，形成喙突下脱位；若暴力继续向内传达，肱骨头可能被推至锁骨下部成为锁骨下脱位；若暴力再继续传达，可使肱骨头撞及胸壁，由肋间隙或造成肋骨骨折后，进入胸腔，形成胸腔内脱位。

（2）杠杆作用力：当暴力使上臂过度高举时，肱骨颈或肱骨大结节抵触于肩峰，构成杠杆的支点作用，使肱骨向盂下滑脱，形成肩胛盂下脱位。肩胛盂下脱位后，在肌肉的牵拉下形成喙突下脱位。

肩关节脱位，根据脱位后肱骨头所在位置可分为前脱位、后脱位两种，前脱位又可分为喙突下、盂下、锁骨下及胸腔内脱位，其中以喙突下脱位最多见，后脱位极少见。

【临床表现】

肩部疼痛、肿胀、功能活动障碍，若合并肱骨大结节撕脱骨折时，局部肿痛更甚，或有瘀斑。

前脱位时，患者常以健侧手托患侧前臂，患肩失去圆形膨隆外形，呈"方肩"畸形，伤臂弹性固定于肩关节外展20°～30°，可在喙突下、腋窝内或锁骨下扪及肱骨头。后脱位时，肩前部塌陷扁平，喙突突出，肩胛冈下触及肱骨头，上臂呈轻度外展、明显内旋畸形。

【诊断依据】

1. **病史**　跌倒时上肢撑地，或肩部有外伤史。

2. **临床症状**　肩部出现肿胀、疼痛及功能障碍。

3. **体征**　前脱位时，患肩呈"方肩"畸形，并固定于肩关节外展20°～30°，喙突下、腋窝内或锁骨下扪及肱骨头；后脱位时，肩前部塌陷扁平，喙突突出，肩胛冈下触及肱骨头，上臂呈轻度外展、明显内旋畸形。前脱位时搭肩试验及直尺试验阳性。

4. **辅助检查**　前脱位，肩关节正位 X 线片可见肱骨头脱离关节盂，停留在喙突下、锁骨下，严重者进入胸腔；后脱位 X 线肩部上下位片可显示肱骨头后脱位。

【并发症】

可合并肩袖损伤，肱骨大结节撕脱骨折，肱二头肌长头肌腱滑脱，血管、神经损伤，肱骨外科颈骨折。

【辨证论治】

新鲜的肩关节脱位多采用手法复位及适当固定。合并大结节骨折、腋神经及血管受压，往往可随脱位整复骨折亦随之复位，神经、血管受压解除；陈旧性脱位，先试行手法复位，失败后考虑手术治疗；合并肱骨外科颈骨折者，可先行手法复位，失败后可考虑切开复位内固定；习惯性脱位，可做关节囊修补术。

1. 整复

（1）拔伸托入法：患者坐位，术者站患肩外侧，以两手拇指压其肩峰，其余四指由腋窝内托住肱骨干。第一助手站于患者健侧肩后，两手斜形环抱固定患者，第二助手一手握患侧肘部，一手握腕上部，外展外旋患肢，由轻而重地向前外下方作拔伸牵，与此同时，术者插入腋窝的手将肱骨头向外上方钩托，第二助手逐渐将患肢向内收、内旋，直至肱骨头有回纳感觉，复位即完成。

（2）手牵足蹬法：患者仰卧于床上，用拳头大的棉垫置于患侧腋下，以保护软组织。术者立于患侧，两手握住患肢腕部，并用近于患侧的一足抵于腋窝内，即右侧脱位术者用右足，左侧用左足，在肩关节外旋、稍外展位沿患肢纵轴方向用力缓慢拔伸，继而徐徐将患肢内收、内旋，将肱骨头撬挤于关节盂内。当有入臼声时，复位即成功。

（3）陈旧性脱位的处理：脱位在3个月以内，年轻体壮，脱位的关节仍有一定的活动范围，X线片无骨质疏松和骨化性肌炎者可试行手法复位。复位前，应先行患侧肩关节推拿按摩或尺骨鹰嘴牵引1～2周，以松解周围组织的粘连、挛缩、瘢痕；如脱位时间短，关节活动障碍轻亦可直接复位。复位在全麻下进行，先行肩部按摩和做轻轻地摇摆活动，复位操作可采用手牵足蹬法。

2. 固定 采用胸壁绷带固定法，将患侧上臂保持在内收、内旋位，肘关节屈曲 60°～ 90°，前臂依附胸前，用纱布棉垫放于腋下和肘内侧，用绷带将上臂固定在胸壁 2 ～ 3 周。

3. 药物 按脱位三期辨证论治，对于习惯性脱位，应内服补肝肾、壮筋骨的药物，如补肾壮筋汤等。

4. 练功 固定期间鼓励患者练习手腕和手指活动，同时加强患肘肌肉收缩练习。1 周后去除上臂固定于胸壁的绷带，仅留托前臂的三角巾，开始练习肩关节伸屈活动。解除外固定后，应逐渐作肩关节各方向主动活动锻炼，配合按摩推拿、针灸、理疗，禁止做强力的被动活动，六周内禁止不稳定的练功活动。

【预防与调护】

脱位复位后，应制动 2 ～ 3 周，并按一定康复要求进行功能锻炼，不要过早参加剧烈活动。制动期间可行肘、腕、手的功能锻炼及上肢肌肉的收缩活动。去除固定后，开始练习肩关节功能锻炼，如双手运旋、箭步云手、手拉滑车、手指爬墙等。并配合针灸、推拿、理疗，以防肩关节软组织粘连和挛缩。6 周内禁止做强力外旋动作。

第五节　肘关节脱位

肘关节脱位是常见的脱位之一，多见于青壮年，老年人和儿童少见。

【解剖特点】

肘关节由肱骨远端、桡骨头和尺骨近端所组成，包括肱尺关节、肱桡关节和近端尺桡关节，3个关节共在1个关节囊内。肘关节在完全伸展时，形成外翻角即提携角，男性5°～10°，女性10°～15°。肘关节伸展时，肱骨内髁、肱骨外髁与尺骨鹰嘴尖部三点在一条直线上，肘关节屈曲时，此三个骨性突起组成倒立的等腰三角形。

肘关节是沿其冠状轴进行屈伸活动的屈戌关节，故其关节囊前后松弛，内外侧紧张并有侧副韧带加强。尺侧副韧带呈扇形，起于肱骨内上髁的近侧向远端呈扇状分散，越过关节轴，止于滑车切迹的内侧周缘部。桡侧副韧带也呈扇形，起于肱骨外上髁下部，向下分散，止于环状韧带周缘部，并延长至桡骨的外面。环状韧带由坚强的纤维构成，内面衬以一薄层软骨，围绕桡骨颈，对维持桡骨头的位置具有重要作用。

【病因病机】

根据桡尺近侧关节与肱骨远端所处的位置可分为后脱位、前脱位、侧方脱位及骨折脱位等，以后脱位最为常见。

1. 后脱位　跌倒时，肘关节伸直前臂旋后位掌面触地，传达暴力使肘关节过度后伸，以致尺骨鹰嘴的顶端猛烈冲击肱骨远端的鹰嘴窝，在肱尺关节处形成杠杆作用，使附着于喙突的肱前肌和肘关节囊的前侧部分撕裂，造成尺骨鹰嘴向后移位、肱骨远端向前移位的肘关节后脱位。

2. **侧方脱位** 手掌着地，肘关节处于内翻或外翻位致肘关节的侧副韧带和关节囊撕裂，发生肘关节侧方脱位。

3. **前脱位** 肘关节屈曲位跌仆，肘尖着地，暴力先造成尺骨鹰嘴骨折，后将尺骨上部及桡骨头推至肱骨远端前方，导致肘关节前脱位。

【临床表现】

1. **后脱位** 肘部出现肿胀、疼痛、活动障碍。肘关节呈弹性固定于 45°左右的半屈曲位，呈靴状畸形，肘后可触及移位的尺骨鹰嘴，肘前可触及移位的肱骨远端，关节的前后径增宽，左右径正常。若合并侧方脱位，可呈现肘内翻或肘外翻畸形，肘关节出现内收、外展等异常活动，肘部的左右径增宽。肘后三点骨性标志关系发生改变。

2. **前脱位** 肘部出现肿胀、疼痛、活动障碍。肘关节屈曲受限，呈弹性固定，肘前隆起，可触到脱出的尺桡骨近端，在肘后可触到肱骨远端或游离的鹰嘴骨折片。

【诊断依据】

1. **病史** 跌倒时手掌着地，或肘部有外伤史。

2. **临床症状** 肘部出现肿胀、疼痛及活动障碍。

3. **体征** 后脱位，肘关节呈弹性固定于 45°左右的半屈曲位，呈靴状畸形，肘后可触及移位的尺骨鹰嘴，肘前可触及移位的肱骨远端，应注意有无侧方脱位；前脱位，肘关节屈曲受限，呈弹性固定，肘前隆起，可触及脱出的尺桡骨近端，在肘后可触及肱骨远端或游离的鹰嘴骨折片。

4. **辅助检查** 肘关节正侧位 X 线片可显示脱位情况，

是否合并尺骨鹰嘴骨折。

【并发症】

早期可合并肱骨内或外髁撕脱骨折，尺骨冠状突骨折，肘内侧或外侧副韧带撕裂，桡神经或尺神经牵拉性损伤，肱动、静脉压迫性损伤等。晚期可合并骨化性肌炎、创伤性关节炎、肘关节僵直等。

【辨证论治】

新鲜肘关节后脱位宜早期复位及固定。合并骨折者，应先整复脱位，然后处理骨折，多数骨折如肱骨内髁或外髁撕脱骨折、尺骨冠状突骨折可随脱位的复位一并复位。陈旧性脱位应力争手法复位，根据实际情况考虑手术治疗。前脱位多合并尺骨鹰嘴骨折，应手术治疗。

1. 整复　拔伸屈肘法患者取坐位，助手立于患者背侧，以双手握其上臂。术者站在患者前面，以双手握住腕部，置前臂于旋后位，与助手相对牵引3～5分钟后，术者以一手握腕部保持牵引，另一手的拇指抵住肱骨远端向后推按，其余四指置于鹰嘴处向前端提，并缓慢地将肘关节屈曲，若闻及入臼声，则说明复位成功。或患者仰卧位，术者一手以掌根按住肱骨远端，另一手握住腕部，置前臂于旋后位，牵引3～5分钟后，用力向下按肱骨远段，同时徐徐屈肘，闻及入臼声，脱位成功。

2. 固定　复位后，用绷带做肘关节"8"字固定肘关节于60°～80°屈曲位，1周后采用肘屈曲90°前臂中立位，三角巾悬吊前臂于胸前，2周后去除固定。

3. **药物** 按脱位三期辨证论治。

4. **练功** 固定期间可做肩关节、腕关节及掌指关节的活动。去除固定后，积极进行肘关节的主动活动，以屈肘为主，因伸肘功能容易恢复。必须避免肘关节的强烈被动活动，以防发生骨化性肌炎。

【预防与调护】

肘关节损伤易产生关节僵硬。固定期间可做肩、腕及掌指关节的活动；去除固定后，积极进行肘关节的主动活动，以防发生骨化性肌炎。

第六节 小儿桡骨头半脱位

小儿桡骨头半脱位又称"牵拉肘"，多发生在 4 岁以下幼儿，1 ～ 3 岁发病率最高，是幼儿最常见的肘部损伤。

【解剖特点】

上尺桡关节的稳定性主要依靠环状韧带的约束。环状韧带起止于尺骨桡侧切迹的前后缘，围绕桡骨颈。幼儿时期环状韧带松弛。幼儿桡骨头发育尚不完善，头、颈的直径几乎相等。

【病因病机】

小儿桡骨头半脱位多因患儿肘关节在伸直位，腕部受到纵向牵拉所致，牵拉造成肱桡关节间隙加大，关节内负压骤增，关节囊和环状韧带卡在肱桡间隙，阻碍桡骨头回复。

【临床表现】

患儿哭闹，并拒绝活动及触动患肢。患侧耸肩，肘关节半屈曲位，上臂贴胸，前臂旋前。患肢旋后、抬举、屈肘活动受限。桡骨头处压痛，无明显肿胀或畸形。

【诊断依据】

1. **病史** 幼儿患肢有被牵拉损伤史。

2. **临床症状** 肘部疼痛，不能上举上肢。

3. **体征** 肘关节呈半屈曲、前臂呈旋前位，不敢旋后，肘关节外侧压痛，肘关节无畸形。

4. **辅助检查** X线检查无异常发现。

【辨证论治】

1. **操作方法** 家长抱患儿坐，术者与患儿相对。术者一手握患儿肘部，拇指置肘部外侧处按压桡骨头，另一手执腕部，两手作对抗牵引，将前臂稍向远端牵引并做旋后旋前活动，逐渐屈曲患肘至90°。大多可感到或听到复位时轻微弹响声，疼痛立即消失。患肘可自由活动即复位成功。若不能复位，则右手稍加牵引至肘关节伸直旋后位，拇指加压于桡骨头处，然后屈曲肘关节，或可屈肘90°向旋后方向来回旋转前臂也可复位。

2. **固定** 复位后，一般不需固定，也可用颈腕吊带或三角巾悬吊前臂2～3天。

【预防与调护】

一般手法复位均能成功，预后良好。嘱其家长为小儿穿衣或脱衣时避免用力牵拉伤臂，以防反复发生脱位而形成习惯性脱位。不需服用药物，适当固定 2～3 天即可。适当作肘部热敷。本病需注意与无移位肘部骨折鉴别，后者多有跌仆外伤史，局部有不同程度的肿胀，严重者有青紫瘀斑，可疑者应作 CT 或 MRI 进一步诊断。

第七节　月骨脱位

月骨脱位指月骨与周围腕骨及桡骨远端的关系发生改变，古称"手腕骨脱""手腕出臼"，是腕关节脱位中最常见的一种脱位。

【解剖特点】

月骨位于近排腕骨的正中，侧面观呈半月形，故称月骨。其凸面与桡骨远端构成关节，其凹面与头状骨构成关节，内侧与三角骨、外侧与舟骨构成关节，所以月骨四周均为关节面。其前侧有掌侧韧带与桡骨相连，后侧有背侧韧带与桡骨相连，滋养血管由掌侧、背侧韧带进入月骨。月骨前面正对腕管，腕管内有屈指肌腱和正中神经通过。

【病因病机】

月骨脱位多由传达暴力所致。患者跌倒时，手掌着地，腕部极度背伸，头状骨与桡骨相对挤压，关节囊破裂，产生月骨掌侧脱位，又称月骨前脱位。

【临床表现】

腕部疼痛、肿胀、腕关节各方向活动均受限。腕掌侧隆起、压痛明显，腕关节呈屈曲位，中指不能完全伸直，握拳位时，第3掌骨头短缩，第3、4掌骨头有叩击痛。若压迫正中神经，则出现正中神经支配区域的感觉、运动障碍。

【诊断依据】

1.病史 患者跌倒，手掌撑地外伤史。

2.临床症状 腕部有肿胀、疼痛及功能障碍。

3.体征 腕关节呈屈曲位，腕掌侧隆起、压痛，中指不能伸直，握拳时，第3掌骨头塌陷并有叩击痛。

4.辅助检查 腕关节正位X线片显示月骨脱位发生旋转后，由正常的四方形变成三角形，月骨凸面转向头状骨；侧位X线片显示月骨移位于腕关节掌侧，其凹形关节面与头状骨分离而转向掌侧，头状骨可轻度向近侧移位，位于月骨的背侧。

【辨证论治】

新鲜脱位用手法复位一般均可成功，少数手法复位不成功者，可用钢针撬拨复位。手法复位失败，可切开复位。如果桡月前后韧带均已断裂，发生缺血坏死合并创伤性关节炎者，可考虑月骨切除。

1.整复

（1）手法复位：患者在臂丛麻醉下，取坐位，肘关节屈曲90°，腕部极度背伸，第一助手握肘部，第二助手握食指与中指，持续对抗牵引，在拔伸牵引下前臂逐渐旋后，术者两手四指握住腕部，向掌侧端提，使桡骨与头状骨之间的关节间隙加宽，然后用两拇指尖推压月骨凹面的远端，迫使月骨进入桡骨与头状骨间隙，同时嘱第二助手逐渐使腕关节掌屈，术者指下有滑动感，且患手中指可以伸直时，说明复位成功。

（2）针拨复位：臂丛麻醉下，常规消毒，在C型臂下掌侧进针，进针后助手牵引、背伸腕关节，针尖顶住月骨翘起点，向背侧向下推拨，复位后停止牵引，腕关节稍屈曲，桡偏。

2. **固定** 复位后，用塑型夹板或石膏托将腕关节固定于掌屈30°～40°。1周后改为中立位，2周后解除固定。

3. **药物** 按脱位三期辨证论治。

4. **练功** 固定后，早期功能锻炼应避免做过度腕背伸动作，加强手部的握拳活动。解除外固定后，逐渐加强腕关节的屈伸、尺偏、桡偏及前臂旋转活动锻炼。

【预防与调护】

外固定期间需注意患侧手指的活动、感觉及血运情况的变化。若患指伸直时，前臂疼痛加重，手指皮肤苍白或紫黑，指端冰凉或麻木，需调整外固定。

第八节　骶髂关节半脱位

骶髂关节半脱位多因间接旋转暴力破坏了骶髂关节稳定，使骶骨的耳状关节面与相对应的髂骨关节面分离错位所致。

【解剖特点】

骶骨上端有骶髂骨间韧带、骶髂背侧韧带，作用是防止骶骨上端向前旋；骶骨下端有骶结节韧带、骶棘韧带，作用是防止骶骨下端向后旋。

【诊断要点】

1. 有明显外伤史。

2. 自觉腰骶剧烈疼痛，伴有同侧腿痛、无力，翻身、下蹲、起坐疼痛，跛行。

3. 检查：骶棘肌和股内收肌紧张或痉挛、压痛，站立时身体向患侧倾斜，患侧下肢支撑时加重。立位弯腰疼痛明显，坐位弯腰疼痛减轻或无痛。

（1）患侧髂后上棘隆起、筋结、压痛，患侧下肢假性缩短，足外展外旋为骶髂关节后或上脱位（后旋脱位），患侧关节间隙小于 3 mm。

（2）患侧髂后上棘凹陷，下肢假性延长，足呈内收内旋，为骶髂关节前或下脱位（前旋脱位），患侧关节间隙大于 3 mm。

（3）骶髂关节损伤检查阳性。

4. X 线、CT 扫描、核磁共振成像检查：两侧骶髂关节间隙不对称，耻骨联合左右两侧不在同一水平位上，骶髂关节上下缘有错位。骶髂关节前后位 X 线片显示：患侧骶髂关节间隙大于 3 mm 为前旋脱位，小于 3 mm 或重叠或关节边缘粗糙为后旋脱位。

【治疗方法】

1. 整复：前用 0.5% 布吡卡因 5 mL 加曲安奈德 5 ～ 10 mg，每周 1 次；或倍他米松 5 mg，每月 1 次，注入骶髂关节腔内。3 次为一疗程。

2. 前旋脱位的患者仰卧位，术者将患侧下肢尽力屈髋屈膝，用力向上、向下压推小腿前面数十次。

3. 上脱位的患者和术者姿势同前，然后将膝髋突然牵拉伸直，成纵轴牵引 5 ～ 10 次，每日 1 ～ 2 次。

4. 后旋脱位的患者侧卧位，患侧在上。术者一手握住患侧踝部或托住膝部，另一手压住骶髂关节，双手同时向相反方向用力，手下感到骶髂关节有微动或发出关节弹响。

5. 旋转整复：患者取坐位，助手双足、双膝夹住患侧或健侧下肢，术者握住患侧或健侧肩峰，另一手掌根着实在疼痛侧骶骨的耳状面外面，在旋转脊柱同时推压耳状面，若有微动或发出关节音响者为佳。

6. 斜扳法：患者取侧卧位，患侧在上，健侧下肢伸直，患侧下肢屈膝屈髋 90°，斜放于床上。令患者上身尽力向患侧旋转，术者站立在患者的腹面，一手压住患侧肩部，另一手压住患侧髋关节后部，双手同时对抗用力，若感骶髂关节微动或发出关节音响，手法整复后，让患者重复原来诱发疼痛的动作，如果疼痛消失或疼痛减轻则整复到位。

7. 可以采用骶髂关节封闭、针刺法。

【预防与调护】

1. **仰卧提盆练习** 患者取仰卧位，主动反复做提左、右侧骨盆练习。每组 30 ～ 50 次，每日 1 ～ 3 组。

2. **膝内外翻练习** 患者取仰卧位，患侧膝关节、髋关节屈曲 90°，反复练习膝内翻，再做膝外翻。每组 30 ～ 50 次，每日 1 ～ 3 组。

3. **伸展股内侧肌群** 患者站立位，将患侧下肢屈膝屈髋外展 90°平放在与髋等高的平台上，健侧膝关节逐渐下蹲练习。每组 30 ～ 50 次，每日 1 ～ 3 组。

第九节　髋关节脱位

髋关节脱位是指股骨头与髋臼窝所构成的关节发生分离移位的一种损伤，古称"胯骨出"。髋关节是结构相对稳定的关节，非强大暴力不能造成髋关节脱位，所以髋关节脱位多见于青壮年人。

【解剖特点】

髋关节由髂骨的髋臼与股骨头构成，是全身最典型的"杵臼关节"。髋臼位于骨盆的两侧，开口斜向外、下、后方。其下方有缺口，由髋臼横韧带弥补，使之成为完整的球窝。髋臼缘及横韧带上镶以一圈关节盂唇软骨，以增加髋臼的深度。股骨头朝内、上、前方，其2/3纳入髋臼中。关节囊起于髋臼边缘，在关节前面止于转子间线，后面止于股骨颈的中外1/3交界处。关节囊坚韧，由浅层的纵行纤维和深层的横行纤维构成。关节囊前后均有韧带加强，其中以髂股韧带最为坚强。髂股韧带位于髋关节囊的前、上方，起于髂前下棘，向外下分为两束，分别止于转子间线的上部及下部，两束韧带之间，为髋关节前侧的薄弱区。关节囊的下方有耻股韧带，关节囊的后方有坐股韧带，此两韧带与髂股韧带相比相对薄弱。

【病因病机】

髋关节脱位多因车祸、塌方、堕坠等强大暴力造成，直接暴力和间接暴力均可引起脱位，以间接暴力多见，软组织损伤亦较严重，且往往合并其他部位多发损伤。

1. 后脱位　多因间接暴力所致。当屈髋90°时，过度内旋内收股骨干，使股骨颈前缘紧抵髋臼前缘支点。此时，股骨头位于较薄弱的关节囊后下方，当受到前方来自腿部、膝前向后及后方作用于腰背部向前的暴力作用时，可使股骨头冲破关节囊而脱出髋臼发生后脱位。或屈髋90°，来自前方的暴力可使股骨头撞击髋臼后缘，造成髋臼或股骨头骨折后发生脱位，向后上方脱位的股骨头可压迫坐骨神经。

2. 前脱位　当髋关节因外力极度外展、外旋时，大转子顶部与髋臼上缘接触，股骨头因受杠杆作用而被顶出髋臼，突破关节囊的前下方，形成前脱位。脱位后，若股骨头停留在闭孔水平，则为耻骨部脱位，可引起股动、静脉受压；若股骨头停留在闭孔，则成为闭孔脱位，可压迫闭孔神经。

3. 中心性脱位　暴力从外侧作用于大转子外侧时，可传达到股骨头而冲击髋臼底部，引起臼底骨折。当暴力继续作用，股骨头可连同髋臼的骨折块一同向盆腔内移位，成为中心性脱位；或当髋关节在轻度外展位，顺股骨纵轴加以冲击外力，也可引起中心性脱位。

【临床表现】

髋关节脱位均有明显外伤史，伤后髋部疼痛、肿胀，关节畸形、弹性固定，活动功能障碍，严重者还可发生骨折及神经血管损伤等并发症。

后脱位者患肢呈屈曲、内收、内旋、短缩畸形，不能主动活动，在做外展、外旋动作时呈弹性固定，"黏膝征"阳性（即患侧膝关节亦轻度屈曲，置于健侧膝上部）。

前脱位者患肢呈外展、外旋及轻度屈曲畸形，不能主动活动，在做内收、内旋动作时呈弹性固定，"黏膝征"阴性（即伤侧膝部不能靠在对侧大腿上），即"如不黏膝，便是出向内"，又称"出前"。患肢外形较健侧增长，《救伤秘旨》称之为"足长"。在腹股沟处可触及股骨头，即《仙授理伤续断秘方》所云："如胯骨从档内出。"若股骨头停留在耻骨上支水平，则压迫股动、静脉而出现下肢血液循环障碍，可见患肢大腿以下苍白、青紫、发凉，足背动脉及胫后动脉搏动减弱或消失。若停留在闭孔内，则可压迫闭孔神经而出现麻痹症状。

中心性脱位者患肢短缩，大转子内移，大粗隆及患肢纵轴叩击痛。若髋臼骨折形成血肿，患侧下腹部有压痛，肛门指检常在患侧有触痛和触到包块。

【诊断依据】

1.病史 有车祸、塌方、堕坠等强大暴力史。

2.临床症状 髋部疼痛、肿胀及功能障碍。

3.体征 后脱位时，患髋呈屈曲、内收、内旋及短缩畸形，"黏膝征"阳性，臀部触及隆起的股骨头；前脱位时，患髋呈外展、外旋和轻度屈曲畸形，"粘膝征"阴性，在闭孔附近或腹股沟韧带附近可扪及股骨头；中心性脱位，患肢可有短缩畸形，大转子塌陷，患肢轴向叩击痛；若骨盆骨折血肿形成，患侧下腹部有压痛，肛门指检常在伤侧有触痛。

4.辅助检查 正位X线片示股骨头呈内收、内旋位，位于髋臼的外上方；前脱位，正位X线片示股骨头在闭孔内或耻骨上支附近，股骨头呈极度外展、外旋位，小转子完全显露；中心型脱位，正位X线片示髋臼底部骨折及突向盆腔的股骨头。

【并发症】

髋关节后脱位常并发坐骨神经损伤；前脱位若股骨头停留在耻骨上支水平，可压迫股动、静脉而出现下肢血液循环障碍；若停留在闭孔内，则可压迫闭孔神经而出现麻痹症状。

【辨证论治】

新鲜脱位一般以手法闭合复位为主；陈旧性脱位，力争手法复位，若有困难，可考虑切开复位；脱位合并臼缘骨折，一般随脱位的整复，骨折亦随之复位；合并股骨干骨折，先整复脱位，再整复骨折。

1. 整复

（1）后脱位

1）屈髋拔伸法：患者仰卧于木板床或铺于地面的木板上，助手以两手按压髂前上棘以固定骨盆。术者面向患者，弯腰站立，骑跨于患肢上，用双前臂、肘窝扣在患肢腘窝部，使其屈髋、屈膝各 90°。先在内旋、内收位顺势拔伸，然后垂直向上拔伸牵引，使股骨头接近关节囊裂口，略将患肢旋转，促使股骨头滑入髋臼，当听到入臼声后，再将患肢伸直，即可复位。

2）回旋法：患者仰卧，助手以双手按压双侧髂前上棘固定骨盆，术者立于患侧，一手握住患肢踝部，另一手以肘窝提托腘窝部，在向上提拉的基础上，将大腿内收、内旋，髋关节极度屈曲，使膝部贴近腹壁，然后将患肢外展、外旋、伸直。在此过程中听到入臼声，复位即成功。因为此法的屈曲、外展、外旋、伸直是一连续动作，形状恰似一个问号（左侧）或反问号（右侧），故亦称为画问号复位法。

（2）前脱位

1）屈髋拔伸法：患者仰卧于床上，一助手将骨盆固定，另一助手将患肢微屈膝，并在髋外展、外旋位渐渐向上拔伸至屈髋 90°；术者双手环抱大腿根部，将大腿根部向后外方按压，可使股骨头回纳髋臼内。

2）反回旋法：其操作步骤与后脱位相反，先将髋关节外展、外旋，然后屈髋、屈膝，再内收、内旋，最后伸直下肢。

（3）中心性脱位

1）拔伸扳拉法：患者仰卧，一助手握患肢踝部，使足中立，髋外展约 30°位置下拔伸旋转，另一助手将患者腋窝行反向牵引。术者立于患侧，先用宽布带绕过患侧大腿根部，一手推骨盆向健侧，另一手抓住绕大腿根部之布带向外拔拉，可将内移之股骨头拉出。触摸大转子，与健侧相比，两侧对称即为复位成功，此法仅适用于移位轻微的患者。

2）持续牵引复位法：适用于股骨头突入骨盆腔较严重的患者。患者仰卧位，患侧用股骨髁上牵引，重量 8～12 kg，可逐步复位。若复位不成功，可在大转子部钻入一带环螺丝钉，做侧方牵引，牵引重量 5～7 kg，在向下、向外两个分力同时作用下可将股骨头牵出。经床边 X 线检查，确实已将股骨头拉出复位后，减轻髁上及侧方牵引重量至维持量，继续牵引 8～10 周。

2. 固定　复位后，可采用皮肤牵引或骨牵引固定，患肢两侧置沙袋防止内、外旋，牵引重量 5～7 kg。通常牵引 3～4 周，中心脱位牵引 6～8 周，要待髋臼骨折愈合后才可考虑解除牵引。

3. 药物 按脱位三期辨证论治。

4. 手术 脱位合并大块臼缘骨折，妨碍手法复位者；中心脱位，骨折块夹住股骨头难以脱出者；有坐骨神经、闭孔神经、股动、静脉受压，手法复位不能解除压迫，则应尽快切开复位，以便及时解除压迫。

5. 练功 复位后即可在牵引制动下行股四头肌及踝关节锻炼。解除固定后，可先在床上做屈髋、屈膝及内收、外展及内、外旋锻炼。以后逐步做扶拐不负重锻炼。3个月后，做X线摄片检查，见股骨头血供良好，方能下地做下蹲、行走等负重锻炼。中心性脱位，关节面因有破坏，床上练习可适当提早，而负重锻炼则应相对推迟，以减少创伤性关节炎的发生。

【预防与调护】

单纯性髋关节脱位及时复位固定后功能恢复良好，适当延长患肢负重时间，以防发生股骨头缺血性坏死。

第十节　先天性髋关节脱位

先天性髋关节脱位是儿童常见的先天性畸形，是指髋关节先天性发育异常与某些附加因素导致股骨头脱出髋臼之外，亦称为先天性髋关节发育不良，好发于女性，男女之比约为 1:5。

【病因病机】

本病病因尚不明确，由多种因素影响所致，但遗传因素起重要作用。目前多数学者认为胚胎期受遗传因素、药物、孕妇孕期患病或有外伤史影响，致髋臼上缘发育不良或异常是导致本病的主要原因；也有学者认为胎儿在子宫内位置如臀位胎儿、子宫内压力、羊水过多或过少均可诱发本病；还有人认为关节囊松弛和有关韧带松弛也是导致先天性髋关节脱位的因素。而新生儿出生后的养育习惯也可能是发病的主要因素，我国北方地区有包裹新生儿的习惯，常将新生儿保持在髋部伸直、内收位，导致其发病率明显增高。

本病的病理变化随着患儿的年龄增长而有不同，但主要是骨和软组织的变化。比较典型的病理变化是：髋臼小而浅，臼内被脂肪组织充满，髋臼横韧带紧张、增厚，髋臼关节盂唇的后上方内翻，突入髋臼窝，髋臼上缘倾斜、平坦，形成 X 线片上所表现的髋臼指数增大现象；由于股骨头缺乏应力刺激，头骺出现较晚，发育不良，较正常者为小，多位于髋臼的上方，贴紧髂骨，受压变扁，形成假髋臼；股骨颈变短，前倾角显著增加，可达 90°；股骨头圆韧带多撕裂消失或变成纤维化的扁带，其中血管消失；关节囊则由于股骨头向上后移位，关节囊被牵伸延长，当股骨头与髂骨翼形成假关节时，关节囊的内下方将嵌夹于头和臼之间，并与臼内纤维组织粘连，而在关节囊中段形成一个狭窄部分，使关节囊成为上部包裹股骨头、下部附着于髋臼周围的葫芦状，因髂腰肌跨越狭窄部，临床上往往造成复位困难；臀中、小肌和内收肌及髂腰肌也由于股骨头向上脱位而随股骨近端上移、缩短，不能控制骨盆倾斜而跛行。双侧先天性髋关节脱位时，由于双股骨头支撑点向后移位，重心前移，骨盆代偿性前倾，导致腰椎前凸加大，从侧面观呈腹部前突、臀部后耸的特有姿势。

中医学认为本病多与先天禀赋不足、肝肾亏虚、气血运行不畅、筋膜失养有关。

【临床表现】

1. **症状与体征**　因负重与否的区别，新生儿和婴儿期与幼儿期先天性髋关节脱位有不同的病理变化，故其症状与体征亦有很大差异。前者患儿肢体呈屈曲位，且不敢伸直，活动较健侧差，无力，牵拉时可以伸直，松手后又呈屈曲位；后者患儿开始站立行走较正常的幼儿晚，站立时患肢短缩，行走呈跛行，若系双侧性脱位，则站立时臀部巨耸，腰部向前凸出，走路时步态呈摇摆状跛行，出现典型的"鸭步"，但多无疼痛，一般活动不受限，内收肌严重挛缩者可有外展受限。

查体可见患侧下肢短缩，臀部、大腿内侧或腘窝处皮肤褶皱不对称，患侧褶皱加深、皮纹数目增加，会阴部加宽等。

2. **检查**

（1）奥特拉尼（Ortolani）试验：是用于诊断出生3个月以内先天性髋关节脱位的有效检查方法之一。目的是识别股骨头是否能整复或脱出于真性髋臼。检查方法：新生儿仰卧位，助手固定骨盆。检查者一手拇指置于股内侧上段正对大转子处，其余指置于股骨大转子外侧。另一手将同侧髋、膝关节各屈90°，并逐步外展，同时置于大转子外侧的四指将大转子向前、内侧推压，此时可听到或感到一"弹跳"，即为阳性，这是脱位的股骨头通过杠杆作用滑入髋臼而产生的。奥特拉尼试验阳性即可诊断为先天性髋关节脱位，因新生儿哭闹、乱动或内收肌挛缩，该体征可能变化为阴性，但并不能排除脱位的存在。

（2）巴洛（Barlow）试验：又称"稳定"试验，是奥特拉尼试验的改良。检查方法：婴儿平卧，检查者的两侧中指放在两侧大转子处，两手拇指放在大腿内侧小转子附近，将髋屈至90°，膝完全屈曲，然后将两髋外展至45°，若检查者中指感到股骨头滑入髋臼内，表明有脱位。再用置于大腿内侧小转子附近的拇指将股骨头推向外后侧，若感到股骨头自髋臼后缘滑出，放松拇指后，股骨头又滑入髋臼内，表明髋部是不稳定的，为试验阳性。年龄较大患儿不宜作此检查。

（3）蛙式外展试验：患儿仰卧，两侧髋、膝屈曲，大腿外展、旋外，两腿分开，正常大腿和膝关节外侧可触及床面，而患侧则不能，即为阳性，提示髋外展活动受限，若为单侧阳性则更有价值。

此外，望远镜试验和特伦德伦堡（Trendelenburg）征为阳性。

X 线检查可见股骨头脱出髋臼，向外上方移位，髋臼变小变浅，即髋臼指数增大。帕金方块显示股骨头不在内下方块内。CE 角（Wiberg central-edge angle，即股骨头中心点的垂线与髋臼外侧边缘的夹角）减小，申通线不连。影像学检查可确定诊断，必要时可作 MRI 检查进一步明确诊断。

【治疗】

本病治疗越早，病理改变越轻，疗效越好。故一旦确立脱位诊断，应立即开始治疗。

（1）6 个月以内患儿治疗的关键是稳定髋关节，使髋关节保持在外展、屈曲蛙式位 4 个月，就会取得满意的治疗效果。目前多采用支具固定。

（2）6 个月～3 岁患儿应采取牵引，或配合内收肌松解术将脱位的股骨头拉到真性髋臼水平，再闭合手法复位，石膏固定。对髋关节发育不良，或闭合手术整复失败者，应行切开整复，或配合股骨截骨术或骨盆截骨术。

（3）3 岁以上患儿多不能用手法获得复位，需要进行切开复位和髋骨截骨术等，使髋臼加深覆盖股骨头，以保持一个稳定的复位。

【注意事项】

本病早期诊断、早期治疗十分重要。诊断、治疗越早，所采用的方法越简单，效果也越好，并能获得功能和发育接近正常髋关节的疗效。本病应与佝偻病、先天性髋内翻、小儿股骨头坏死相鉴别。

第十一节　膝关节脱位

膝关节脱位是指股骨远端与胫骨平台之间发生的分离移位，临床上较少见，好发于青壮年。

【解剖特点】

膝关节是人体最大、结构最复杂的关节，由股骨髁、胫骨平台、髌骨构成，属屈戊关节。膝关节的骨性稳定性较差，其稳定性主要是靠关节囊、内外侧副韧带、十字交叉韧带、半月板间接加强。

半月板位于膝关节内，被韧带连接于胫骨平台的两侧，其形状为边缘厚，内侧缘薄，借此加深了胫骨平台两侧的陷窝。交叉韧带呈前后位交叉，连接股骨髁与胫骨平台，前交叉韧带限制胫骨平台向前移动，后交叉韧带限制胫骨平台向后移动。内外侧副韧带位于膝关节囊两侧，限制关节的内外翻及旋转活动。膝关节在伸直位时，内外侧副韧带紧张，故没有侧方及旋转活动。在屈曲位或半屈曲位时，内外侧副韧带松弛，可有一定的侧方及旋转活动。

腘动脉的主干位于腘窝深部，紧贴股骨远端、胫骨近端，走行于关节囊与腘肌筋膜之后。腓总神经在腘窝上外侧边界沿股二头肌腱内侧缘下行，然后越过腓肠肌外侧头的后面，紧贴关节囊走行于股二头肌肌腱和腓肠肌肌腱之间，沿腓骨头后面并绕过腓骨颈。

【病因病机】

膝关节脱位由强大的直接暴力或间接暴力引起，以直接暴力居多。根据脱位后胫骨近端所处位置可分为前脱位、后脱位、内侧脱位、外侧脱位和旋转脱位；根据股骨髁及胫骨髁完全分离或部分分离可分为完全脱位和部分脱位。其中，前脱位最常见，内外侧及旋转脱位较少见。

【临床表现】

伤后膝关节剧烈疼痛、肿胀、功能丧失。完全脱位者，患膝明显畸形，下肢短缩，筋肉在膝部松软堆积，可出现侧方活动与弹性固定，在患膝的前后或侧方可摸到脱出的胫骨近端与股骨远端。

【诊断依据】

1. 病史　膝关节强大暴力史。

2. 临床症状　膝关节剧烈疼痛、肿胀、功能障碍。

3. 体征　膝关节畸形，下肢短缩，弹性固定，在患膝的前后或侧方可摸到脱出的胫骨近端与股骨远端。合并交叉韧带断裂时，抽屉试验阳性；合并内外侧副韧带断裂时，侧向应力试验阳性。

4. 辅助检查　膝部正侧位 X 线片可明确诊断及移位方向，并了解是否合并骨折。

【并发症】

膝关节脱位往往并发血管神经损伤，其发生率可高达50%。血管损伤在前脱位中较多见，足背动脉的扪触和对远端血运的观察可以获得对血管损伤的印象，必要时应进一步检查，包括动脉造影或手术探查，血管栓塞可能导致肢体坏死，必须提高警惕。神经损伤以腓总神经损伤最为常见，即出现胫前肌麻痹，小腿与足背前外侧皮肤感觉减弱或消失。

【辨证论治】

1. **整复**　膝关节脱位属急症，一旦确诊，即应在充分的麻醉下行手法复位。血管损伤多可随复位自动恢复；腓总神经受损者，多因过度牵拉性损伤，恢复困难，易遗留永久性神经功能障碍；韧带损伤可以择期行交叉韧带的重建和侧副韧带的修复，即表明已复位。复位后，将膝关节轻柔屈伸数次，检查关节间是否完全吻合，并可理顺被卷入关节间的关节囊及韧带和移位的半月板。一般均不主张直接按压胫骨近端复位，以免加重损伤。

2. **固定**　膝关节加压包扎，用长腿夹板或石膏托屈曲20°～30°位固定6～8周。禁止伸直位固定，以免加重血管、神经损伤。抬高患肢，以利消肿。

3. **药物**　按脱位三期辨证论治。

4. **手术**　膝关节脱位并发韧带、血管损伤及骨折者，应手术治疗。对于复位后仍不能恢复的腘动脉损伤者更应立即进行手术探查及修复。

5. **练功**　在固定期间应积极锻炼股四头肌、踝关节与髋关节。6周后在夹板的固定下做扶拐不负重步行锻炼。解除固定后，练习膝关节屈伸活动，待股四头肌肌力恢复后及膝关节屈伸活动稳定的情况下，才能负重行走。

【预防与调护】

早期不宜做膝关节屈伸活动，如有膝关节明显不稳，应尽早行韧带重建或修补手术，预防后期创伤性关节炎的发生。

第十二节　髌骨脱位

髌骨脱位和半脱位在成人和青少年中有较高的发生率，特别是女性青少年。髌骨脱位的绝大多数是向外侧脱位。

【解剖特点】

髌骨为人体中最大的籽骨，是构成膝关节的一个重要组成部分。它被股四头肌扩张部肌膜所包绕，腱膜向下延伸成为强韧的髌下韧带，固着于胫骨结节上，有保护股骨髁、维护关节外形的作用，更为主要的是膝关节伸膝装置的重要组成部分之一，能加强伸膝装置对膝关节最后 $10°\sim15°$ 的伸直功能。

由于膝关节有 $10°\sim15°$ 的自然外翻角，股四头肌起止点不在一条直线上，当股四头肌收缩时，髌骨有自然外移的趋向，故临床上以髌骨外侧脱位较多见。

【病因病机】

髌骨脱位按其发病机制可分为外伤性脱位、习惯性脱位两种；按脱位时髌骨所在的位置分为外侧脱位、内侧脱位、向上脱位、关节内脱位及轴向旋转脱位；按髌骨脱位的性质分为急性脱位、复发性脱位。这些不同类型的脱位往往不是单一的因素，而是相互交错的因素所引起的，例如，先天性的股骨外髁发育不良，既是习惯性脱位的因素，又是轻微外伤导致外伤性脱位的因素。

1. 外伤性髌骨脱位　当膝关节屈曲位跌倒时，髌骨内侧缘遭受向外的直接暴力冲击时，或膝关节处在外翻为跌倒时，股四头肌扩张部内侧软组织发生撕裂时，可发生髌骨外侧脱位；当膝关节处于伸展位，突然在髌骨内侧遭到强力外旋暴力时，髌骨可滑过股骨外髁，而产生髌骨外侧脱位。

2. 习惯性髌骨脱位

（1）先天性骨或软组织发育缺陷

1）髌骨发育异常：如翼状髌骨、高位髌骨、髌骨发育不全等。

2）髌骨周围软组织异常：如髌骨外侧支持带先天性挛缩、髌骨内侧支持带先天性阙如或松弛、股内侧肌先天性发育不良、股外侧肌先天性挛缩、髂胫束止点异常（止在髌骨外缘）、髌腱止点异常等。

（2）创伤后愈合不良：常见的是急性髌骨脱位复位不良、软组织修复不良、固定时间不足，有的是膝关节手术内侧切口、髌内侧支持带修复不良等。

（3）各种骨病后遗症：如小儿麻痹后遗症、佝偻病，或骨质软化症引起的严重膝外翻，化脓性或结核性膝关节炎后遗症等。

总之，引起习惯性膝关节脱位的因素是多方面的，不论何种因素，只要造成膝关节 Q 角角度增加的任何剪力，均可使髌骨与股骨髁间窝不相对应，失去稳定性而脱位。

【诊断要点】

1. 外伤性髌骨脱位　并不多见。它有明显的急性外伤史，伤后膝关节疼痛肿胀，不能伸屈活动，髌骨内侧有瘀斑，压痛明显，推移髌骨时有松动感。有些患者自行将脱位的髌骨扳回原位，或当伸直膝关节时，脱位的髌骨极易弹回原位，有些患者就诊时仅表现为关节肿胀，关节内积液征阳性，医者可将髌骨自内向外施以推挤手法，很容易将髌骨向外推移，并伴随疼痛，患者拒按。

X 线检查膝关节正侧位片，可显示为复位的髌骨异常变位，有时发现髌骨边缘性撕裂骨折，侧位片可显示髌骨高位或低位，并可显示髌骨的扭转变位。为进一步显示股骨髁部的发育状况，可拍髌骨轴位片，如显示髌骨外髁低平，表明有先天性骨骼发育不良存在，提示有形成习惯性髌骨脱位的可能。

2. 习惯性髌骨脱位

（1）患者有膝部的弥漫性疼痛，上下楼梯加重，疼痛位于膝关节前部，呈持续性钝痛。膝关节可有不稳感、发软或踏空感，有髌骨摩擦音及膝关节肿胀。

（2）既往曾有一次或一次以上的外侧方向的髌骨脱出或错动史。

（3）髌骨研磨试验阳性：通过压迫髌骨，并用手法使其在滑车沟内向内、外、上、下移动，当髌骨关节有病变时，膝关节前部疼痛。

（4）推髌试验阳性：屈膝50°位侧方推髌骨，髌骨一半以上超出外侧股骨髁缘。

（5）恐惧试验阳性：侧方推挤髌骨时，患者反应过敏，拒绝侧推。

（6）Q角增大：Q角相当于髂前上棘到髌骨中心连线与胫骨结节到髌骨中心连线的交角，正常值男性为8°～10°，女性为10°～20°，若大于此范围则有脱位的倾向。此外，临床检查还可发现导致习惯性髌骨脱位的原发病变的表现，如先天性畸形、手术或创伤的痕迹、肌肉麻痹等。

（7）X线检查一般情况下，拍膝关节正侧位片即可确诊，但有时候需要加拍特殊位置的X线片。例如高位髌骨，需要在股四头肌强力收缩时拍摄侧位片，以确认髌骨关节异常变化；拍膝关节轴位片，以显示股骨外髁发育情况及髌骨所处的位置；必要时需拍摄双侧髋关节特殊X线片，以显示股骨颈前倾角情况。

【并发症】

外伤性髌骨脱位易导致发生膝关节创伤关节炎，习惯性髌骨脱位由于伴有膝关节解剖结构的发育异常，手术的目的只是解决脱位问题，无法恢复正常的髌骨关节对合关系，而且术前多存在髌骨关节的软骨损伤，复位术后又需经过一个长期的适应磨合过程，不可避免地会遗留一些并发症，较为常见的有关节屈伸受限、髌骨关节软骨损伤和脱位复发等。

【辨证论治】

1.整复 单纯新鲜的髌骨脱位手法整复较容易，一般不需要麻醉，也不需要助手。术者一手扶踝，一手持膝上，使膝关节牵拉伸直或后伸，髌骨可自动弹回复位；如不能弹回，可略施力于髌骨外缘，同时使膝关节过伸，髌骨被推向内侧，即可复位；如仍有困难，估计为髌骨嵌夹于股骨外髁部，可请助手协助；助手略屈曲膝关节，术者以两拇指将髌骨向外推移，松解嵌夹处，立即让助手伸直膝关节，术者同时施力于髌骨外缘，向内侧推挤，即可复位。

2.固定 手法整复后可用长夹板固定 3～4 周，手术切开复位后要采用石膏固定，固定时间依据手术的性质而定，仅软组织修复者，固定 4～5 周，有骨折内固定者，应固定5～6 周。

3.药物 在固定期间应服用活血止痛汤，解除固定后，可外用中药熏洗、按摩及屈伸关节锻炼，在软组织充分愈合的基础上要加强股四头肌的功能锻炼。

4.手术 外伤性髌骨脱位应对撕裂的膝内侧软组织，包括股四头肌的扩张部做手术修补。习惯性髌骨脱位应以手术矫治为主。

5.练功 固定后并积极做股四头股收缩；解除外固定后，有计划地指导加强股内侧肌锻炼，逐渐锻炼膝关节屈伸功能。

【预防与调护】

习惯性髌骨脱位一般均采取手术治疗，对外伤性髌骨脱位，注意是否合并其他膝关节稳定结构损伤，必要时应行手术治疗。保守治疗注意预防后期并发症的发生。

第十三节　尾骨脱位

尾骨脱位因滑倒或由高处坠下而臀部着地、撞击尾骨可造成本病。

【病因病机】

一、病因

1. 外伤：摔伤致臀部着地，导致骶尾部韧带损伤或肌肉牵拉伤。

2. 慢性积累性应力多次轻微的外伤，如久坐、骑马、长期便秘等导致尾椎的生物力学效应发生改变，由周围的韧带、筋膜等组织进行代偿，一旦失代偿，牵拉尾骨附近的尾神经，产生分布区域的症状和体征。

3. 妇女生产由于骨盆狭窄或胎儿过大向后挤压尾椎，导致尾椎及周围的韧带、肌肉受伤。

二、病机和辨证分型

外力作用于机体至尾骨筋伤，经脉受损，气血运行不畅，不通则痛，中医证属气滞血瘀。

【诊断要点】

1. 有明显外伤史。

2. 自觉不能正坐，不敢骑自行车，重者排大便时出现疼痛或仰卧位痛。

3. 检查：骶尾部肿胀、压痛、轴相挤压尾骨尖疼痛明显，叩击尾骨痛。肛诊时，可扪及尾骨畸形。X 线显示尾骨上有透明带或脱位，可做确诊依据。

【治疗方法】

1. 手法整复患者取胸膝侧卧位。术者用单指或双指施肛诊，沿骶骨纵轴前表面，由上向下理顺，至尾骨尖，并向后用力；另一手拇指着实在骶尾棘背面最痛点或隆起成角处，双手同时适当用力向前旋尾骨即可复位。术后患者以端坐位无痛为最佳。2 周内避免正坐位。

2. 患者俯卧位术者采用掐法、拇指压法、拳顶法，掐压顶痛点 200～400 次。每日 1～2 次，30 日为一疗程。

3. 针刺最痛点皮肤常规消毒，直刺痛点，提插十余次，强刺激。每 2 日 1 次，15 日为一疗程。

4. 损伤速效止痛剂每日涂患处 4～6 次。

5. 封闭疗法对于陈旧性损伤，患者俯卧位。取曲安奈德 2.5～5 mg 加 1% 利多卡因 1～2 mL，每周 1 次；或倍他米松 2～5 mg 和 0.5% 布吡卡因 1～2 mL，1～2 周 1 次。3 次为一疗程。常规消毒，术者用一手指从肛内抵住注射处（防止针尖刺破直肠）注射，封闭后端坐位疼痛消失。

【预防与调护】

尾骨脱位患者往往因疼痛害怕大便引起便秘，应给予预防便秘。减少坐和仰卧，注意用软垫减少压力。

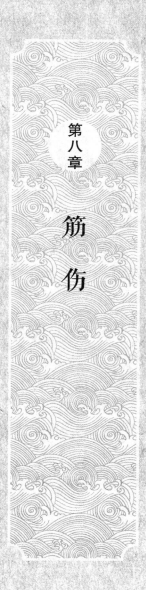

第八章

筋伤

一、病因病机

筋是人体组织的名称。《素问·五脏生成》曰："诸筋者，皆属于节。"筋伤，是指人体的肌肉、筋络及关节周围组织等受到损伤，也称为软组织损伤。一般多由于扭转、牵拉、跌仆、撞击等作用，使四肢、胸背等皮下组织，如肌肉、肌腱及韧带等软组织受到损伤。软组织损伤可分为急性和慢性两种，急性软组织损伤又可分为挫伤和扭伤，挫伤是由直接外力打击或冲撞所造成，扭伤是由间接外力作用于关节，引起其周围软组织的牵拉或撕脱而造成，它的主要病理变化是皮下出血、浆液渗出或断裂；慢性软组织损伤主要是指慢性劳损或由急性软组织损伤迁延而来。它的主要病理变化是局部组织充血、渗出、肥厚、粘连，继而引起代谢障碍、细胞变性、钙化、挛缩等变化。

二、临床表现

筋伤的主要症状是疼痛、瘀肿和功能障碍。急性损伤疼痛较剧，慢性损伤疼痛多与活动牵扯有关，或仅有轻微酸痛。压痛点往往就是病位的所在，所以寻找压痛点在诊断上具有特殊意义。

三、诊断依据

急性筋伤的主要症状是疼痛、瘀肿和功能障碍。

1. 早期 伤后一周内，气血瘀滞，疼痛明显，局部肿胀，瘀斑红紫，肢体功能障碍。

2. 中期 受伤 1～2 周，瘀血渐化，气机渐通，疼痛渐减，肿胀开始消退，瘀斑转为青紫。筋伤轻者，可获康复；筋伤重者，肿胀消退亦较显著，疼痛明显减轻，功能部分恢复。

3. 后期 筋伤两周以后，疼痛渐不明显，瘀肿大部分消退，瘀斑转为黄褐色，功能轻度障碍。经治疗后，症状消失，功能可恢复。少数患者迁延更多时日，可转变为慢性筋伤。

慢性筋伤的症状可有隐痛、酸楚、麻木、肿胀或功能障碍，需根据不同筋伤病种进行辨证。

诊断应以临床表现和影像学检查相结合。X线检查有助于排除骨折，磁共振检查能够清晰诊断软组织病变。

另外，急性筋伤尚需与痹证、痛疽、关节流注等相鉴别。慢性筋伤还要与骨痨、骨肿瘤等相鉴别。

四、辨证论治

急性筋伤早期宜采用活血化瘀、消肿止痛治法，可内服肢伤一方、外敷双柏散，适当制动。若有筋断裂，则考虑手术修补。

慢性筋伤宜用理筋手法和各种热疗如蜡疗、红外线、透热、超短波等。还可用离子透入、针灸、拔火罐、外敷药、熏洗药及内服药等。理筋手法有缓解肌肉痉挛、消除恐惧、改善循环、消肿止痛的作用，然后根据不同的情况选用拔伸牵引、屈曲按压、颤抖摇晃等手法。有皮肤病、感染性疾病（骨髓炎、骨结核等）、恶性肿瘤或妊娠期等，均不宜做理筋手法。

第二节　上肢筋伤

一、冻结肩

冻结肩又称五十肩、肩周炎，属中医学"肩痹"等范畴，是肩关节周围肌肉、肌腱、滑膜囊及关节囊的慢性损伤性炎症，以肩痛、肩关节活动障碍为其特征，常见于 50 岁左右的成年人，女性较多于男性。

【解剖特点】

肩关节由肱骨头与肩胛骨的关节盂构成，周围有三角肌、肩袖、滑膜囊及关节囊等软组织，可做屈、伸、外展、内收、外旋、内旋等动作。此外，还可做环转运动，为人体运动最灵活的关节，遭受损伤的几率较高。

【病因病机】

一般认为是因退行性病变所致或因肩部损伤而诱发。中医学认为是年老体衰，气血虚损，筋失濡养，风寒湿外邪侵袭肩部，筋脉拘急所致。

【临床表现】

早期肩部肌肉痉挛性疼痛，其特点是疼痛范围较广，活动时加剧，夜间尤甚，压痛部位较多或不明显，伴有上肢外展、后伸及旋转活动受限。后期肩臂肌肉萎缩，尤以三角肌为明显，最后因肩关节周围软组织广泛粘连而致肩部僵硬，形成"冻结肩"。

【诊断依据】

1.**病史**　常见于中老年人，多数患者呈慢性发病，少数有外伤史。

2.**临床症状**　肩周疼痛，活动时加重，以夜间为甚，常因天气变化及劳累而诱发，肩关节活动受限。

3.**体征**　肩部肌肉萎缩，肩前、后、外侧可有压痛，外展功能受限明显。

4.**辅助检查**　X线摄片检查多为阴性，有时可见骨质疏松、冈上肌腱钙化或大结节处有密度增高的阴影。

【辨证论治】

1.**治则**　舒通经络，活血止痛，松解粘连，滑利关节。早期以舒筋止痛为主，手法宜轻；后期以松解粘连为主，手法可适当加重，并加强肩关节的被动运动。

2.**部位与取穴**　肩臂部，取阿是穴、肩井、秉风、天宗、肩髃、肩贞、肩内陵、极泉、曲池、手三里、合谷。

3.**主要手法** 按揉法、擦法、拿法、弹拨法、摇法、扳法、搓法、抖法。

4.操作方法

（1）患者取坐位或健侧卧位。术者揉肩前部，重点治疗部位在结节间沟及三角肌前束，另一手托患肘，配合肩关节上举、外展、内旋、外旋等被动运动；一手揉法肩外侧，重点在肱骨大结节，三角肌粗隆处，另一手握住患肢上臂，配合肩关节上举、外展、内收；患者俯卧位，一手揉肩后部，重点治疗肩袖肌群，如冈上肌、冈下肌、小圆肌，另一手托肘部，配合肩关节后伸、外展的被动运动，按压天宗，拿腋后壁。时间10分钟。手法操作中用力要由轻到重，再由重到轻。

（2）按揉阿是穴、肩井、天宗、秉风、肩髃、肩贞、肩内陵、曲池、手三里、合谷。拿肩井、极泉穴、肩及上肢肌肉。

（3）摇肩关节，顺、逆时针各摇5遍，幅度由小到大。

（4）扳肩关节，前屈、外展、后伸各方向均扳5～10次，幅度由小到大，以患者忍受为度。将二头肌、大圆肌、小圆肌和前臂屈肌总腱放松，提高手摸背的功能。放松大菱形肌、小菱形肌，可以提高肩胛骨的活动范围。使用摇法、扳法当循序渐进，逐渐加大活动范围，以患者忍受为度，切不可用暴力、蛮力，并在扳法前尽量松解肩关节周围的软组织。

（5）搓肩部及上肢，上下往返3遍；抖上肢1分钟。

（6）必要时可在麻醉下做手法松解。在全麻下，患者仰卧位，术者一手持患者手腕，另一手握患者肘部，使患者上臂前上举，牵拉患臂并上举，当听到撕裂音响时立即停止，前屈、外展、内收活动无受限，患者促醒回归病房。

【预防与调护】

本病病程长、疗效慢，部分患者虽可自行痊愈，但时间长，痛苦大，功能恢复不全。因此，要鼓励患者树立信心，加强自主练功活动，注意肩部保暖，以增进疗效、缩短病程、加速痊愈。后期嘱患者加强肩关节主动功能锻炼，主要是患者弯腰，自然下垂患肩，做前后摆动及回旋画圈等运动。也可做体后拉肩、手拉滑轮或吊单杠等动作。

二、冈下肌筋膜炎

冈下肌筋膜炎是指因外伤、慢性劳损或寒冷潮湿刺激使冈下肌筋膜炎性改变而出现的一系列临床症状，主要表现为肩胛部弥漫性钝痛、发凉、皮肤麻木、肌肉痉挛和运动障碍。本病病程长，且常因劳累及气候变化而发作。

【病因病机】

（1）急性外伤史者极为少见，绝大多数由慢性劳损所致。

（2）肩部剧烈运动或用力过度，引起冈下肌损伤，导致局部损伤性炎症。

（3）肩部感受风寒，引起冈下肌肌张力增高，肌肉痉挛而发病。

【诊断】

1. 症状、体征

（1）损伤初期疼痛重：在冈下窝或肩胛背部有针刺样疼痛或胀痛，连及肩峰前方，可伴有局部皮肤麻木感。损伤日久，冈下窝有紧束感，甚者可见冈下肌萎缩。

（2）冈下窝内有明显压痛：部分患者肱骨大结节冈下肌腱附着点处有压痛，冈下窝内可触及条索状物。

（3）肩关节活动一般不受限。

（4）扩胸试验（肘伸直、肩外展后伸）引起疼痛。

2. 检查

X 线检查无异常表现。

【鉴别诊断】

本病应与颈椎病、肩周炎、肱二头肌长头肌腱腱鞘炎、冈上肌肌腱炎、肩峰下滑囊炎等肩部疾病相鉴别。

【辨证论治】

1. 治则　舒筋通络，活血止痛。

2. 部位与取穴　肩后部，取阿是穴、天宗、秉风、肩井、肩髃、肩贞、臂臑。

3. 主要手法　按揉法、指推法、掐法、弹拨法、摇法、擦法、搓法、抖法。

4. 操作方法

（1）患者取坐位，指推冈下窝、肩后侧及上肢各约 3 分钟。

（2）拇指按揉阿是穴、天宗、秉风、肩井、肩髃、肩贞、臂臑。

（3）弹拨冈下肌痛点约3分钟。

（4）顺逆时针方向分别摇肩关节各10遍。

（5）小鱼际擦冈下窝，以局部透热为度。

（6）搓患侧肩部、上肢3～5遍。抖患侧上肢约1分钟。

【预防与调护】

1.适寒温，避免感受风寒湿。适时添减衣服，不要睡在潮湿的地方，出汗及雨淋后要及时更换湿衣。

2.纠正不良的工作姿势，避免伏案过低过久等。

3.单一姿势过久时要常变换体位。

4.必要时可行肌筋膜扳机点注射。

三、小圆肌筋膜炎

小圆肌筋膜炎是指因外伤、慢性劳损或寒冷潮湿等刺激使小圆肌组织结构发生非特异性变化而出现的一系列临床症状，主要表现为肩胛部酸痛、僵硬、有沉重感，肩关节功能一般不受限。

本病病程长，劳累及天气变化症状加重。

【病因病机】

1.打高尔夫球、网球及保龄球等强力外旋肩关节或用力投掷等动作过猛，或外力直接撞击，均可使小圆肌出现出血、水肿、渗出。

2. 小圆肌损伤后失治误治，迁延日久；或肩部长期过度运动后引起小圆肌筋膜炎。

3. 肩关节后方长期受风寒湿刺激，导致小圆肌肌紧张、痉挛，久之肌纤维粘连成条索。

【诊断】

1. 症状、体征

（1）常有投掷、抛物或风寒湿刺激引起小圆肌肌损伤病史。

（2）肩背部疼痛或酸痛，严重者伤侧不能卧位，偶有手指麻凉感。

（3）沿小圆肌体表投影（重点在肩胛骨外侧缘外上 1/3 至肱骨大结节后下部）可触及该肌纤维隆起、痉挛，压痛明显，并可向上肢放散。

2. 检查

X 线摄片可排除骨病。

【鉴别诊断】

本病应与肩周炎、冈上肌肌腱炎、肩峰下滑囊炎和肩袖损伤等肩部疾病相鉴别。

【辨证论治】

1. 治则　舒筋通络，活血止痛。

2. 部位与取穴　取肩背部的阿是穴、风池、肩井、秉风、天宗、肩贞、肩髃、臂臑、膈俞。

3. 主要手法　按揉法、掐法、推法、点按法、弹拨法、摇法、擦法、搓法、抖法。

4. 操作方法

（1）患者取俯卧位，术者行弓步立于患者患侧，按揉和掐肩胛部肌肉各约 3 分钟。

（2）点按阿是穴、风池、肩井、秉风、天宗、肩贞、肩髃、臂臑、臑俞各穴约 30 秒。

（3）弹拨阿是穴约 3 分钟，顺小圆肌肌纤维走向指推约 3 分钟。

（4）患者取侧卧位。术者一手拇指点按阿是穴，另一手将患肩行托肘摇肩顺逆时针方向各摇约 10 次。

（5）擦肩后部，以透热为度。

（6）搓患侧肩部约 30 秒，抖患侧上肢约 1 分钟。

【预防与调护】

1. 急性期宜制动，以减少肩关节活动，后期积极进行肩关节功能锻炼。

2. 急性期患者手法宜轻柔；慢性期患者手法可稍重。

3. 避免坐位、低头姿势时间过长。

4. 患肩注意保暖，避免感受风寒。

5. 疼痛严重者，可行局部扳机点注射。

四、肱二头肌长头腱鞘炎

肱二头肌长头腱鞘炎主要是指因各种原因导致肱骨结节间沟和肱二头肌长头肌腱发生外伤或退行性改变，从而使肌腱、腱鞘和结节间沟在肩关节活动时长期摩擦而引发本病。肱二头肌长头腱鞘炎主要临床表现为肩前部疼痛，活动受限，多见于 40 岁以上的中年人，以慢性劳损为多见，是肩痛的常见病因之一，也是冻结肩的诱发因素。

【病因病机】

1. **急性外伤** 肩关节前部遭受外伤打击致局部筋伤、骨折或脱位；肩关节做外展外旋活动用力过猛，造成肱二头肌长头肌腱撕裂、出血、水肿，肱二头肌长头肌腱和鞘膜增厚而诱发。

2. **慢性劳损** 肱骨结节间沟先天性变异、骨质增生、变浅，骨折后局部骨痂形成导致结节间沟表面粗糙不平；肩关节过度后伸或外展活动时肱二头肌长头肌腱遭受肩峰撞击等，使肱二头肌长头肌腱在结节间沟的骨质上反复磨损、撞击而发生退行性改变，使肌腱和腱鞘充血、水肿、细胞浸润，甚至纤维化、腱鞘增厚、粘连形成而发病。

【诊断】

1. 症状、体征

（1）急性损伤者常有肩部明确外伤史，症状重。慢性发病者病程较长，症状较轻。

（2）肩前部或整个肩部疼痛，肩部活动时症状加重，休息后减轻。

（3）急性损伤者肩关节活动明显受限，尤以外展、外旋受限更甚，慢性发病者肩部活动受限较轻。

（4）病程较久或合并肩周炎者，可见肩部肌肉僵硬和萎缩。

（5）结节间沟处局限性深压痛。

（6）肱二头肌抗阻力试验阳性，即抗阻力屈肘及前臂旋后时，在肱二头肌长头腱处出现剧烈疼痛。

2. 检查　肩部后前位 X 线检查常无明显异常，少数患者可有肱骨头骨质疏松或肌腱钙化。疑为本病时应常规摄肱骨结节间沟切线位 X 线片，部分患者可见结节间沟变窄、变浅，沟底或沟边有骨刺形成。

【鉴别诊断】

本病应与肩周炎、肩袖损伤、肱二头肌长头肌腱滑脱、肱二头肌短头肌腱损伤、冈上肌肌腱炎和肩峰下滑囊炎相鉴别。

【辨证论治】

1. 治则　通络止痛，松解粘连。

2. 部位与取穴　肩前部、上臂前外侧部、肘部，取阿是穴、肩髃、肩内陵、肩贞、肩井、肩髎、巨骨、天府、尺泽、曲池。

3. 主要手法　掐法、拿法、推法、按揉法、弹拨法、摇法、擦法、搓法、抖法。

4. 操作方法

（1）患者取坐位。术者掐肩前部、拿三角肌约 3 分钟。

（2）指推肱二头肌肌腱及肌腹，时间约 3 分钟。

（3）按揉阿是穴、肩髃、肩内陵、肩贞、肩井、肩髎、巨骨、天府、尺泽、曲池，每穴治疗约 30 秒。

（4）弹拨结节间沟痛点约 3 分钟。

（5）摇肩关节，顺、逆时针各摇 10 遍。

（6）擦肩前侧，以局部透热为度。

（7）搓肩部、上肢约 1 分钟，抖上肢约 30 秒结束治疗。

【预防与调护】

1. 施弹拨手法时切忌暴力，以免损伤肌腱和腱鞘。

2. 急性期患肩应适当进行固定休息，以利于局部炎症消退；慢性期应加强肩关节各方向功能锻炼，避免冻结肩形成。

3. 局部注意保暖，避免感受风寒加重症状。

4. 可配合非甾体类药物或局部封闭治疗。

五、喙突炎

喙突炎是指附着在喙突部的肌腱、韧带和滑液囊由于急性损伤或慢性劳损致局部的炎性反应，并由此产生喙突部的疼痛和压痛，一般多见于青壮年。

【病因病机】

1. 喙突是肩部肌肉和韧带的重要附着点，有肱二头肌短头、喙肱肌、胸小肌及喙锁韧带、喙肩韧带、喙肱韧带等附着于喙突，喙突与肌腱之间有滑液囊。肩部受各种外力作用可伤及上述各组织于喙突附着点附近。

2. 肩部过度活动造成喙突、肌腱和滑液囊之间长期摩擦。

3. 肩部感受风寒。

由于上述各种原因引起喙突周围组织充血、水肿、纤维化、粘连而诱发本病。

【诊断】

1. **症状、体征**

（1）有喙突部急性损伤或慢性劳损史。

（2）喙突痛，外展后伸时加重，内收内旋位时减轻。急性损伤者局部疼痛明显，呈针刺样或撕裂样疼痛。慢性发病者局部酸痛、钝痛、隐痛，夜间、劳累或受凉疼痛可加重。

（3）喙突有明显压痛。

（4）患侧肩关节上举、外展、外旋、后伸均有不同程度受限，急性期尤为明显。

2. **检查** X线检查无异常表现，少数病程长、病情重者可见肱二头肌短头肌腱密度增高，并有点状钙化影。

【鉴别诊断】

本病应与肩周炎、肱二头肌长头肌腱鞘炎、冈上肌肌腱炎、肩峰下滑囊炎、肩袖损伤等肩部疾病相鉴别。

【辨证论治】

1. **治则** 通络止痛，松解粘连。

2. **部位与取穴** 取肩前部、上臂前部、肘部的阿是穴、中府、云门、肩髃、肩髎、臂臑、天府、尺泽、曲池、外关、合谷。

3. **主要手法** 按揉法、推法、点按法、弹拨法、擦法、搓法、抖法。

4. **操作方法**

（1）按揉肩前部约3分钟。

（2）指推肩前喙突周围约3分钟。

（3）点按阿是穴、中府、云门、肩髃、肩髎、臂臑、天府、尺泽、曲池、外关、合谷等穴各约30秒。

（4）弹拨肩前喙突部痛点约3分钟。

（5）摇患侧肩关节5～10次，幅度由小渐大，以患者能忍受为度。

（6）擦肩前部，以透热为度。

（7）搓患侧肩部、上肢约1分钟。抖患侧上肢约1分钟。

【预防与调护】

1. 急性期宜制动，以减少肩关节活动，后期积极进行肩关节功能锻炼。

2. 急性患者手法宜轻柔；慢性患者手法可稍重。

3. 患肩注意保暖，避免感受风寒。

4. 喙突部痛点封闭疗效较好。

六、肱骨外上髁炎

肱骨外上髁炎又称网球肘，属于中医学"筋痹""筋伤"范畴，其临床主要特征是肱骨外上髁处，即在前臂伸肌总腱的起始点部有疼痛和压痛。

【解剖特点】

肱骨外上髁是肱骨外髁外上缘的骨性突起，有桡侧腕长伸肌、短伸肌、指总伸肌，小指固有伸肌和尺侧腕伸肌的肌腱在环状韧带平面形成腱板样的总腱附着，当作抗阻力伸腕、伸指及前臂旋后动作时，均有牵拉应力作用于肱骨外上髁肌肉附着点。

【病因病机】

本病多因慢性劳损致肱骨外上髁处形成急慢性炎症，多见于特殊工种，如砖瓦工、木工、网球运动员等。中医学认为其是由于慢性劳损而瘀阻经筋所致。

【临床表现】

多数起病缓慢，且常无明显外伤史。肘部疼痛，可放射到前臂外侧或肩部，常因握拳或用力拧物而使疼痛加重。检查可发现肱骨外上髁、肱桡关节后方或桡骨小头附近有压痛。若将患肘伸直，前臂旋前，腕部掌屈，此时抗阻力腕背伸或前臂后旋，即可引起患部剧痛。

【诊断依据】

1. **病史** 常见于成年人，多数患者起病缓慢。

2. **临床症状** 肘外侧疼痛，疼痛呈持续渐进性发展，前臂无力，握力减弱，轻者静息时多无症状。

3. **体征** 肘外侧压痛，以肱骨外上髁处明显，腕伸肌紧张试验阳性。

4. **辅助检查** X线摄片检查多属阴性。

【辨证论治】

1. **治则** 舒筋活血，通络止痛。

2. **部位与取穴** 前臂桡背侧，取曲池、小海、尺泽、少海、手三里。

3. **主要手法** 多采用按、揉、拿、弹拨、擦等手法。

4. 操作方法

（1）患者坐位或仰卧位。术者站于或坐于患者患侧，用轻柔的揉法从肘部沿前臂背侧治疗，往返10次左右，以舒筋通络。用拇指按揉曲池、手三里、尺泽，用中指按揉小海、少海，手法宜缓和，同时配合拿法沿伸腕肌反复提拿。

（2）再用弹拨法。术者一手持腕，使患者前臂旋后位，另一手用屈曲的拇指端压于肱骨外上髁前方，其他四指放于肘关节内侧，持腕手逐渐屈曲肘关节至最大限度，另一手拇指用力按压肱骨外上髁的前方，然后再伸直肘关节，同时术者拇指推至患肢桡骨头的前上面，再沿桡骨头前外缘弹拨伸腕肌起点。施术后患者有桡侧三指麻木感及疼痛减轻的现象，最后用擦法沿伸腕肌治疗，以透热为度，亦可以搓上肢结束。

（3）对需理筋整复者可采取扳法，术者一手握肱骨下端，一手握前臂远端对抗用力，拔伸肘关节。握腕手同时做轻度的前臂旋转，左右扳动活动，握肱骨下端的手的拇指同时按揉桡骨小头，在拔伸过程中同时做肘关节屈伸活动，最后做弹拨、按揉等手法。弹拨法、按揉法可解除肱桡关节滑膜被肱骨与桡骨小头嵌挤引起的疼痛。

【注意事项】

本病可因附着于肱骨外上髁的肌腱纤维部分断裂导致，因此推拿治疗中不宜手法太重，以免产生医源性损伤。

【预防与调护】

因从事劳动而引起本病的患者，应根据情况改变原有的劳动姿势，以利于疾病康复。局部应注意保暖，防止寒冷刺激。平素要注意防护，避免使伸肌总腱长时间、反复受到明显牵拉。发病时更应减少活动，必要时可作适当固定，如三角巾悬吊或前臂石膏固定等。

七、旋后肌综合征

旋后肌综合征是桡神经深支被旋后肌浅层腱弓或桡侧腕短伸肌腱弓卡压，造成该神经支配肌肉的肌力减弱或麻痹，又称桡管综合征、桡弓综合征。

【病因病机】

旋后肌分为深浅两层，桡神经深支（骨间背神经）经旋后肌两层之间通过，除支配旋后肌外，还支配尺侧腕伸肌、指总伸肌、食指和小指固有伸肌、拇长伸肌、拇短伸肌及拇长展肌，是一种单纯运动神经。在旋后肌浅层的近侧缘是较坚韧的腱性结构，称为旋后肌腱弓，神经常在此处受压。本病可由于肘关节急性外伤后局部软组织纤维化、粘连；或肘关节长期重复性劳动，使局部组织受到摩擦和慢性损伤，以及类风湿关节炎致使旋后肌腱弓肥厚，最终导致骨间背神经受压而引起本病。脂肪瘤、血管瘤、腱鞘囊肿等占位性病变也可导致本病的发生。

【诊断】

1. 症状与体征

（1）本病发病缓慢，可逐渐发生伸掌指关节及伸拇、外展拇指无力，主要是不能将掌指关节向后45°伸直（垂指畸形）；伸腕偏向桡侧（因尺侧伸腕肌受累而无力）。

（2）无虎口区感觉异常，无疼痛。肘关节前外侧桡骨头有压痛点，重压可引起远端疼痛加剧，压痛点为前臂背侧桡侧腕长伸肌、腕短伸肌和指总伸肌之间的间隙。

（3）抗阻力试验阳性，中指试验阳性。

（4）因为脂肪瘤、血管瘤、腱鞘囊肿等占位性病变所致者，可于肘窝桡侧处触及肿物。

2. **检查** X线检查多无异常表现。

【鉴别诊断】

本病应与腕管综合征、臂丛神经炎、胸廓出口综合征、神经根型颈椎病相鉴别。

【辨证论治】

1. **治则** 舒筋通络。

2. **部位与取穴** 肘及前臂部取尺泽、手三里、列缺、曲池穴。

3. **主要手法** 多采用按法、揉法、捻法。

4. **操作方法**

（1）患者坐位。术者站或坐于患者对面，一手握住患侧腕部，一手先用按揉法施术于患者肘窝处，重点按揉尺泽与曲绰穴。

（2）再用揉法，从肘窝缓慢向腕部方向治疗，施用手法的同时配合患侧前臂的被动旋前、旋后动作，然后按揉手三里、列缺等穴。如此反复操作10分钟。

（3）在患侧大鱼际、小鱼际及骨间肌施指揉法；各手指施捻、捋法治疗，约5分钟。

【注意事项】

1. 因脂肪瘤、血管瘤、腱鞘囊肿等占位性病变所致者，应先针对占位病变进行治疗，不愈者再行推拿治疗。

2. 患者应注意保暖，适当配合练功活动。

【预防与调护】

避免过劳

八、三角纤维软骨复合体损伤

腕关节三角软骨复合体由关节盘、背侧和掌侧尺桡关节韧带、半月板样物质、尺侧副韧带、尺侧腕伸肌腱腱鞘等结构组成，是对腕部具有解剖学和生物力学意义的多种坚韧组织的复合体，具有传递、承受和缓冲压力的作用，是维持腕关节尺侧稳定的主要结构，也是桡尺远侧关节的主要稳定结构。三角软骨盘复合体损伤后可引起腕关节疼痛和功能障碍。

【病因病机】

三角纤维软骨复合体损伤分急性损伤和慢性劳损两种，急性损伤多是因发生跌倒时，手掌撑地腕关节过度背伸，前臂旋前，或向尺侧偏斜时，软骨盘被挤压于尺骨、三角骨和月骨之间而发生破裂或撕脱而损伤。慢性劳损多是因工作原因，腕关节反复背伸、旋转挤压，而引起三角软骨盘复合体退行性撕脱，一般发病年龄稍大。

【诊断】

1. **症状与体征**

（1）外伤性三角纤维软骨复合体损伤的患者多有明确的腕部外伤史，腕部多有肿胀。慢性三角软骨复合体损伤多和患者从事的工作有关，是一个慢性渐进性的病变。

（2）主要症状是腕部尺侧疼痛，活动时加重，伴有腕部酸胀感，手握力下降，腕关节旋前、旋后、尺偏、屈伸活动受限，运动弧欠圆滑，偶有弹响。尺骨小骨头突出。

（3）尺腕应力试验阳性：腕关节最大限度尺偏，在轴向应力下，做腕关节被动旋前、旋后活动，引起腕尺侧痛。

2. **检查** X线检查不能直接发现三角软骨复合体损伤，但可发现尺骨的异常，特别是有撕脱性骨折和软骨下骨质破坏。关节造影和关节镜检查可明确诊断。

【鉴别诊断】

本病应与单纯腕部尺侧副韧带损伤、月骨无菌性坏死、腕背伸肌腱炎、腕关节损伤性滑囊炎相鉴别。

【辨证论治】

1. **治则** 活血化瘀，舒筋通络。

2. **部位与取穴** 腕及前臂部，列缺、神门、内关和外关等穴。

3. **主要手法** 主要采用按揉、一指禅推法等手法。

4. **操作方法**

（1）急性三角软骨盘复合体损伤，如有错位者，应先复位。复位方法：患者坐位，患肢旋前位、伸直，术者站于患者面前，双手掌及四指分握住患者手掌的大小鱼际，一手拇指放于腕关节背侧尺骨头上，另一手拇指放于尺桡骨之间，且用力拔伸，助手握住患肢前臂以对抗牵引。在拔伸的同时，双拇指分别揉按尺骨头和桡骨尺侧缘，以使尺骨平复，然后制动休息，以待损伤自我修复。

（2）慢性三角软骨盘复合体损伤可直接用推拿手法，先用点按法、指揉法及一指禅推法在阳谷、外关、阴郄等穴上进行治疗。然后患者坐位，患肢旋前位、伸直，术者站于患者对面，双手掌及四指分握住患者手掌的大小鱼际，一手拇指放于腕关节背侧尺骨头上，另一手拇指放于尺桡骨之间，且用力拔伸，助手握住患肢前臂以对抗牵引（或患者身体主动向后以对抗牵引），同时做腕关节被动旋转运动，幅度从小到大，且双拇指分别揉按尺骨头和桡骨尺侧缘，以恢复腕关节功能，此手可重复进行。

【注意事项】

进行复位手法轻巧，以防加重损伤。

【预防与调护】

1. 急性期注意要固定制动，避免腕关节旋转活动。

2. 局部肿痛者，可外敷冰红消肿膏。伤后日久者，局部用通督活络洗剂熏洗患处。

九、桡骨茎突狭窄性腱鞘炎

桡骨茎突部的肌腱在腱鞘内长时间的摩擦和反复的损伤后，滑膜呈现水肿、增生等炎症变化，引起腱鞘管壁增厚、粘连或狭窄者，称桡骨茎突狭窄性腱鞘炎。

【解剖特点】

桡骨茎突的腱沟窄而浅，底面突出不平，沟面覆盖腕背韧带，拇长展肌和拇短伸肌在这一狭窄而较坚硬的鞘内通过，加之此处形成一尖锐角度，且拇指活动度较大，故易产生摩擦，从而造成劳损或引起创伤。

【病因病机】

由于手腕部的过度劳累，导致桡骨茎突部的腱鞘发生损伤性炎症，造成纤维管充血、水肿、肥厚、管腔变窄，肌腱在管内滑动受阻而产生症状。如迁延日久，腱鞘纤维化和挛缩，腱鞘腔变得更狭窄，将使症状更为顽固，临床多见于家庭妇女和从事手工操作的工人等。

【临床表现】

多起病缓慢，疼痛局限于桡骨茎突部，且逐渐加重，可向手及前臂放射。拇指运动无力，活动受限，严重者局部可有轻度肿胀、潮红、发热，触痛敏感，个别患者在局部触诊时有细微的摩擦感。

【诊断依据】

1. **病史**　有劳损史，好发于家庭妇女及长期从事手工操作者。

2. **临床症状**　桡骨茎突部疼痛，持重时乏力、疼痛加剧，活动受限。

3. **体征**　桡骨茎突处肿胀，有一结节状轻微隆起，扪之约为豌豆大小，压痛明显，握拳尺偏试验阳性。

4. 辅助检查 X 线摄片检查多无明显变化。

【辨证论治】

1. 治则 舒筋活血。

2. 部位与取穴 桡骨茎突部，取手三里、偏历、列缺、阳溪和合谷等穴。

3. 主要手法 掐法、点按、揉法、拔伸、擦法。

4. 操作方法

（1）于前臂伸肌群桡侧施揉法，再点按手三里、偏历、列缺、阳溪和合谷等穴，然后术者用拇指重点揉按桡骨茎突部及其上下方，达到舒筋活血的目的。

（2）推按阳溪穴：患者取坐位，术者站位，术者一手夹持患者拇指近侧端，另一手握住患腕，相对用力做拇指拔伸，握腕手拇指在拔伸的同时按揉阳溪穴，夹持拇指的手在拔伸时，同时做拇指的外展、内收等被动运动。

（3）牵拉法：患者取坐位，上肢旋前，患腕拇指在上，术者以双手分别握持腕关节两侧，两拇指在上，向相反方向用力牵拉，并交错拧动，重复操作数次。操作时可听到"吱吱"响声，以解除粘连，疏通狭窄。

（4）从第 1 掌骨背侧到前臂用擦法治疗。

【注意事项】

1. 手法的刺激量不宜过大。

2. 应尽量避免腕关节过度运动，并注意保暖。

3. 术后可行热敷，或用活血化瘀、舒筋通络类中药熏洗腕部。

4. 必要时可行封闭、针刀或手术治疗。

【预防与调护】

平时注意防护，勿使手腕过于疲劳，一旦病发，如能在早期，尽可能减少或暂时终止做腕关节背伸及尺偏倾斜和拇指频繁内收的动作，可减少肌腱在鞘内滑动摩擦，有利于疾病恢复。

十、腕管综合征

腕管综合征临床较常见，是一种由于正中神经在腕管中受压而引起的以手指麻木为主的感觉、运动功能障碍等一系列表现的疾病。

【解剖特点】

腕管指腕掌横韧带与腕骨所构成的骨-韧带隧道。通过腕管的有拇长屈肌腱与4个手指的指浅屈肌腱、深屈肌腱及正中神经。正中神经居于浅层，处于肌腱与腕横韧带间。

【病因病机】

腕部的创伤，如桡骨远端骨折、腕骨骨折脱位、腕部扭挫伤、腕部慢性损伤，或腕管内有腱鞘囊肿、脂肪瘤等原因导致腕管内容积相对减小，指屈肌腱和正中神经与腕掌横韧带来回摩擦，而引起肌腱、滑膜等组织的水肿、肿胀、增厚，使管腔内压力增高，最终压迫正中神经而发病。

【临床表现】

主要为正中神经受压后，引起腕以下正中神经支配区域内的感觉、运动功能障碍。患手桡侧3个半手指麻木、刺痛或烧灼样痛、肿胀感。患手握力减弱，拇指外展、对掌无力，握物、端物时偶有突然失手的情况。夜间、晨起或劳累后症状加重，活动或甩手后症状可减轻。寒冷季节患指可有发冷、发绀等改变。病程长者，大鱼际萎缩，患指感觉减退，出汗减少，皮肤干燥脱屑。

叩诊试验阳性：轻叩患侧腕管正中部位的正中神经（桡侧腕屈肌与掌长肌间），患侧正中神经分布的手指有放射性触电样刺痛感。

【诊断依据】

1. **病史**　常有慢性劳损史或外伤病史。

2. **临床症状**　早期出现患手桡侧3个半手指麻木、刺痛或烧灼样痛；后期出现大鱼际萎缩、肌力减弱，正中神经区域感觉障碍，拇指不能外展。

3. **体征**　叩诊试验阳性。

4. **辅助检查**　某些病例因同时患有肥大性关节炎、桡骨远端骨折、腕骨骨折兼脱位等，而导致 X 线片检查异常；肌电图检查异常。

【辨证论治】

1. **治则**　舒筋通络，活血化瘀。

2. **部位与取穴**　手及腕部，取曲泽、内关、大陵、鱼际等穴。

3. **主要手法**　多采用按、揉、摇、擦等手法。

4. **操作方法**

（1）先用拇指点按曲泽、内关、大陵、鱼际等穴；用按法、揉法在前臂手厥阴心包经往返治疗，在腕管及大鱼际处应重点治疗，手法应先轻后重，用捻法和捋法推拿手指，再用捏腕法治疗。

（2）捏腕法：患者正坐位，前臂处于旋前位，手背朝上，术者双手握患者掌部，而拇指平放于腕关节的背侧，以拇指端按压在腕关节间隙内。在拔伸情况下摇动腕关节，然后在拇指按压下将手腕背伸到最大限度，随即屈曲，并左右各旋转其手腕 3～4 次。

（3）可用擦法擦腕掌部，以达到舒筋通络、活血化瘀的目的。

【注意事项】

1. 因外伤导致骨折、脱位而引起本病者，应在骨折愈合及关节复位后，再考虑推拿治疗。

2. 术后可用活血化瘀、舒筋通络类中药熏洗腕部。

3. 操作中切忌暴力、强力，以免发生新的损伤。

【预防与调护】

对腕部的创伤要进行及时、正确地处理。已发生腕管综合征者，施行理筋手法之后要固定腕部，不宜做热疗，以免加重病情。保守治疗无效者应尽快手术治疗，防止正中神经长时间严重受压而变性。

十一、屈指肌腱腱鞘炎

屈指肌腱腱鞘炎又称弹响指、扳机指，以拇指发病为最多。

【解剖特点】

第 1 掌骨颈与掌指关节的浅沟与鞘状韧带组成骨性纤维管，鞘内层为滑膜，可使拇长屈肌大幅度来回滑动，其余每个手指的屈肌腱亦有腱鞘将其约束在掌骨头和指骨上。

【病因病机】

手指经常屈伸，使屈肌腱与骨性纤维管反复摩擦，或长期用力握持硬物，骨性纤维管受硬物与掌骨头二者的挤压，局部充血、水肿，继之纤维管变性，管腔狭窄。屈指肌腱因之受压而变细，两端膨大呈葫芦状，阻碍肌腱的滑动。当肿大的肌腱通过狭窄的隧道时，发生弹跳动作和响声者，故称弹响指；肿大的肌腱不能通过狭窄的隧道时，手指不能伸屈，称为闭锁。中医学认为是由局部过劳或受凉，引起气血凝滞，不能濡养经筋所致。

【临床表现】

本病起病缓慢，早期患指发僵、疼痛、伸屈困难，活动后即消失；逐步出现弹响；后期患指疼痛，不能屈伸，终日有闭锁。检查时在掌侧面、掌骨头部有压痛，并可触及一黄豆大小的结节。

【诊断依据】

1. **病史** 有手部劳损病史，多见于妇女及手工劳动者，好发于拇指、中指。

2. **临床症状** 手指活动不灵活，局限性酸痛，晨起或劳累后症状明显。

3. **体征** 掌指关节掌侧压痛，可触及结节，指伸屈活动困难，有弹响或闭锁现象。

4. **辅助检查** X线摄片检查多无明显改变。

【**辨证论治**】

1. 治则　舒筋通络，活血化瘀。

2. 部位与取穴　手掌及手指部取劳宫、合谷。

3. 主要手法　多采用捻、拔伸等手法治疗。

4. 操作方法

（1）用捻法和捋法在患指的掌指关节周围施术，以舒筋活血。

（2）拔伸患指的掌指关节：患者坐位，术者站或坐于患者前，患者前臂旋后，掌面向上，术者一手捏住患指的掌骨进行固定，另一手的拇指和屈曲的食指捏住患指近节指骨远端，拇指端抵住患指掌骨远端掌侧的腱鞘的狭窄部，两手做对抗牵引，牵引时屈曲患指的掌指关节，并同时用拇指指端用力向尺侧推挤腱鞘的狭窄部，常有撕裂感。

（3）掐按患指的掌指关节：术者可用一手紧握患者患指，先做屈伸活动，再以另一手拇指尖端与患者拇指腱鞘狭窄部呈垂直位，用力向桡侧推按挤压其狭窄部。

【**注意事项**】

1. 制动休息，避免过劳。

2. 以上手法每日或隔日一次，通过手法起到减少和预防粘连、消肿、扩张狭窄部及撕裂狭部病变组织的作用。

3. 封闭和针刀对本病有一定疗效，必要时手术。

【预防与调护】

平时做手部动作要缓慢，避免劳累，少用凉水。发病时间短且疼痛严重者，需充分休息。晚期局部硬结明显者，尽量不用理筋手法，可选择水针或小针刀治疗。

第三节　下肢筋伤

一、髋关节一过性滑膜炎

本病常见于 5 ～ 10 岁的儿童，是一种非特异性炎症所引起的短暂的以急性髋关节疼痛、跛行和功能障碍为主的病症，又称髋关节暂时性滑膜炎。

【解剖特点】

儿童时期，由于股骨头及髋臼的发育尚未成熟，且关节囊较松弛、肥大，因而髋关节活动度相对成人较大。

【病因病机】

跳跃、滑倒、劈叉等致下肢过度外展或内收时，由于关节腔内的负压作用，将关节滑膜或脂肪、韧带吸入并嵌顿于关节腔内使之受损，引起髋关节滑膜急性炎症改变。部分患儿病前 2 周有上呼吸道感染病史，故也有学者认为该病与低毒感染相关。

【临床表现】

发病前几天患儿有上呼吸道感染或外伤史。半数患儿有低热，患儿诉大腿前内方和膝部疼痛，跛行，患髋各方向活动均受限，有时会有轻度屈髋挛缩。

【诊断依据】

1. **病史**　好发于 5 ～ 10 岁的儿童，多数有上呼吸道感染或外伤史。

2. **临床症状**　跛行，大腿前内方和膝部疼痛。

3. **体征**　腹股沟压痛，髋关节各方向活动均受限，"4"字试验阳性。重者托马斯征阳性。

4. **辅助检查**　X 线片主要表现为髋关节骨性结构无异常，如关节积液严重时，关节间隙增宽，股骨头轻度向外侧移位。血常规及血沉均正常，细菌培养阴性。

【辨证论治】

1. **治则**　活血化瘀，通络止痛，滑利关节。

2. **部位与取穴**　髋关节周围，环跳、风市、秩边、阿是穴等。

3. **主要手法**　点法、按揉、摇法、擦法等。

4. **操作方法**

（1）患者俯卧位，术者立于其一侧，用掌根在臀部施按揉法，力量应深沉有力，约 5 分钟。

（2）患者侧卧位，用两拇指点环跳，点按风市、秩边、阿是穴等约 3 分钟，以有酸胀感为度；然后做髋关节后伸和外展的被动运动 10 次。

（3）患者仰卧位，术者用手掌根从腹股沟至膝部施以揉法，反复操作 4～5 次；再让患者屈膝屈髋，术者一手扶膝部，一手扶踝部做髋关节摇法，配合髋关节外展和内旋、外旋的被动运动 10 次。

（4）患者侧卧位，患侧在上，在髋关节部位用掌擦法，以透热为度。

【注意事项】

1. 嘱患者进行适当的体育锻炼，并长期坚持。

2. 局部保暖，避免频繁下蹲。

3. 如急性期或关节积液较多，应予休息制动。

4. 髋关节被动运动时，应在髋关节生理活动范围内操作。

【预防与调护】

应避免下肢过度外展、外旋或内收、内旋活动。治疗期间应卧床，避免负重行走。

二、梨状肌综合征

因梨状肌发生损伤、痉挛、变性等导致梨状肌下孔狭窄，使通过该孔的坐骨神经和其他骶丛神经及臀部血管遭到牵拉、压迫或刺激，出现以臀部、大腿后侧疼痛为主要表现的疾病称为梨状肌综合征。它是引起干性坐骨神经痛的原因之一，是常见腰腿痛病证之一。

【解剖特点】

梨状肌起自骨盆内骶骨前面，穿出坐骨大孔达臀部，止于股骨大转子，将坐骨大孔分为梨状肌上孔及下孔坐骨神经出梨状肌下孔。髂后上棘与坐骨结节连线中点、坐骨结节与股骨大转子连线中点，这两点的连线为坐骨神经在臀部的体表投影。坐骨神经走行变异的患者，梨状肌有损伤时更易导致发生梨状肌综合征。

【病因病机】

梨状肌损伤多由间接外力所致，如闪、扭、跨越、反复下蹲等；或由于某些动作，尤其是下肢外展、外旋或蹲位变直立时，使梨状肌被牵拉过长而致损伤；臀腰部感染或外邪侵袭亦可造成梨状肌炎症性损伤。

【临床表现】

疼痛多发生于一侧臀腿部，呈"刀割样"或"烧灼样"性质，大小便或大声咳嗽等引起腹内压增高时可使疼痛加剧。

【诊断依据】

1.病史　多数患者有过度旋转、外展大腿的病史，有些患者有夜间受凉病史。

2.临床症状　常表现为一侧臀部、大腿后侧疼痛。

3.体征　臀肌有不同程度萎缩，梨状肌表面有深压痛，可触及条索状肌束或痉挛的肌肉。Pace 试验、Thiele 试验阳性。

4.辅助检查　多无异常发现，可帮助排除髋部及骶髂关节病变。

【辨证论治】

1. 治则　舒筋活血，通络止痛。

2. 部位与取穴　臀部和下肢等，取环跳、承扶、阳陵泉、委中、承山等穴位。

3. 主要手法　按法、揉法、点按法、弹拨法、擦法及被动运动。

4. 操作方法

（1）患者俯卧位，术者站于患侧，先用柔和而深沉的揉法沿梨状肌体表投影反复施术 3 ～ 5 分钟，然后施掌揉法于患处 2 ～ 3 分钟，再在患侧大腿后外侧施拿揉法，充分使臀部及大腿后外侧肌肉放松。

（2）用拇指弹拨法于梨状肌肌腹呈垂直方向弹拨 10 次，并点按环跳、承扶、阳陵泉、委中、承山等穴，以酸胀为度，以达通络止痛之目的。

（3）施掌推法或深按压法，顺肌纤维方向反复推压 5 ～ 8 次，力达深层，再以肘尖深压梨状肌 2 ～ 3 分钟，以达理筋整复之目的。

（4）术者一手扶按髋臀部，一手托扶患侧下肢，做患髋后伸、外展及外旋等被动运动，反复数次，使之滑利关节，松解粘连，最后施擦法擦热局部。

【注意事项】

1. 梨状肌位置过深，治疗时不可因位置深而用暴力，避免造成新的损伤。

2. 急性损伤期应卧床休息 1 ～ 2 周，以利于损伤组织的修复。

3. 注意局部保暖，免受风寒刺激。

4. 避免重体力劳动，尤其是搬重物或弯腰捡东西的动作应避免。

【预防与调护】

患者承重时不要用力外旋或者内旋，可进行梨状肌被动自我拉伸训练。

1. **梨状肌展长练习**　取二郎腿位，双手用力使大腿内收内旋200次。200次为一组，每日1～2组。

2. **梨状肌展长抗阻练习**　姿势同前，双手压住膝关节外侧，行主动外旋膝关节200次。200次为一组，每日1～2组。

三、臀肌挛缩症

臀肌挛缩症是由多种原因引起的臀肌及其筋膜纤维变性、挛缩，继发髋关节内收、内旋、屈曲功能障碍，进而表现为特有的步态、姿势异常的临床症状。发病原因常与反复多次的臀部肌内注射药物有关。

【解剖特点】

臀大肌位于臀部皮下，起于髂骨外面和骶尾骨的后面，肌束斜向下外，止于股骨的臀肌粗隆，是髋关节有力的伸肌，并可使股骨外旋。臀大肌肌束肥厚，是肌肉注射的常用部位。

【病因病机】

多见于注射后导致臀大肌纤维变性、挛缩，如挛缩波及臀中肌、阔筋膜张肌及髂胫束时，症状更加典型。本病亦可见于未经臀肌注射的患儿，原因不明。

【临床表现】

本病常因步态特殊，坐位双膝不能靠拢而来就诊。由于臀大肌纤维挛缩，患者不能在中立位屈髋。因此，患者下坐或蹲下时，必须将大腿分开、患髋外展外旋，呈典型蛙式位。站立时，下肢常呈外旋步态，不能完全并拢。双髋病变者，跛行更为明显，表现为"绕圈"步态。

【诊断依据】

1. **病史** 多见于儿童，起病缓慢，常有臀区注射药物病史。

2. **临床症状** 患侧髋关节内收、内旋、屈曲受限，行走步态异常。

3. **体征** 臀区外上 1/4 象限可见皮肤凹陷，沿臀大肌肌纤维方向可触及条索状物或硬结，髋关节内收、内旋时尤为明显，Ober 征阳性。

4. **辅助检查** X 线摄片检查大多无异常。

【辨证论治】

1. **治则** 舒筋活血。

2. **部位与取穴** 环跳、居髎、承扶、殷门、委中等。

3. **主要手法** 揉法、按法、拨法、擦法等。

4. **操作方法**

（1）患儿俯卧，术者推揉患侧臀部，配合髋关节后伸外展动作，约 5 分钟，沿臀大肌方向进行；按拨股骨大转子后方约 1 分钟；按揉环跳、居髎、承扶、殷门、委中，每穴约 1 分钟。

（2）患儿侧卧，患肢在上，术者施㨰法于阔筋膜张肌沿髂胫束到膝部胫骨外髁处，约 2 分钟；按揉居髎、风市、膝阳关，每穴约 1 分钟；掌擦臀大肌及大腿外侧部，以温热为度。

（3）患儿仰卧，术者两手按拨患肢髂嵴后部和大转子处的条状物；一手推患肢膝部，做髋关节屈曲内收、内旋被动活动，约 3 分钟。

【注意事项】

患侧臀部注意保暖，避免急慢性损伤。患侧臀部可配合湿热敷。

【预防与调护】

儿童时期应尽量避免反复、多次的臀部注射治疗，如必须采取此法时，可于注射部位进行局部热敷及按摩等，一旦病发，则应尽早就医。

四、臀中肌筋膜炎

臀中肌筋膜炎又称臀中肌综合征，是以臀部疼痛并向下肢放散为临床特征的一种疾病。本病在慢性腰腿痛的发病率中占有相当大的比例，好发于 25 ～ 50 岁的体力劳动者。本病属中医学"伤筋""痹证"范畴。

【病因病机】

臀中肌位于臀大肌的深面，起于髂嵴外侧，止于股骨大转子，是主要的髋关节外展肌。在单足站立时，此肌能保证骨盆在水平位的稳定。日常生活中的躯干活动如弯腰、直立、行走、下蹲等，依靠骨盆、髋关节及腰臀部肌群与筋膜联合完成，当髋关节长期处于屈曲位或扭转位时，臀中肌及其筋膜过伸，使局部组织血供不良，代谢障碍，造成组织挛缩和粘连，产生无菌性炎症，从而引发一系列症状。

【诊断】

1. 症状、体征

（1）一般有牵拉、过度扭转外伤史。

（2）腰腿痛的部位在臀部，以酸痛为主，劳累或活动后疼痛加重。

（3）压痛点可为1个或多个，臀中肌的前、中、后部均可有压痛点。

（4）直腿抬高可有臀部疼痛及大腿痛。

（5）在臀肌筋沟处能摸到条素状病理反应物。

2. 检查　X线片及实验室检查无特异性表现。

【鉴别诊断】

本病应与梨状肌综合征、强直性脊柱炎和腰椎间盘突出症等疾病相鉴别。

【辨证论治】

1. 治则　温经通络，解痉止痛，松解粘连。

2. 部位与取穴　腰臀部和下肢部，取大肠俞、环跳、承扶、委中穴。

3. 主要手法　拳压法、点按法、拿法、按揉法、弹拨法、理筋法等。

4. 操作方法

（1）患者俯卧位，术者先以轻柔的按揉法在患处以及同侧腰腿处治疗5分钟，以缓解痉挛。

（2）继上势，用弹拨法在患处以垂直于臀中肌肌纤维方向及肌肉条索处用力来回弹拨，每处弹拨20下，以顺筋理筋。

（3）点按患侧大肠俞、环跳、承扶、委中等穴，每穴1分钟。再次以拳压法、揉法、拿法沿患侧腰臀腿部行放松手法。

（4）患者仰卧位，助手固定健侧膝，术者一手按患侧膝，一手握踝，使患者屈膝屈髋，再使髋内收内旋，小腿外展内旋，然后迅速顿拉下肢，结束手法。

【注意事项】

手法要力度适中，忌用蛮力暴力，以免造成新的损伤。

【预防与调护】

1. 注意局部保暖，免受风寒刺激。

2. 避免弯腰、久坐、久蹲及跳跃活动。

五、阔筋膜张肌筋膜炎

阔筋膜张肌筋膜炎是指因外伤、慢性劳损、寒冷潮湿刺激使阔筋膜张肌筋膜及其肌肉组织发生水肿、渗出及纤维性变，而出现的一系列临床症状，其特点是臀部疼痛并沿大腿外前方向下放射至膝关节稍下方，同时在臀大肌外上方阔筋膜张肌腹部后缘有明显的僵硬感和压痛，多数病例在检查时外展下肢后疼痛可加重。病后多不能做大幅度的跑、跳、转体、伸展及摆腿等动作。

【病因病机】

1. 奔跑、跳跃、搬抬重物时，膝关节伸直、大腿猛烈屈曲或过度伸展可造成阔筋膜张肌损伤。

2. 大腿外侧暴露感受风寒，如寒冷天气女性穿短裙，夏天贪凉一侧席地而卧等，阔筋膜张肌受风寒湿刺激而发病。

3. 阔筋膜张肌由臀上神经支配，与该神经通路中任何有关之物理或病理性刺激均可诱发本病。

【诊断】

1. 症状、体征

（1）患者感觉自臀肌外上方沿大腿及膝关节外侧呈放散痛。

（2）患肢可有寒冷不适以及麻木沉重感。

（3）在臀大肌外上方，阔筋膜张肌肌腹部后缘，有非常敏感的压痛点，并可摸到僵硬的肌肉或索条状硬块。

（4）外展抗阻试验：患者侧卧，患肢用力外展，检查者给予阻力对抗，若出现上述症状即为阳性。

2. 检查　X线片无异常表现，可排除髋骨关节疾病。

【鉴别诊断】

本病应与腰椎间盘突出症、腰椎管狭窄症、臀上皮神经炎、强直性脊柱炎、梨状肌损伤综合征和股骨大转子滑囊炎等疾病相鉴别。

【辨证论治】

1. 治则　舒筋解痉，滑利关节。

2. 部位与取穴　腰部、臀部、大腿外侧部，取居髎、环跳、风市、阳陵泉、委中等穴。

3. 主要手法　拳压法、按揉法、推法、弹拨法、摇法、牵抖法、擦法。

4. 操作方法

（1）患者俯卧，术者立于患侧，拳压腰骶和臀大腿外侧约3分钟。

（2）自臀外侧部向大腿外侧，用掌根按揉至膝关节往返约5分钟。

（3）掌根沿患侧阔筋膜张肌始起部沿髂胫束向下推约3分钟。

（4）点按阿是穴、居髎、环跳、风市、委中、阳陵泉、绝骨等穴各约30秒。

（5）弹拨阔筋膜张肌痛点约3分钟。

（6）大幅度摇患侧髋、膝关节5～10次，牵抖髋关节5～10次。

（7）沿患侧阔筋膜张肌起始部与髂胫束之间来回搓擦，以透热为度。

【预防与调护】

1. 在治疗上要动静结合，嘱患者进行功能锻炼，经常做髋前屈、后伸、外展、外旋等运动，以巩固疗效。

2. 避免受风寒湿侵袭，以防复发。

3. 可配合局部扳机点注射疗法。

六、臀上皮神经损伤

臀上皮神经损伤是指臀上皮神经在其解剖行程中遭受各种外力或局部肌肉长期牵拉、压迫和摩擦，导致腰臀痛为主要临床特征的疾病，又称臀上皮神经嵌压综合征，是临床常见的腰腿痛疾病之一，属中医学"筋伤""筋出槽"范畴。

【病因病机】

1. 各种急性外力因素如碰撞、挤压、扭转、牵拉作用于臀上皮神经，使其在出入肌肉、筋膜、皮下等组织结构处的解剖位置发生细微异常，即偏离原位；或周围的肌肉、筋膜、皮下组织等细微撕裂出血、水肿、炎性改变，最终导致瘢痕组织形成，从而对臀上皮神经形成嵌压。

2. 各种原因致腰骶部肌肉长期处于僵硬状态，腰骶及髂嵴经常受扭转、牵拉和摩擦等外力的刺激，久之则对臀上皮神经形成慢性损害。

3. 若患者髂嵴发育异常，较正常人高且外翻，使臀上皮神经在越过髂嵴时经常受到牵张刺激。肥胖的中老年女性易发生骶髂脂肪疝嵌顿，压迫臀上皮神经。

【诊断】

1. 症状、体征

（1）有腰臀部外伤史或慢性劳损史。

（2）急性损伤者患侧腰臀部疼痛较为剧烈，呈刺痛、刀割样痛、撕裂样疼痛，大腿后侧可有牵扯痛，但一般不超过膝。腰部各方向活动明显受限。

（3）慢性损伤的患者表现为腰臀腿酸软无力、胀痛、钝痛等，个别患者有臀上皮神经分布区域感觉麻木、迟钝等。

（4）检查时可在髂嵴最高点内侧下 2 横指处可触及"条索样"组织，推之可移动，压之疼痛，有麻胀感。

（5）直腿抬高试验：急性期少数患者可出现阳性，但不出现神经根性症状；慢性期多阴性。

（6）并膝下蹲试验阳性征，即下蹲时，患者双膝下蹲不能并拢。

2. 检查　X 线片无异常改变。

【鉴别诊断】

本病应与腰椎间盘突出症、第三腰椎横突综合征、梨状肌综合征、股外侧皮神经炎等相鉴别。

【辨证论治】

1. 治则　舒筋散结，活血通络。

2. 部位与取穴　臀部取阿是穴、八髎、秩边、肾俞、环跳、风市、委中。

3. 常用手法　拳压法、推法、按揉法、点按法、弹拨法、擦法、拍法。

4. 操作方法

（1）患者取俯卧位，术者立于患侧，拳压、按揉、四指推腰骶、臀部直至大腿后侧，术者找准痛点，反复压200 ～ 400 次，以有痛感为度，时间 10 分钟，每日 1 ～ 2 次。

（2）定点运穴压法：体位同前，术者找准痛点，运用拳压法、肘压法、膝压法或足跟压法按压，以有痛感为度，静止不动；待痛感减轻或消失后再向下加压，仍以有痛感为度，静止不动；待痛感减轻或消失后用毛巾被盖好，重复操作前述过程。2遍为一次治疗，每日1～2次。

（3）弹拨法：体位同前。术者沿压痛区长轴轻弹拨数十次或重弹拨数次。

【注意事项】

手法忌粗暴，以防造成新的损伤。

【预防与调护】

1. 治疗期间患者宜卧硬板床休息，局部保暖，避免寒湿侵袭。

2. 可配合局部封闭治疗。

3. 功能锻炼

（1）手摸足尖：患者取坐位（膝关节伸直），上体突然向前屈，同时手摸足尖。每组100～200次，每日1～3组。

（2）抱膝练习：患者取坐位。健侧下肢伸直，健侧手握住患侧小腿远端；患侧下肢屈髋屈膝，足置于健侧股骨上端外面，患侧上肢抱住患膝尽量贴近对侧胸部。100～200次为一组，可分数次完成。

（3）压前腿练习：将患侧足放置于高于对侧髋的物体上，用健侧手摸对侧足尖，同时健侧下肢逐渐下蹲30～50次。重复3次为一组，每日1～3组。

（4）踢腿练习：行进或左右向前踢腿练习30～50次。

每日 1 ～ 3 次。

七、股外侧皮神经炎

股外侧皮神经炎又称感觉异常性股痛，也被称为 Roth 综合征，是指由于各种原因导致股外侧皮神经炎受累，临床主要表现为股外侧皮神经分布区域皮肤感觉异常和疼痛的一种疾病。

【病因病机】

1. 股外侧皮神经系由第 1 ～ 3 腰神经发出，通过腰大肌外侧缘斜过髂肌，沿骨盆经腹股沟韧带之深面，在髂前上棘下穿出阔筋膜至股部皮肤。在股外侧皮神经走行过程中任何一处由于急慢性外伤作用、先天解剖变异、骨盆骨折、妊娠、炎症、疝气、肿块、异物、衣裤过紧、受凉等原因导致股外侧皮神经受到压迫，均可引起股外侧皮神经炎。

2. 脊椎退行性骨关节炎、强直性脊柱炎、腰椎间盘突出症等也可压迫刺激第 1 ～ 3 腰神经引发本病。

3. 全身性疾病如痛风、糖尿病、肥胖、动脉硬化、风湿热、梅毒、乙醇中毒，甚至流感均可导致发生股外侧皮神经发生炎症。

【局部病理变化】

除真皮小血管周围可有轻度炎症细胞浸润外，无特殊变化。神经检查可见到神经肿胀、神经周围炎症细胞浸润及神经退行性变。

【诊断】

1. 症状、体征

（1）常为单侧发生，少数双侧发病；病程缓慢渐进，迁延难愈。

（2）患者自觉大腿前外侧感觉异样，如蚁行、烧灼、麻木、寒凉和刺痛感等。症状以夜间更为明显，常影响睡眠。

（3）发病初时疼痛呈间断性，后逐渐变为持续性，急性发作时疼痛较为剧烈。

（4）站立或行走时间过长、下肢活动时衣服摩擦患部可使感觉异常加重。

（5）有些患者可有患部色素沉着，皮肤轻度菲薄和干燥，毫毛减少。

（6）无明显肌肉萎缩和活动受限。

2. 检查局部　X线片无异常表现。

【鉴别诊断】

本病应当与腰椎间盘突出症、腰椎管狭窄症及其他原因引起的坐骨神经痛等疾病相鉴别。

【辨证论治】

1. 治则行气活血，疏经通络。

2. 部位与取穴股外侧患部和下肢、足少阳胆经，取阿是穴、肾俞、大肠俞、环跳、髀关、承扶、殷门、风市、伏兔、血海、阳陵泉、绝骨、昆仑、足临泣。

3. 主要手法按揉法、点按法、弹拨法、擦法、拍击法、摇法、牵抖法。

4.操作方法

（1）按揉大腿外侧感觉异常区约5分钟。

（2）点按阿是穴（多位于髂前上棘下）、肾俞、大肠俞、伏兔、血海、阳陵泉、绝骨、昆仑、足临泣等穴各约30秒。肘按环跳、髀关、承扶、殷门、风市穴各约1分钟。

（3）拇指弹拨阿是穴约3分钟。

（4）擦大腿外侧感觉异常区约2分钟。

（5）拍击法大腿外侧感觉异常区，以皮肤发红、发热为度。

（6）大幅度顺、逆时针方向摇髋、膝关节5次，牵抖下肢5次。

【预防与调护】

1.继发性股外侧皮神经炎患者应积极治疗原发性疾病。

2.女性在寒冷天气不要穿短裙，以避免大腿部感受风寒侵袭而诱发本病。

3.可配合非甾体类药物或髂前上棘下局部痛点封闭；必要时可行神经切断术或松解术。

八、膝关节 侧副韧带损伤

膝关节是人体行走、站立之主要负重关节，膝关节周围及关节内有许多韧带等组织附着维持其稳定，故中医学认为"膝为筋之府"。

【解剖特点】

膝关节的内侧及外侧各有坚强的副韧带附着，是膝关节组织的主要支柱。内侧副韧带起于股骨内髁结节，下止于胫骨内髁的内侧面，其浅层是一条上窄下宽呈扇形坚韧的宽带，深层是关节囊的增厚部分，与内侧半月板相连。其前缘与股四头肌扩张部分和髌韧带相接，后缘与关节囊相连。它的主要作用是限制膝关节的外翻，同时还具有限制膝关节外旋的作用。外侧副韧带起于股骨外髁结节，下止于腓骨小头，呈条索状，韧带与外侧半月板之间有腘绳肌腱和滑膜囊相隔，其作用是防止膝关节内翻。屈膝时侧副韧带较松弛，使膝关节有轻度的内收、外展和旋转活动；伸膝时侧副韧带较紧张，膝关节无侧向和旋转运动。

【病因病机】

膝或腿部外侧受到暴力打击或重物压迫，迫使膝关节过度外翻时，可使膝内侧间隙拉宽，内侧副韧带发生扭伤或断裂。如为强大的旋转暴力，则易合并内侧半月板或前交叉韧带的损伤。

当外力迫使膝关节过度的内翻，可发生外侧副韧带的损伤或断裂。若暴力强大，损伤严重，可伴有关节囊的撕裂，腘绳肌及腓总神经的损伤。

【临床表现】

膝关节内侧副韧带损伤后，局部肿胀疼痛、皮下瘀斑，患肢常呈半屈曲位。若合并半月板损伤，可出现膝关节交锁。

膝关节外侧副韧带损伤后，压痛点在腓骨小头或股骨外上髁。若合并腓总神经损伤，临床可见足下垂及小腿外下

1/3 及足背皮肤外侧感觉障碍。

【诊断依据】

1. **病史**　有明确的膝关节过度内、外翻外伤史。

2. **临床症状**　患侧膝关节内或外侧副韧带走行处肿胀、疼痛，可见皮下瘀斑，膝关节呈半屈曲位，活动功能受限。

3. **体征**　患侧膝关节内或外侧副韧带走行处有固定压痛点，膝关节内、外翻试验阳性。

4. **辅助检查**　X 线检查在内翻或外翻应力作用下摄片，可发现侧副韧带损伤处关节间隙增宽。膝关节 MRI 对该病诊断有重要参考意义。

【辨证论治】

1. **治则**　活血化瘀，消肿止痛。

2. **部位与取穴**　膝部、髀关、伏兔、委中、双膝眼、足三里、阴陵泉、三阴交等穴。

3. **主要手法**　揉、捣、点按、拿、拔伸、摇、擦法等。

4. **操作方法**

（1）患者仰卧位，略屈膝，在膝部周围施以掌揉法 2 分钟。

（2）患者膝关节伸直平放床上。术者可单独或交替使用拳压法、揉法、揉捏法、叩击法、踩法等手法施治，直至下肢僵硬紧张的肌肉松弛为止。

（3）双拳压法：术者双手握实拳，用第 2～4 指的第一指关节的背面压髌骨四周，重点放在髌上腔和翼状皱襞上的压痛最明显处，连续压 200～400 次。

（4）五十指掐法：在明显压痛处可采用五十指掐法，连续掐 200 ～ 400 次。

（5）点按髀关、伏兔、血海、阴陵泉、三阴交等穴位约 4 分钟，以局部酸胀为度。

（6）将患肢髋、膝关节尽量屈曲。术者双手扶腘部，将患者踝部夹在腋下，在牵引下摇晃膝关节 6 ～ 7 次，将膝关节充分屈曲，再将其伸直，反复 5 次。

（7）经上述手法治疗后，患者改为俯卧位，踝背垫一软垫（防止踝关节过度跖屈），术者用足踩该患者的大、小腿后群肌肉 10 ～ 20 分钟，使股四头肌和后群肌肉松弛，消除疲劳，促进下肢血液循环，有利于损伤的再生和修复。

【预防与调护】

1. 伤后应立即采取有效的固定方法（如膝关节活动支具），限制患侧膝关节内、外翻动作。

2. 损伤轻者，在伤后 2 ～ 3 天即可鼓励患者做股四头肌的功能锻炼。损伤后期可作膝关节伸屈运动及肌力锻炼，如体疗的蹬车等。

3. 局部肿痛者，可外敷冰红消肿膏。伤后日久者，局部用通督活络洗剂熏洗患处。

九、膝交叉韧带损伤

交叉韧带位于膝关节之中，有前后两条，交叉如十字，常称十字韧带。

【解剖特点】

前交叉韧带起于股骨髁间窝的外后部，向前内止于胫骨髁间隆突的前部，能限制胫骨向前移位。后交叉韧带起于股骨髁间窝的内前部，向后外止于胫骨髁间隆突的后部，能限制胫骨向后移位，因此，交叉韧带对稳定膝关节起着重要作用。

【病因病机】

膝交叉韧带位置深在，常由暴力引起损伤或断裂，多伴有侧副韧带及半月板的损伤。

【临床表现】

损伤时可闻及或感觉到膝关节内发出响声，损伤后患肢通常无法负重，膝关节内迅速出现肿胀、积液。陈旧性损伤的患者主要表现为膝关节疼痛，膝关节不稳定症状，晚期可出现交锁、反复关节积液及无力等症状。

【诊断依据】

1.**病史**　多有明显的外伤史。

2.**临床症状**　早期膝关节明显肿胀、疼痛，被动活动时疼痛加剧，中后期疼痛可不明显，主要表现为关节不稳。

3.**体征**　抽屉试验阳性、Lachman 试验阳性。

4.**辅助检查**　X 线摄片有时可见胫骨隆突撕脱之骨片；磁共振检查可以确诊。

【辨证论治】

1.**治则**　活血化瘀，消肿止痛。

2.**部位与取穴**　膝部，髀关、伏兔、委中、双膝眼、足三里、阴陵泉、阳陵泉、三阴交等穴。

3. 主要手法 揉、掐、点按、拿、拔伸、摇、擦法等。

4. 操作方法

（1）患者仰卧位，略屈膝，在膝部周围施以掌揉法2分钟。

（2）患者膝关节伸直平放床上。术者可单独或交替使用拳压法、揉法、揉捏法、叩击法、踩法等手法施治，直至下肢僵硬紧张的肌肉松弛为止。

（3）五十指掐法：在明显压痛处可采用五十指掐法，连续掐200～400次。

（4）点按髀关、伏兔、血海、阴陵泉、三阴交等穴位约4分钟，以局部酸胀为度。

（5）拔伸归挤法：患者正坐床边，助手用双手固定伤肢大腿远端，术者一手由内侧握住小腿远端，另一手虎口拿住膝关节，用拇、食二指捏住膝关节两侧。

（6）拔伸屈膝法：将小腿夹于术者两腿之间，与助手相对拔伸。术者双手拇指在上，其余四指在下，合掌拿住伤膝，使膝关节逐渐尽量屈曲。

（7）经上述手法治疗后，患者改为俯卧位，踝背垫一软垫（防止踝关节过度跖屈），术者用足踩该患者的大、小腿后群肌肉10～20分钟，使股四头肌和后群肌肉松弛，消除疲劳，促进下肢血液循环，有利于损伤的再生和修复。

【预防与调护】

1. 伤后如有膝关节不稳时，可佩戴护膝，以增加膝关节的稳定性。

2.膝关节制动期间可行股四头肌舒缩锻炼，防止肌肉萎缩。解除外固定后，可练习膝关节屈曲，并逐步练习扶拐行走。

3.局部肿痛者，可外敷冰红消肿膏。伤后日久者，局部用通督活络洗剂熏洗患处。

十、膝关节半月板损伤

膝关节半月板是位于股骨髁与胫骨平台之间的纤维软骨，具有稳定关节和缓冲震荡的功能。

【解剖特点】

膝关节内有内侧和外侧两个半月板，分别位于胫骨平台内外髁关节面上。内侧半月板较大呈"C"形，弯如新月形，前 2/3 窄，后 1/3 宽，内缘薄，游离于关节内，外缘增厚，其体部与内侧副韧带相连以限制其过度移动。前角附着于胫骨髁间隆起的前方，在前交叉韧带附着点之前，并有横韧带与外侧半月板前角相连。后角附着于胫骨髁间隆起和后交叉韧带附着点的后方。外侧半月板较小而厚，近似"O"形，前后等宽，后部有腘肌与关节囊韧带分隔，前角附着于胫骨髁间隆起的前方，后角附着于胫骨髁间隆起之间。

【病因病机】

半月板损伤通常发生于膝关节屈曲并受到旋转外力时。内侧半月板在胫骨上的活动范围较小，容易挤在髁间造成损伤。半月板撕裂的最常见部位是半月板后角，撕裂的长度、深度和位置取决于损伤时半月板后角与股骨和胫骨髁的相对位置。

【临床表现】

典型表现包括疼痛、肿胀、关节内弹响、打软腿、关节交锁和卡感，通常与运动相关。

【诊断依据】

1. **病史** 多数患者有膝关节外伤史。

2. **临床症状** 伤后疼痛、肿胀、关节内弹响、打软腿、关节交锁和卡感。

3. **体征** 患侧股四头肌萎缩，膝关节间隙压痛，McMurray 试验、Apley 试验阳性。

4. **辅助检查** 膝关节磁共振检查对本病的诊断具有重要意义。

【辨证论治】

1. **治则** 活血化瘀，消肿止痛。

2. **部位与取穴** 膝部，髀关、伏兔、委中、双膝眼、足三里、阴陵泉、阳陵泉、三阴交等穴。

3. **主要手法** 揉、㨰、点按、拿、拔伸、摇、擦法等。

4. **操作方法**

（1）嘱患者仰卧，放松患肢，术者左拇指按摩痛点，右手握踝部，徐徐屈曲膝关节并内外旋转小腿，然后伸直患膝，初期可在膝关节周围和大腿前部施以㨰法、揉法以促进血液循环，加速血肿消散。

（2）患者膝关节伸直平放床上。术者可单独或交替使用拳压法、揉法、揉捏法、叩击法、踩法等手法施治，直至下肢僵硬紧张的肌肉松弛为止。

（3）五十指掐法：在明显压痛处可采用五十指掐法，连续掐 200～400 次。

（4）点按髀关、伏兔、血海、阴陵泉、三阴交等穴位约 4 分钟，以局部酸胀为度。

（5）对膝关节交锁的患者亦可采取屈伸手法解除交锁。患者仰卧，屈膝屈髋 90°，助手握持股骨远端，术者握持踝部，二人相对牵引，术者可内外旋转小腿几次，然后使膝关节尽量屈曲，再做伸直动作，即可解除交锁。

（6）拔伸屈膝法：将小腿夹于术者两腿之间，与助手相对拔伸。术者双手拇指在上，其余四指在下，合掌拿住伤膝，使膝关节逐渐尽量屈曲。

（7）经上述手法治疗后，患者改为俯卧位，踝背垫一软垫（防止踝关节过度跖屈），术者用足踩该患者的大、小腿后群肌肉 10～20 分钟，使股四头肌和后群肌肉松弛，消除疲劳，促进下肢血液循环，有利于损伤的再生和修复。

【预防与调护】

1. 在急性期有外固定的情况下，应尽早进行下肢肌肉的主动舒缩锻炼。去除固定后，可在医生指导下进行膝关节的伸屈活动和步行锻炼。

2. 伤后应减少患膝运动，避免骤然的扭转、伸屈动作。后期功能锻炼中，如出现积液则应立即停止，并及时采取理疗及中药治疗等。

3. 局部肿痛者，可外敷冰红消肿膏。伤后日久者，局部用通督活络洗剂熏洗患处。

十一、膝关节创伤性滑膜炎

膝关节滑膜是组成膝关节的主要结构。由于膝部经常在负重下活动，因此易遭受扭挫等外伤，导致关节囊滑膜层损伤，发生充血、渗出，以及关节腔内大量积液、积血而引起滑膜炎。本病可发生于任何年龄。

【病因病机】

滑膜富有血管，血运丰富，滑膜细胞分泌滑液，可保持关节软骨面滑润，增加关节活动范围。膝关节是全身关节中滑膜最丰富的关节，并在关节前上方形成一个较大的滑膜囊——髌上滑囊。髌上滑囊位于股四头肌下部和股骨之间，其又叫作股四头肌滑液囊，与膝关节相通。

膝关节囊宽大而松弛，其纤维层的内面由滑膜层覆盖，是人体关节中滑膜面积最大的关节。膝关节的关节腔除股骨下端，胫骨平台和髌骨的软骨面外，其余的大部分为关节滑膜所遮盖。在膝关节的前方及两侧，滑膜膨出构成髌上囊，可达到髌骨上缘 7～8 cm 处。滑膜富有血管，其血运丰富。滑膜细胞分泌滑液，可润滑关节，以增加关节的活动范围，并能营养无血管的关节软骨，散发关节活动时所产生的热量。

膝关节囊受突然剧烈的扭挫伤或其他损伤，使关节囊滑膜层受损，出现充血、渗出等改变。

关节腔内逐渐积聚大量的液体，关节内压力的增高，影响淋巴系统的循环。积液如不能及时吸收，则转为慢性滑膜炎。

【诊断】

1. 症状、体征　患者多有明显的外伤史，伤后膝关节肿胀、疼痛、活动困难。膝关节呈弥漫性肿胀，且逐渐加重。一般伤后 5～6 小时出现髌上囊处饱满膨隆。

2. 检查

（1）局部皮温增高，压痛广泛，但膝关节屈伸受限不严重。

（2）浮髌试验阳性。患者仰卧位，患膝伸直。检查时，检查者一手虎口张开压在髌上囊，将囊内液体挤压到髌骨下方，另一手食指垂直向下按压髌骨，如髌骨有浮动感为阳性，提示关节内有大量积液或积血。

（3）做膝关节穿刺可抽出淡黄色或淡红色液体。

（4）膝关节过伸、过屈活动不能完成，抗阻力伸膝时疼痛尤甚。

（5）X 线检查示骨质无异常发现。

【鉴别诊断】

1. 膝关节血肿　多为较严重的急性损伤如骨折，韧带、半月板等的损伤。一般于伤后立即出现肿胀、疼痛剧烈、关节活动明显受限。早期关节穿刺抽出的液体为血性，进一步拍 X 线片或 CT 检查即可诊断。

2. 慢性滑膜炎　多为急性创伤性滑膜炎失治转化而成，

或由其他慢性劳损导致滑膜的炎症渗出，造成关节积液，老年人多见。患者主诉两膝沉重不适，膝部伸屈困难，但被动运动均无明显障碍，疼痛不剧烈，局部不红不肿，膝关节功能检查一般无明显的阳性体征，两侧膝眼处隆起，以手触之有松软感甚至有囊性感，关节积液如超过 50 mL 则浮髌试验呈阳性。

【辨证论治】

1. **治则**　活血化瘀，消肿止痛。

2. **部位与取穴**　膝部，髀关、伏兔、委中、双膝眼、足三里、阴陵泉、三阴交等穴。

3. **主要手法**　揉、点按、拿、拔伸、摇、擦法等。

4. **操作方法**

（1）患者仰卧位，略屈膝，在膝部周围施以掌揉法 2 分钟。

（2）患者膝关节伸直平放床上。术者可单独或交替使用拳压法、揉法、揉捏法、叩击法、踩法等手法施治，直至下肢僵硬紧张的肌肉松弛为止。

（3）双拳压法：术者双手握实拳，用第 2～4 指的第一指关节的背面压髌骨四周，重点放在髌上腔和翼状皱襞上的压痛最明显处，连续压 200～400 次。

（4）五十指掐法：在明显压痛处可采用五十指掐法，连续掐 200～400 次。

（5）点按髀关、伏兔、委中、双膝眼、足三里、阳陵泉、三阴交等穴位约 4 分钟，以局部酸胀为度。

（6）患者仰卧位，膝部伸直，术者用拿法握持患者髌骨提拉。

（7）将患肢髋、膝关节尽量屈曲。术者双手扶腘部，将患者踝部夹在腋下，在牵引下摇晃膝关节6～7次，将膝关节充分屈曲，再将其伸直，反复5次。

（8）患者俯卧，术者拿小腿三头肌，往返10次。

（9）经上述手法治疗后，患者改为俯卧位，踝背垫一软垫（防止踝关节过度跖屈），术者用足踩该患者的大、小腿后群肌肉10～20分钟，使股四头肌和后群肌肉松弛，消除疲劳，促进下肢血液循环，有利于损伤的再生和修复。

【预防与调护】

1. 创伤早期，嘱患者做股四头肌自主收缩，防止肌肉萎缩；晚期则做膝关节屈伸活动，防止或解除粘连。根据膝关节内积液多少将滑膜炎分为四度。

Ⅰ度：应定期复查，每周1次，以加强股四头肌静力性功能练习。

Ⅱ度：可参加日常活动，但应适当减少患肢局部的负担量，少做屈伸或蹲起动作，应加强股四头肌的静力性功能练习。

Ⅲ度：暂停最大限度屈曲和深蹲的活动。

Ⅳ度：暂停患肢的屈伸、蹲起的一切活动，加强股四头肌的静力训练，防止肌肉萎缩。采取"治疗为主，训练为辅"的原则。

因滑膜炎关节积液，故在做功能练习时应尽量减少动力性活动，多做静力性活动，防止增加滑膜的炎症。

2. 治疗时手法宜轻柔，忌用暴力按压髌上囊。

3. 患肢不宜过度活动，局部应保暖。

十二、膝关节退行性骨关节炎

膝关节退行性骨关节炎是由于膝关节的退行性改变和慢性积累性关节磨损而造成的，以膝部关节软骨变性、关节软骨面反应性增生、骨刺形成为主要病理表现。临床上以中老年人发病多见，女性多于男性。

【病因病机】

本病的病因目前尚不十分明确，一般认为与年龄、性别、职业、机体代谢及损伤有关，尤其与膝关节的机械运动关系密切。膝关节的疼痛多发生于肥胖的中老年妇女，是由于超负荷等因素反复持久地刺激，引起膝关节的关节软骨面和相邻软组织的慢性积累性损伤。又因中老年人的内分泌系统功能减弱，骨性关节系统随之逐渐衰退，营养关节软骨的滑液分泌减少。另外，由于衰老或女性雌激素水平下降，开始出现骨质疏松，关节软骨下骨的支撑能力下降，更容易形成关节软骨的损伤。

【病理变化】

早期因关节软骨积累性损伤导致关节软骨变薄或消失，引起关节活动时疼痛与受限；在后期，关节囊增厚，滑膜充血肿胀肥厚。同时，膝关节周围肌肉因废用而萎缩。总之，膝关节退行性骨关节炎的病理改变是一种因关节软骨退行变化引起的以骨质增生为主的关节病变，滑膜的炎症是继发的。

【诊断】

1.**症状、体征**　本病患者主要表现为发病缓慢，多见于中老年肥胖女性，往往有劳损史；膝关节活动时疼痛，其特点是初起疼痛为发作性，后为持续性，劳累后加重，上下楼梯时疼痛明显；膝关节活动受限，跑跳跪蹲时尤为明显，甚则跛行，但无强直；关节活动时可有弹响摩擦音，部分患者可出现关节肿胀，股四头肌萎缩，膝关节周围有压痛，活动髌骨时关节有疼痛感；个别患者可出现膝内翻或膝外翻；关节内有游离体时可在行走时突然出现交锁现象，稍活动后又可消失。

2.**检查**

（1）X线检查：正位片显示关节间隙变窄，关节边缘硬化，有不同程度的骨赘形成。侧位片可见髌骨内侧髁和外侧髁粗糙，胫骨髁间棘变尖，呈象牙状，胫股关节面模糊，髌骨关节间隙变窄，髌骨边缘骨质增生及髌韧带钙化。

（2）实验室检查：血、尿常规化验均正常。血沉正常，抗"O"及类风湿因子阴性，关节液为非炎性。

【鉴别诊断】

应排除风湿热、类风湿关节炎、化脓性关节炎、关节结核及关节畸形等。

【辨证论治】

1.**治则**　舒筋通络，活血止痛，滑利关节。

2. **部位与取穴** 髌周部，取梁丘、血海、双膝眼、阴陵泉、阳陵泉、足三里、委中、承山、太溪等。

3. **主要手法** 拳压法、按揉、点按、拿捏、摇、擦法等。

4. **操作方法**

（1）患者仰卧位，术者以按揉法、拿捏法作用于大腿股四头肌及膝髌周围 2 分钟，直至局部发热为度。

（2）患者俯卧位，术者施拳压法于大腿后侧、腘窝及小腿后侧约 3 分钟，重点应在腘窝部；患者仰卧位，再点按以上诸穴 4 分钟，以局部酸胀为度；并用单手掌根部按揉髌骨下缘，反复 10 次；术者站在患膝外侧，用双拇指将髌骨向内推挤，同时垂直按在髌骨边缘压痛点，力量由轻逐渐加重，约 2 分钟；然后做膝关节摇法，同时配合膝关节屈伸、内旋、外旋的被动活动，反复 5 次。

（3）踩法：患者取俯卧位，踝关节垫一 10 cm 高软垫。术者分别站立于患者双股后，由跟腱处至臀后往返走动，如有疼痛区重点踩。患侧屈膝屈髋，外展 90°以上，平放在软垫上，踩股外侧。每次 15～20 分钟，每日 1～2 次，15 日为一疗程。

【**预防与调护**】

1. 膝关节肿痛严重者应卧床休息，避免超负荷的活动与劳动，以减轻膝关节的负担。

2. 患者应主动进行膝关节功能锻炼，如膝关节伸屈活动。

3. 肥胖患者应注意节食减重，以减轻膝关节受累。

十三、髌骨软骨软化症

正常的髌骨在股骨的滑车上面沿一定的轨迹滑行——伸膝时髌骨由内下滑向外上，屈膝时相反。若直接暴力破坏了髌骨正常运动轨迹，出现不合槽的运动，易产生髌骨软骨软化症。它可以由一次或多次的急性损伤或微细损伤积累而成，患病率约为 2.57%。

【诊断要点】

1. 有明显外伤史或反复多次微细损伤史。

2. 自觉膝痛，软而无力，跑、蹲、跳等动作时均痛。重者走路、上下楼梯甚至休息时亦痛。

3. 检查：髌骨压痛试验有髌骨后压痛；髌骨研磨试验髌下摩擦有音响，伴有疼痛；髌骨分离试验做蹲起或伸膝抗阻时，术者将髌骨向内侧或外侧推压，髌骨关节面的疼痛减轻或加重与后压痛呈相反感觉，即为分离试验阳性。

4. X 线片显示：侧位片上可见髌骨关节面上，下缘脱钙，逐渐形成软骨边缘性骨赘，髌骨软骨肿胀软化、坏死、软骨下增生，骨化成软骨下骨赘。轴位片亦可见前述诸变化。

【辨证论治】

1. 治则　活血化瘀，消肿止痛。

2. 部位与取穴　膝部，髀关、伏兔、委中、双膝眼、足三里、阴陵泉、三阴交等穴。

3. **主要手法** 揉、点按、拿、拔伸、摇、擦法等。

4. **操作方法**

（1）患者膝关节伸直平放床上。术者可单独或交替使用拳压法、揉法、揉捏法、叩击法、踩法等手法施治，直至下肢僵硬紧张的肌肉松弛为止。

（2）研磨法：术者用双手拇、食指捏住髌骨，沿顺、逆时针方向研磨50～200次。研磨时以患者有痛感为度。严禁将膝关节磨出积液。如出现积液，应减少研磨次数和减轻研磨力或暂停治疗数日，积液会逐渐减少和吸收。一手拇指压住髌软骨边缘压痛点，另一拇指压在前拇指背上，反复屈、伸膝关节50～200次，以患者有痛感为度。每次1～3日，15日为一疗程。

（3）双拳压法：术者双手握实拳，用第2～4指的第一指关节的背面压髌骨四周，重点放在髌上腔和翼状皱襞上的压痛最明显处，连续压200～400次。

（4）五十指掐法：在明显压痛处可采用五十指掐法，连续掐200～400次。

（5）点按髀关、伏兔、委中、双膝眼、足三里、阳陵泉、三阴交等穴位约4分钟，以局部酸胀为度。

（6）患者仰卧位，膝部伸直，术者用拿法握持患者髌骨提拉。

（7）术者全手掌着实在髌骨上，稍加压力向各方向滑动，找准最痛的部位。适当加压，以患者有酸痛感为度，停止不动，待疼痛减轻或消失后，再重复前述全过程2次；徐徐抬手，用毛巾被将膝关节盖好，休息3～5分钟。每次治疗重复前述手法3次，每日1～2次，30日为一疗程。

（8）术者手势同前，找到最痛部位后，连续压200～400次，以患者有痛感为度。每日1～2次，30日为一疗程。

（9）经上述手法治疗后，患者改为俯卧位，踝背垫一软垫（防止踝关节过度跖屈），术者用足踩该患者的大、小腿后群肌肉10～20分钟，使股四头肌和后群肌肉松弛，消除疲劳，促进下肢血液循环，有利于损伤的再生和修复。

【预防与调护】

1.根据髌后压痛和膝关节伸膝装置机能检查的结果，可以将髌骨软骨病分为四度，其分度标准与训练安排如下：

Ⅰ度：自觉无任何不适和疼痛，仅有髌后压痛，应定期复查，防止恶化。可参加正规训练。

Ⅱ度：自觉用力跑、跳跃时疼痛，检查时髌骨后压痛，单腿蹲起痛，双腿蹲起不痛者为Ⅱ度。可参加正规训练，但应适当减少患肢局部的负担量，加强股四头肌的功能练习。

Ⅲ度：自觉跑、跳均痛，检查时髌骨后压痛，单、双腿蹲起痛者为Ⅲ度。可参加部分专项训练，适当参加强度大而量小的训练，采取边练边治的原则。

Ⅳ度：自觉走路或静止痛，检查时髌骨后压痛，单、双腿蹲起和休息时痛者为Ⅳ度。可参加最简单最基本的专项技术训练，保持专项技能，停止大强度、大负荷量的训练，加强腿部功能练习，防止肌肉萎缩，采取以"治疗为主，训练为辅"的原则。

2. 加强股四头肌肌力练习，可采用仰卧负重蹬腿练习（同髌骨末端病），静力半蹲（站桩）、蹲起，负重蹲起，进行上台阶、主动伸膝、负重伸膝等练习。

十四、膝关节剥脱性骨软骨炎

本病主要由外伤引起：其一为膝关节内骨软骨损伤、骨软骨骨折后长时间磨损引起，属退行性改变；其二为髌骨关节软骨软化症长期治疗、活动不当而成。

【诊断要点】

1. 有慢性病史，逐渐加重。

2. 自觉长期膝关节疼痛，活动受限。晨僵，下蹲、跪坐困难，上下楼时疼痛明显。活动后减轻，活动多加重。有关节音响，绞锁、肿胀、积水、变形等。

3. 检查：常见膝内翻，跛行，关节肿胀积水，膝关节屈伸明显受限。伴有剧痛，关节音响或绞锁。膝关节伸不直，髌骨活动度明显受限。髌后压痛，研磨有音响，伴有疼痛。

4. X 线检查：膝关节前后位或髁间位片，骨软骨部分剥离，其余与母体相连。骨软骨完全剥离后，骨片呈圆形或卵圆形，其周围有透明的阴影环绕，原发部位显示骨质缺损，其边缘骨质稍致密。侧位片游离的高密度骨片位于陷窝内，其体积常比 X 线图像要大。因游离体周围软骨不显影，原发部位骨质缺损，其边缘骨质稍致密。

5. MRI 检查：矢状面 T1 加权像，髌骨关节面凹凸不平，其下角可见边缘性骨赘，关节面软骨下骨信号减低。T2加权像髌软骨下的骨质呈不规则低信号，髌骨关节间有液性信号区。GE 序列脂肪抑制 T1 加权像髌骨关节软骨碎裂，部分缺如，关节软骨呈不规则地图状缺如，股骨内外侧髁关节软骨面有小片状低信号影。

【辨证论治】

1. **治则** 活血化瘀，消肿止痛。

2. **部位与取穴** 膝部，髀关、伏兔、委中、双膝眼、足三里、阴陵泉、三阴交等穴。

3. **主要手法** 揉、点按、拿、拔伸、摇、擦法等。

4. **操作方法**

（1）患者膝关节伸直平放床上。术者可单独或交替使用拳压法、揉法、揉捏法、叩击法、踩法等手法施治，直至下肢僵硬紧张的肌肉松弛为止。

（2）研磨法：术者用双手拇、食指捏住髌骨，沿顺、逆时针方向研磨 50～200 次。研磨时以患者有痛感为度。严禁将膝关节磨出积液。如出现积液，应减少研磨次数和减轻研磨力或暂停治疗数日，积液会逐渐减少和吸收。一手拇指压住髌软骨边缘压痛点，另一拇指压在前拇指背上，反复屈、伸膝关节 50～200 次，以患者有痛感为度。每次 1～3 日，15 日为一疗程。

（3）双拳压法：术者双手握实拳，用第 2～4 指的第一指关节的背面压髌骨四周，重点放在髌上腔和翼状皱襞上的压痛最明显处，连续压 200～400 次。

（4）五十指掐法：在明显压痛处可采用五十指掐法，连续掐200～400次。

（5）点按髀关、伏兔、委中、双膝眼、足三里、阳陵泉、三阴交等穴位约4分钟，以局部酸胀为度。

（6）患者仰卧位，膝部伸直，术者用拿法握持患者髌骨提拉。

（7）术者全手掌着实在髌骨上，稍加压力向各方向滑动，找准最痛的部位。适当加压，以患者有酸痛感为度，停止不动，待疼痛减轻或消失后，再重复前述全过程2次；徐徐抬手，用毛巾被将膝关节盖好，休息3～5分钟。每次治疗重复前述手法3次，每日1～2次，30日为一疗程。

（8）术者手势同前，找到最痛部位后，连续压200～400次，以患者有痛感为度。每日1～2次，30日为一疗程。

（9）经上述手法治疗后，患者改为俯卧位，踝背垫一软垫（防止踝关节过度跖屈），术者用足踩该患者的大、小腿后群肌肉10～20分钟，使股四头肌和后群肌肉松弛，消除疲劳，促进下肢血液循环，有利于损伤的再生和修复。

【预防与调护】

1. 伸展膝关节周围肌肉

（1）股四头肌站立位或俯卧位跟臀练习：跪位仰卧练习，下肢勿外展，每次练习静止1～2分钟，重复5～10次。

（2）武术踢腿练习：每次数十次，准备和整理活动各一次。

（3）站立位侧摆腿练习：习者取站位，面向物体双手扶住或握住肋木，患足垂直肋木，向左右摆腿 50 ～ 200 次，可分组进行。每日 1 ～ 2 次。

（4）股内侧肌伸展练习：单侧下肢支撑，另一下肢屈膝屈髋外展 90°，将内侧面平放在物体上，逐渐下蹲至最大角度，静止不动 1 ～ 2 分钟，或反复蹲起 50 ～ 200 次，可分组进行。每日 1 ～ 2 次。

2. 膝关节的力量练习

（1）深蹲起练习：站立位，双足分开与肩等宽，上体与地面垂直，蹲起 30 ～ 200 次，可分组进行。每日 1 ～ 3 次。

（2）仰卧位蹬腿练习：仰卧于专用蹬腿练习器械上，负重，重量为自己最大力量的 70% ～ 80%，每次伸屈 10 ～ 15 次，3 ～ 6 组。1 ～ 2 日 1 次。

（3）抗阻伸、屈膝练习：坐或卧在专用器械上，进行伸或屈膝抗组练习 30 ～ 200 次。1 ～ 2 日 1 次。

3. 牵引疗法 患者仰卧位，术者双手握住患侧下肢小腿远端，令患者屈膝屈髋至最大角度，术者突然沿垂直轴用力牵引患肢十余次。每日 1 ～ 2 次，15 日为一疗程。

十五、髌骨末端病

因各种运动项目的技术特点不同，运动时膝关节周围不同肌肉的使用和产生疲劳的程度不同，疲劳的消除程度也不同，容易造成髌骨失稳，脱离正常的运动轨迹，导致错轨移动损伤。当运动技术需要的力大于髌骨张腱末端组织所能承受的力时，就会造成一次性或反复多次的损伤，而损伤累积可造成髌骨张腱末端病。

【诊断要点】

1. 有急性损伤或慢性损伤史。

2. 自觉半蹲、上下楼、跑、跳发力时痛，伴有关节酸、软、无力，重者行走或静止时也痛。

3. 检查：髌骨边缘指压痛，多见于髌骨下缘 4～8 点或上缘 12 点周围。在压痛部位用拇指触诊，可摸到髌骨边缘不整，有大小不等的颗粒，局部隆起、增厚（肿胀）、凹陷或呈沟状、条索状等。伸膝装置机能检查：单肢蹲起试验、双肢蹲起试验、主动伸膝试验、抗阻伸膝试验、主动绷劲试验等阳性。

4. 钼钯 X 线检查：在髌骨侧位 X 线像，髌骨上下端脱钙、絮状钙化或骨化，最终呈末端性骨赘。髌骨轴位 X 线片显示：髌骨前面边缘不齐，晚期呈末端性骨赘。

【辨证论治】

1. 治则　活血化瘀，消肿止痛。

2. 部位与取穴　膝部、髀关、伏兔、委中、双膝眼、足三里、阴陵泉、三阴交等穴。

3. 主要手法　揉、点按、拿、拔伸、摇、擦法等。

4. 操作方法

（1）患者取仰卧位，腘窝垫一软垫。术者单独或交替使用揉法、压法、揉捏法、抖法、叩击法等手法，放松四头肌。重点应放在股外侧上段、股中间中段、股内侧下段。患者换俯卧位，足背垫一软垫，重点做股后上段、股二头肌、半腱、半膜肌下段和止点，选用放松股四头肌手法，每个痛点做 200 ～ 400 次。每 1 ～ 2 日 1 次，15 ～ 30 日为一疗程。

（2）单拇指刮法：患者取平坐位，术者一手着实在髌骨上缘，由上向下推髌骨则髌下缘翘起；另一手用拇指甲刮患处（指压痛处）3 ～ 5 次（勿刮不痛区）。

（3）双拇指刮法：术者用双拇指端刮髌上、下缘腱或筋膜 3 ～ 5 次，每日 1 次，15 日为一疗程。

（4）五十指掐法：在明显压痛处可采用五十指掐法，连续掐 200 ～ 400 次。

（5）定点运穴：掐法、指压法、拳顶法任选一种，重复操作 3 次为一治疗。每日 1 ～ 2 次，15 日为一疗程。

（6）踩疗法：患者取俯卧位。足背垫起 10 ～ 15 cm 枕头。选一位与患者体重相似的人，其双足与患者下肢长轴平行站立于患者大腿后面，由远端向近端走动至臀部 5 ～ 10 分钟（反复 400 次以上）；用相同方法踩小腿后部 5 ～ 10 分钟（400 次以上）。每次 1 ～ 2 日，15 ～ 30 日为一疗程。

【预防与调护】

1.根据髌骨边缘指压痛和膝关节伸膝装置机能检查的结果，可将髌骨张腱末端病分为四度，其分度标准与训练安排如下：

Ⅰ度：自觉无任何不适或疼痛，仅在检查时发现有髌骨边缘指压痛者为Ⅰ度。应定期复查，防止恶化，可参加正规训练，但必须加强股四头肌的功能训练。

Ⅱ度：自觉跑、跳、蹲等动作时有疼痛（专项训练时局部有疼痛），检查时髌骨边缘指压痛，单腿蹲起痛，双腿蹲起不痛者为Ⅱ度。可参加正规训练，但应适当减少患肢局部的负担量（最好减少一部分致痛动作），必须加强股四头肌和腘绳肌的功能练习。

Ⅲ度：自觉参加训练时局部疼痛，检查时髌骨边缘指压痛，双腿蹲起痛，单腿蹲起更痛者为Ⅲ度。可参加非致痛动作的专项训练或适当参加致痛动作的专项训练（以疼痛不加重为准），增加不引起疼痛的专项辅助练习，以保持专项机能状态。加强股四头肌和腘绳肌的功能练习，可维持总运动量，减少极限训练。应采取边练边治的原则。

Ⅳ度：自觉走路或静止痛，检查时髌骨边缘指压痛者为Ⅳ度。可增加最简单、最基本的专项技术训练，保持专项技能，但停止大强度、大负荷量的训练；重点放在加强腿部功能练习，防止肌肉萎缩，采取治疗为主，训练为辅的原则。

2. 自我按摩股四头肌和小腿三头肌，每日1次。

3. 自我伸展股四头肌练习：每次训练后，单腿支撑，另一下肢尽力屈膝伸髋；静止1～2分钟，重复3次。另外，俯卧位尽力屈膝伸髋重复前法操作。

4. 每日训练后热水浴下肢20分钟。

十六、髌腱腱病

髌腱腱病，又称髌腱腱围炎，多因跳跃训练过度，反复多次微细损伤长期积累而成，为运动创伤常见病、多发病之一。

【诊断要点】

1. 有明显的下肢过度负荷史。

2. 自觉半蹲和上下楼痛，跳跃发力时疼痛难忍，伴有酸软无力。重者行走和休息时也痛。

3. 检查：髌腱肿胀、压痛，膝关节屈曲时髌尖隆起，髌骨边缘指压痛试验、髌腱紧张压痛试验阳性。

4. 钼钯 X 线髌骨侧位片：可见髌腱肿胀，前后径增厚，前后缘不整，边界不清，髌骨下缘脱钙或絮状钙化或边缘性骨赘或骨赘骨折，腱内后侧可有钙化或骨化影。

【辨证论治】

1. 治则　活血化瘀，消肿止痛。

2. 部位与取穴　膝部，髀关、伏兔、委中、双膝眼、足三里、阴陵泉、三阴交等穴。

3. 主要手法　揉、点按、拿、拔伸、摇、擦法等。

4. 操作方法

（1）患者取仰卧位，腘窝垫一软垫。术者单独或交替使用揉法、压法、揉捏法、抖法、叩击法等手法，放松四头肌。重点应放在股外侧上段、股中间中段、股内侧下段。患者换俯卧位，足背垫一软垫，重点做股后上段、股二头肌、半腱、半膜肌下段和止点，选用放松股四头肌手法，每个痛点做 200～400 次。每 1～2 日 1 次，15～30 日为一疗程。

（2）单拇指刮法：患者取平坐位，术者一手着实在髌骨上缘，由上向下推髌骨则髌下缘翘起；另一手用拇指甲刮患处（指压痛处）3～5次（勿刮不痛区）。

（3）双拇指刮法：术者用双拇指端刮髌上、下缘腱或筋膜3～5次，每日1次，15日为一疗程。

（4）五十指掐法：在明显压痛处可采用五十指掐法，连续掐200～400次。

（5）定点运穴：掐法、指压法、拳顶法任选一种，重复操作3次为一治疗。每日1～2次，15日为一疗程。

（6）踩疗法：患者取俯卧位。足背垫起10～15 cm枕头。选一位与患者体重相似的人，其双足与患者下肢长轴平行站立于患者大腿后面，由远端向近端走动至臀部5～10分钟（反复400次以上）；用相同方法踩小腿后部5～10分钟（400次以上）。每次1～2日，15～30日为一疗程。

【预防与调护】

根据髌骨张腱末端病的指压痛（边缘指压痛）、髌腱紧张压痛试验和膝关节伸膝装置机能检查及X线片所见，可将髌腱腱病分为四度。其分度标准及训练安排如下：

Ⅰ度：无自觉症状，检查时髌腱紧张压痛试验阳性，髌尖指压痛，单（双）腿蹲起试验均不痛，X线无明显改变者为Ⅰ度。应定期复查，防止恶化。可参加正规训练，并应加强股四头肌和腘绳肌的功能训练。

Ⅱ度：自觉髌尖痛，检查时髌腱紧张压痛试验阳性，髌尖指压痛。双腿蹲起试验阴性，单腿蹲起试验阳性者为Ⅱ度。X线所见：在髌骨侧位像上可见腱与腱围分离或髌腱肿胀。可参加正规训练，但应适当减少致痛动作的练习，并加强股四头肌和腘绳肌的功能训练。

Ⅲ度：自觉髌尖痛，检查时髌腱紧张压痛试验阳性，髌尖指压痛，双腿蹲起试验阳性，单腿蹲起试验阳性者为Ⅲ度。X线所见：在髌腱侧位像上可见部分髌腱有肿胀，前后边缘不清或不整，腱实质与髌腱腱围分离（多数是全髌腱肿胀者）。可参加非致痛动作的专项训练，也可适当参加致痛动作的专项训练（以疼痛不加重为准），增加不引起疼痛的专项辅助练习，以保持较好的专项能力。应采取边练边治的原则。

Ⅳ度：自觉髌尖痛，走路、静止均痛。检查时髌尖指压痛，髌腱紧张压痛试验阳性。单双腿蹲起试验均痛，轻摸患处也痛（主动伸膝试验阳性）者为Ⅳ度。X线所见：在髌腱侧位像可见全腱或大部分髌腱肿胀或边缘不整，腱与周围软组织边界不清。可参加最简单最基本的专项技术训练，停止大强度、大负荷量的训练，重点放在加强腿部功能练习上，以防止肌肉萎缩，宜采取以"治疗为主、训练为辅"的原则。

十七、踝关节扭伤

踝关节扭伤甚为常见，可发生于任何年龄，但以青壮年较多，临床上一般分为内翻扭伤和外翻扭伤两大类，以前者多见。

【解剖特点】

踝关节周围主要有内侧副韧带、外侧副韧带和下胫腓韧带。内侧副韧带又称三角韧带，起于内踝，自上而下呈扇形附于跗舟骨、距骨前内侧、下胫腓韧带和跟骨的载距突，是一条坚强的韧带，不易损伤；外侧副韧带起自外踝，包括止于距骨前外侧的距腓前韧带，止于跟骨外侧的跟腓韧带，止于距骨后外侧的距腓后韧带；下胫腓韧带、胫腓横韧带与骨间韧带是保持踝穴间距、稳定踝关节的重要韧带。

【病因病机】

多因行走或跑步时突然踏在不平的地面上，或上下楼梯、走坡路不慎失足，骑自行车、踢球等运动中不慎跌倒，足的过度内外翻而产生踝部扭伤。跖屈内翻损伤时，容易损伤距腓前韧带；踝关节90°位内翻损伤时，易损伤跟腓韧带；背伸内翻损伤时，易损伤距腓后韧带。外翻姿势损伤时，由于三角韧带较坚强，较少发生损伤，但可引起下胫腓韧带撕裂。

【临床表现】

有明显的踝关节扭伤史。伤后踝部即觉疼痛，活动功能障碍，损伤轻者仅局部肿胀，损伤重时整个踝关节均可肿胀，并有明显的皮下积瘀，皮肤呈青紫色，跛行步态，伤足不敢用力着地，活动时疼痛加剧。

内翻损伤时，外踝前下方压痛明显，若将足部做内翻动作时，则外踝前下方疼痛；外翻扭伤者，内踝前下方压痛明显，强力做踝外翻动作时，则内踝前下方剧痛。严重损伤者，在韧带断裂处可摸到有凹陷，甚至摸到移位的关节面。

【诊断依据】

1. **病史** 多有明显的踝部扭伤史。

2. **临床症状** 踝关节肿胀、疼痛，皮下瘀斑，跛行明显。

3. **体征** 内踝前下方或外踝前下方压痛，被动外翻或内翻踝部时此处疼痛剧烈。

4. **辅助检查** X线摄片检查可以帮助排除内踝或外踝的撕脱性骨折；若损伤较重者，内翻、外翻应力下踝关节正侧位片，可见到距骨倾斜的角度增大，甚者可见到移位现象。磁共振检查可协助诊断。

【辨证论治】

1. **治则** 急性期宜活血化瘀，消肿止痛；慢性期宜理筋通络，滑利关节。

2. **部位与取穴** 下肢足踝部，取承山、昆仑、足三里、太溪、绝骨、解溪、太冲等穴。

3. **主要手法** 新鲜踝关节扭伤宜采用点、踝关节摇、拔伸、捋顺及戳按法等。陈旧性踝关节扭伤宜采用按揉、捋、拔伸、擦及踝关节摇法等。

4. **操作方法**

（1）新鲜踝关节外侧韧带扭伤治疗手法：患者侧卧，伤肢在上，助手用双手握住患者伤侧小腿下端，固定肢体，术者用双手相对拿住患足，两手拇指按住外侧伤处，环转摇晃踝关节8次；用力将足跖屈并内翻位拔伸，然后将足外翻，拇指在伤处进行戳按，反复 5 次。

患者正坐，术者坐在其对面，用一手由外侧握住患足足踝部，拇指按压于伤处，另一手握住患足跖部，行踝关节环转摇法 10 次；在拔伸状态下将足跖屈后背伸，按压伤处的拇指则用力向下戳按，反复 4 次。

点上述各穴约 3 分钟，以有酸胀感为佳，结束治疗。将足外翻位固定 1 周，可配合外敷消肿止痛中药。

（2）新鲜踝关节内侧韧带损伤治疗手法：患者侧卧，伤肢在下，助手用双手握住患者伤侧小腿下端，固定肢体，术者用双手相对拿住患足，两手拇指按住内侧伤处，环转摇晃踝关节 8 次；用力将足外翻位拔伸，然后将足内翻，拇指在伤处戳按，反复 5 次。

患者正坐，术者坐在其对面，用一手由内侧握住患足足跟部，拇指按压于伤处，另一手握住患足跖部，行踝关节环转摇法 10 次；在拔伸状态下将足内翻后背伸，按压伤处的拇指则用力向下戳按，反复 4 次。

点上述各穴约 3 分钟，以有酸胀感为佳，结束治疗。将足内翻位固定 1 周，可配合外敷消肿止痛中药。

（3）踝关节扭伤恢复期（或慢性期）治疗手法

准备手法：患者仰卧，术者用一手由内侧握住患足足跟部，另一手握住患足跖部，行踝关节环转摇法数次。

治疗手法：接上，用拇指按揉踝周痛点约 2 分钟，接着双拇指顺肌腱韧带的走向推挡 10 次；然后，患侧膝关节伸直，一助手用双手握住患者伤侧小腿下端，固定肢体，术者用双手相对拿住患足，用力持续拔伸踝关节，并在患踝有松动感时顿拉一下，如有弹响声则更佳。

结束手法：擦热踝部。

【注意事项】

1. 踝关节韧带损伤轻者可用绷带或胶布将踝关节固定于韧带松弛位，即外侧副韧带损伤将足外翻位固定，内侧副韧带损伤将足内翻位固定。韧带撕裂严重者，也可采用石膏托按上述方法固定之，三周左右拆除外固定即可。

2. 外固定期间应练习足趾的屈伸活动和小腿肌肉收缩活动。拆除外固定后，要逐渐练习踝关节的内、外翻及跖屈、背伸活动，以预防粘连，恢复踝关节的功能。

3. 注意踝部保暖，避免重复扭伤。

【预防与调护】

损伤早期应及时治疗，严格固定，严禁患肢负重及行走。患足抬高，以利消肿。

十八、跟腱腱围炎（包括跟腱末端病、腱病、腱围炎）

跟腱的损伤多发生于 20～40 岁的男性，在行走、跳和足扭伤时均可发生。

【解剖特点】

跟腱由腓肠肌与比目鱼肌肌腱合成，是人体最强有力的肌腱之一。约起始于小腿中下 1/3 部，成片状牢固地止于跟骨结节部位的后上方。长约 15 cm，主要功能为使足跖屈，且是机体行走、跑跳的主要肌力传导结构。

【病因病机】

跟腱损伤的原因较多，急性损伤多由于直接暴力引起，慢性损伤一般均与长期的慢性过度运动有关。

急性损伤可分为直接暴力伤和间接暴力损伤。直接暴力损伤由直接外伤造成跟腱断裂，常为锐器伤，如铁器、玻璃等切割所致，常造成局部开放性损伤，断端较为整齐。间接暴力损伤主要指踝关节极度背伸时突然蹬地发力，使跟腱受到强力牵拉所致，局部多无伤口，断端常参差不齐呈马尾状。

【临床表现】

跟腱断裂时可闻及断裂声，跟腱部疼痛、肿胀，有皮下瘀斑。足跖屈无力，但由于足趾的屈肌和胫后肌腱的代偿，跖屈功能不一定完全丧失。跟腱完全断裂时，在断裂处可摸到凹陷空虚感，同时于腱近端由于小腿三头肌的收缩而向上回缩，在腓肠肌肌腹内可摸到隆起物。

【诊断依据】

1. 有跟腱过度负荷史或外伤史。

2. 自觉跑、跳开始时痛，活动开减轻，训练后加重。重者早晨起床下地时疼痛明显，行动困难，活动后逐渐减轻。

3. 检查：跟腱表面不光滑，用指端掐腱时疼痛明显，有时伴有捻发音。跟腱被动伸展痛，踝过度背伸跖屈抗阻痛，跟腱紧张压痛试验阳性。

4. 辅助检查：X线片检查示腱与围分离，腱肿胀，偶有钙质沉着或骨岛。可以排除跟骨结节部的撕裂性骨折。B超、磁共振可明确诊断。

【辨证论治】

1. **治则**　急性期宜活血化瘀，消肿止痛；慢性期宜理筋通络，滑利关节。

2. **部位与取穴**　下肢足踝部，取承山、昆仑、足三里、太溪、绝骨、解溪、太冲等穴。

3. **手法治疗**　患者俯卧位，踝前垫一枕。术者选用揉法、揉捏法、压法、叩击法等将小腿的紧张、僵硬部位放松；跟腱局部压痛部位用轻掐法、压法连续做200～400次。每日1～2次，15日为一疗程。

4. **踩法**　患者俯卧位，踝前垫一枕，以踩时膝关节不痛为准。选术者站立在患者小腿后面，原地踏步，患者有酸痛感为度。连续踩10～20分钟，每日1～2次，15日为一疗程。

【预防与调护】

伤后早期应抬高患肢以利消肿，并禁止做踝部背伸活动。后期解除外固定后的练功活动，应循序渐进，半年内不做足踝部剧烈运动。

十九、跟痛症

跟痛症是跟部周围疼痛疾病的总称，临床上常见于跟后滑囊炎、跟骨脂肪垫炎、滑囊炎、跟骨骨刺、肾虚性跟痛症及跟骨骨病等。

【解剖特点】

足跟部皮肤是人体中最厚的部位，其皮下脂肪致密而发达，又称脂肪垫。在脂肪与跟骨之间有滑膜囊存在。跖筋膜及趾短屈肌附着于跟骨结节前方。跖筋膜起自跟骨跖面结节，向前伸展沿跖骨头面附着于5个趾骨的脂肪垫上，再止于骨膜上，其深部为外跖神经。胫神经进入足部后分为内跖神经、外跖神经。内跖神经走向跟骨脂肪垫内，外跖神经支配趾展小肌。各种原因压迫内跖、外跖神经分支，慢性刺激导致跖筋膜炎，从而造成足跟部疼痛。

【病因病机】

多发生于40～60岁的中老年，多为老年肝肾不足或久病体虚，气血衰少，筋脉懈惰，加之体态肥胖，体重增加，久行久站，最终造成足底部皮肤、皮下脂肪、腱膜及滑膜囊等负担过重而发病。

【临床表现】

临床常见足跟部疼痛，晨起后站立或久坐起身站立时足跟部疼痛剧烈，行走片刻后疼痛稍减，但行走或站立过久疼痛又加重。

【诊断依据】

1.病史　起病缓慢，常为单侧发病，可有数月或数年不等的病史。

2.临床症状　晨起踏地行走时足跟跖面刺痛，行走片刻后疼痛缓解，行走过多时疼痛加重。病程日久则呈持续性疼痛，甚至每走一步疼痛难忍，尤其走在不平路面疼痛更甚。

3. **体征**　足跟着力部软组织坚韧，压痛以足跟跖面偏内侧最为明显。

4. **辅助检查**　X 线摄片初期无异常改变，后期可有骨刺形成。

【辨证论治】

1. **治则**　舒筋通络，活血止痛。

2. **部位与取穴**　患部周围，取三阴交、阴陵泉、太溪、照海、然谷、昆仑。

3. **主要手法**　点按、揉捻、捋顺、侧击、擦法等。

4. **操作方法**

（1）跟骨下止点滑囊炎：患者仰卧，下肢伸直。术者先用点按法点按上述诸穴约 3 分钟；患者俯卧，患肢膝关节屈曲 60°，术者一手拿住患足做背伸固定，使跟腱紧张，另一手用小鱼际处对准滑囊用力侧击 10 次。

（2）跖筋膜炎：患者仰卧，下肢伸直。术者先用点按法点按上述诸穴约 3 分钟；然后以拇指点按、揉捻痛点 1 分钟，以患者能忍受为度；再以擦法及捋顺法沿跖筋膜走行方向进行推擦及捋顺约 2 分钟，并使足底发热。

【注意事项】

1. 跖筋膜炎患者在急性期应注意适当休息，减少负重，控制剧烈运动。症状缓解后，逐渐进行足底部肌肉的收缩锻炼，以增强足底肌的肌力。

2. 注意局部保暖，避免寒冷刺激。

3. 跖筋膜炎患者可采用矫形鞋垫，以垫高跖骨头近端，使跖骨头少持重，并做跖趾关节的跖屈及背伸运动。

【预防与调护】

急性期为利于损伤的修复可适当制动，或卧床休息。症状好转后仍宜减少步行，鞋以宽松为宜，并在患足鞋内放置海绵垫，以减少摩擦。

第四节　躯干筋伤

一、落枕

落枕又称"失枕"，多见于青壮年，男多于女，春冬两季发病较多。一般情况下一周左右自愈，适当治疗能减轻痛苦，促进恢复。

【病因病机】

多因睡眠姿势不良或颈背部遭受风寒侵袭所致。睡眠时头部处于过高或过低位，或头颈过度偏转经久不动，致使颈部肌肉长时间受到牵拉而致伤，气血瘀滞而痛。另外，夜卧当风或汗出受风寒，颈背部气血凝滞，肌肉痉挛，经络痹阻而痛。

【临床表现】

晨起后颈部一侧或双侧疼痛不适，因转动时疼痛加剧而不敢活动头颈，可向背部和肩部放射。患者头部倾向患侧，旋头时常与上身同时转动，以腰部活动代偿颈部活动。

【诊断依据】

1. **病史**　多晨起发病，起病快，病程短，常伴有外感风寒。

2. **临床症状**　颈部一侧或双侧疼痛不适，头颈呈强制体位，头歪向患侧，颈项不能自由旋转后顾，旋头时常需要整个躯干同时转动，疼痛可向肩背部放射。

3. **体征**　颈项部肌肉痉挛，触之如条索状、块状，受损肌肉部位常有明显压痛。

4. **辅助检查**　X 线检查无特异性，或可见脊柱颈段生理弧度变直或侧弯。

【辨证论治】

1. **治则**　舒筋活血，温经通络。

2. **部位与取穴**　颈项、肩背和上肢部，取风池、肩井、天宗等穴。

3. **主要手法**　点法、按法、拿法、摇法、扳法、擦法。

4. **操作方法**

（1）患者取坐位。术者立于患者后侧或患侧，用轻柔的拿捏法于患侧颈项及肩部治疗，配合颈项屈伸和侧屈被动运动，约 5 分钟。

（2）用揉法点按风池、天柱、肩井、天宗、落枕等穴，每穴约 1 分钟。然后术者用拇指和食指提拿颈项部患处。提拿时手指与肌腹垂直，一提一松，双手或单手交替进行。手法强度以患者感到患处酸胀，微痛为宜，重复操作 5 ～ 10 次。再嘱患者自然放松颈项部肌肉，术者做颈部摇法，使颈项做轻缓地旋转，摇动数次后，在颈部微向前屈位时，迅速向患侧加大旋转幅度做扳法，手法要稳而快速，旋转幅度要在患者能忍受的限度内。

（3）用擦法擦患部，以透热为度。

【注意事项】

1. 本病所用手法必须柔和，切忌粗暴蛮力，被动运动要在生理范围内和患者能忍受的程度下进行。

2. 颈椎旋转扳法操作时要求患者放松配合，千万不要强求有弹响声。

3. 严重落枕或半脱位者禁用扳法。

【预防与调护】

落枕一般起病较快，病程较短，2～3天多可缓解，一周内多能痊愈，若恢复不彻底，易于复发。睡觉时应选择合适的枕头，使头颈部处于较放松而又平衡的姿势，尽量不要斜靠在沙发、桌面睡觉；同时注意颈部保暖，免受风寒侵犯，有助于预防落枕的发生。儿童发现有头颈部突然歪斜，不能轻易诊断为落枕，应考虑是否有特发性寰枢关节半脱位或颈部其他疾病。成人落枕症状反复发作，应注意与颈椎病等疾病鉴别。

二、颈椎病

颈椎病是一种常见病和多发病，即由于颈椎椎间盘退行性改变及其继发系列病理改变累及其周围组织结构（神经根、脊髓、椎动脉、交感神经等），而出现相应临床表现的综合征，仅有颈椎的退行性改变而无临床表现者不能诊断为颈椎病。

【病因病机】

随着年龄的增长，或伴有颈部外伤、劳损，或遭受风寒湿邪侵袭，颈椎间盘逐渐发生退行性变，继而引起椎间隙变窄，周围韧带松弛，椎体失稳而位移，椎体边缘骨质增生，黄韧带肥厚、变性，钩椎关节增生及关节突关节的增生退变等，压迫或刺激颈部的神经、脊髓、血管等组织引起相应的临床症状。一般多与长期低头或伏案工作职业有关，或个人不良生活习惯。

1. 颈型最多见。由于颈椎间盘纤维环、韧带、关节囊及骨膜等组织的神经末梢受刺激而致颈痛，以及反射性颈肌痉挛。

2. 神经根型多见于30～50岁者，发生率仅次于颈型。其发病主要是由颈椎体侧后方骨质增生、椎间孔变形、椎间盘突出等因素，使颈神经根受刺激或压迫所致，其中以颈6、7神经根受累多见。

3. 脊髓型多由于颈椎间盘向椎管突出、椎体后缘骨刺、后纵韧带骨化、黄韧带肥厚等，压迫颈脊髓或导致脊髓缺血，引起脊髓功能障碍而发病。其起病形式常呈慢性经过，但有时亦可急性发生，多为中老年人。

4. 椎动脉型常由于颈椎增生、椎间不稳等改变刺激椎动脉周围的交感神经丛，致椎-基底动脉系统的血管发生痉挛，或直接压迫椎动脉使其扭曲变形、管腔狭窄，甚至闭塞，引起椎－基底动脉供血不足而发病。

5.交感神经型是由于颈椎间盘退变和节段性不稳等因素，引发颈部小关节囊、韧带、肌肉等出现创伤性反应，刺激颈椎周围交感神经末梢而引起一系列的交感神经功能紊乱症状。

【临床表现】

颈型颈椎病表现为颈项疼痛，部位多较深在而弥散，常伴有颈部僵硬感；神经根型表现为根性神经痛，颈肩背疼痛并向一侧或两侧上肢放射，上肢沉重无力、麻木或有虫爬等异样感觉，握力减退或持物易坠落；脊髓型颈椎病主要表现为慢性、进行性四肢运动及感觉功能障碍，一般先从下肢开始，如沉重、无力、步态不稳，有"踩棉感"，逐渐向上肢发展；椎动脉型颈椎病主要表现为头痛、眩晕，可伴有耳鸣、耳聋、恶心、呕吐、持物落地、猝倒、发作性视觉障碍和意识障碍等；交感神经型颈椎病症状繁多，多表现为交感神经兴奋症状，如头晕、头痛、眼窝胀痛、心跳加快、血压升高，少数可出现交感神经抑制症状，如头晕、眼花、上眼睑下垂、流泪、心动过缓、血压偏低等。

【诊断依据】

颈型颈椎病常表现为颈背疼痛、僵硬不适，头颈活动时可伴有"嘎嘎"响声，常在晨起、劳累、姿势不正及寒冷刺激后突然加剧，查体颈项背部肌肉紧张，压痛，或有颈活动受限，X线表现为颈生理曲度变直，椎体增生，项韧带钙化等。

神经根型主要表现为颈肩背疼痛并向一侧或两侧上肢放射，查体颈项肌肉紧张、压痛，以受累神经根节段棘突旁最显著，椎间孔挤压试验阳性，臂丛神经牵拉试验阳性，头顶叩击试验阳性；受累神经根所支配区域皮肤感觉异常，肌肉肌力减弱，可出现肌萎缩，肱二头肌腱和肱三头肌腱反射活跃，或反射减退甚至消失，影像学表现为颈椎体增生、椎间隙变窄、椎间孔变形变窄、椎间盘突出等，肌电图检查可帮助确定神经损伤类型。

脊髓型常呈慢性、渐进性肢体瘫痪，一般先从下肢开始逐渐发展到上肢，颈部活动受限不明显。查体可见步态不稳，肢体肌张力增高，肌力降低，腱反射亢进，可踝阵挛或髌阵挛，常可引出病理反射，如霍夫曼征、巴宾斯基征阳性等，影像学表现为颈椎管狭窄，颈椎核磁显示最明确。需注意与其他运动神经元疾病相鉴别，如脊髓空洞症等。

椎动脉型表现为头痛、头晕等症状，常因头部转动或侧弯至某一位置时易诱发或加重；查体可见颈项肌紧张、压痛、转颈试验阳性；影像检查表现为椎体间关节失稳或钩椎关节骨质增生，椎动脉变形、变细等，血管造影、MRI成像等均可使用；常规除外颅脑疾病、外眼源性和耳源性眩晕。

交感神经型诊断较困难，目前尚缺乏客观指标，若出现交感神经功能紊乱症状，影像学显示有颈椎增生、节段不稳等颈椎病改变，可考虑交感神经型颈椎病，同时需鉴别排除其他相关疾病。

【辨证论治】

1. 治则 舒筋活血，解痉止痛，整复错位。

2. 部位与取穴 颈肩背及患肢，取风池、缺盆、天宗、曲池、小海、合谷等穴。

3. 主要手法 拿捏、点揉、弹拨、屈伸旋转、搓和拍打法等。

4. 操作方法

（1）患者取坐位或俯卧位。术者在其枕后、颈后、颈侧、胸锁乳突肌寻找痛点（僵硬、痉挛之诸肌肉及筋膜、滑囊），然后由枕后至胸、肩部于痛点处逐个做掐法、压法、揉捏法、弹拨法、刮法等，使前述阳性反应物散开、减轻或消失。每日 1～2 次，15 日为一疗程。

（2）患者取坐位。术者站患者方，先用揉、压法放松患者颈、肩背部的肌肉 3 分钟左右；再用拇指与食中三指拿捏颈项两旁的软组织由上而下操作 10 遍。用拇指指腹点揉风池穴 1 分钟，以酸胀感向头顶放散为佳，再点揉太阳、百会、风府、天宗、曲池、合谷等穴，约 3 分钟，以局部酸胀为度；弹拨缺盆、极泉、小海等穴，以手指有触电样感为宜；术者两前臂尺侧放于患者两肩部并向下用力，双手拇指顶按在风池穴上方，其余四指及手掌托住下颌部，嘱患者身体下沉，术者双手向上用力，前臂与手同时向相反方向用力，把颈牵开，持续 20 秒；接上势，边牵引边使头颈部前屈、后伸及左右旋转，其动度由小逐渐加大，当达到最大限度结束，反复 5 次。

（3）拍打肩背部和上肢，约2分钟；搓揉患肢肌肉，往返4次；牵抖上肢20次。

（4）坐位牵引法：患者取坐位，自行戴好颈部牵引套和骨盆带，按病情需要给患者半体重、全体重或超体重牵引。治疗开始1～2周内试牵，牵引重量1/2～2/3体重，牵引时间30～60秒。每次治疗间断牵引3次，两次牵引间休息片刻。此后全体重牵引，每2周延长牵引时间30秒或增加5 kg，30次为一疗程，疗程间休息1周。

（5）自体悬吊重力牵引法：患者坐或站立于颈部牵引机下，自行戴好牵引套，初期患者双膝下蹲或双足尖站在地上，主动抬足尖离地，反复点地30次以上，间断牵引3组，每日2～3次。逐渐过渡至全体重牵引，医者旋转手轮将患者逐渐吊起至双足离开地面。此时牵引力为自身体重的93%。牵引时间自30秒开始，每2周延长30秒，每次治疗间断牵引3次，两次间休息片刻。

（6）卧位牵引法：患者取俯卧或仰卧位，带好枕颌双环牵引套；术者站立于患者头顶前，用双手逐渐牵引双环至所需要的牵引力（10～50 kg）。牵引时间以能忍受为度。每日1～3次，30日为一疗程。

（7）自调便携式颈部牵引法：自行戴好牵引器，充气20～30次，充气至平视时起牵引作用，仰头时下颌与牵引器有间隙，须长时间佩戴。主动做颈部前屈、后伸、左右侧屈活动10～30次；亦可长时间使用，每日可按4、6、8、12小时牵引一次，30天为一疗程，疗程间休息1周。如前述牵引力和活动次数适应后，应逐渐增加充气和活动次数，以自我感觉能适应为度。

（8）快速拔伸牵引法：患者取仰卧位（颈椎呈前屈位）或俯卧位（颈椎呈后伸位），并带好枕颈双环牵引套。术者双手分别拉紧牵引绳后，突然用力拔伸患者的颈部，可听到颈椎关节音响声（亦可问患者颈椎是否有响声），若无响声可重复操作 1～2 次。每日 2～6 次，30 日为一疗程。

（9）自我快速牵引法：患者取仰卧位，自行带好自调便携式颈部牵引器。用手泵充气至最大（以能忍受为度），用左手着实在耳上部，突然用力向右侧推，迫使颈部向右侧屈（可听到颈椎关节音响声），然后换右手向相反方向重复操作。每日 2～6 次，30 日为一疗程。

（10）床头持续牵引法：床头牵引重量从 1/4～1/2 体重开始，每日间断牵引多次。

（11）意气功气疗法：此法系安广林氏祖传的太极疗法。患者仰卧位，术者站立与患者左侧，揉腹 3～5 分钟，取腹部穴位，如取中脘，术者左手拇食指分开，仍或中指指端关实在中晚上，拇指着实在患者左肋缘下，右手掌根压在前一手的食或中批指端，其余自然放在腹壁上。术者入静，用意念想从手下至双足或手、头面部运太极，按照需要使患者手、足、头面部的局部有冷、热、酸、麻、痛等气感在运行，每次治疗重复 2～3 次，两次间休息 3～5 分钟。

（12）踩法：患者俯卧位，术者用足找准肩背、上肢、腰骶、下肢等处的阳性部位，选用揉、搓、抖、压等足法进行治疗，每次 15 ～ 20 分钟，每日 1 ～ 2 次。

以上操作适应于各型颈椎病，根据各型特点进行有针对性的操作，酌加以下治疗。对神经根型颈椎病，应加强放松颈部肌肉，重点点按病变椎旁痛点，时间应长些。对椎动脉型颈椎病应充分放松颈部肌肉，同时做头部的手法推拿。

对脊髓型颈椎病，出现下肢症状，应在腰骶部及患肢的前侧和后侧做充分滚法和按揉法治疗，对下肢功能的恢复有较好的治疗作用。对有尿潴留或大小便失禁症状者，应按揉法于关元、气海、三阴交、肾俞、阴陵泉等穴，酌加摩腹。

【注意事项】

手法是治疗颈椎病的重要方法之一，有活血舒筋，滑利关节，复位出槽之筋、错缝之骨的良好功效。常用的手法有舒筋法、提拿法、揉捏法、点穴拨筋法、端提运摇法、颈部旋转复位法、拍打叩击法。操作时要注意动作宜轻柔和缓，力度适中，不宜粗暴、猛烈地旋转头部，以免引起脊髓损伤，对脊髓型患者操作时更应慎重。颈椎病的推拿治疗手法要轻柔，尤其在做被动运动时更应谨慎而行，以免发生意外。

【预防与调护】

多数颈型、神经根型、椎动脉型和交感神经型颈椎病经过治疗可取得满意疗效，预后良好。但部分患者因病久或病变严重，可能会反复发作。脊髓型颈椎病可能持续进展，预后较差，有手术适应证者当及早手术治疗，避免贻误治疗时机。积极进行颈部恰当功能锻炼，加强颈部肌肉力量，增加颈椎稳定性，缩短治疗时间，防止病情复发。选择合适的坐姿、枕头和睡姿，保持颈椎的正常生理曲度，减缓颈椎的退变。在乘车、驾车等时注意安全保护，纠正不良的工作和生活姿势，避免长时间保持单一姿势尤其是低头伏案。对颈椎病带来的焦虑抑郁情绪及时进行心理疏导，鼓励患者保持积极乐观的态度面对疾病。颈部功能锻炼可保持颈椎稳定性，延缓颈椎退变，训练方法如下：

1. 患者可以以各种体位每日练习颈部尽力后仰或活动受限，或伴有疼痛的动作30～100次。可分组进行。

2. 俯卧阅读、书写练习：患者取俯卧位于床上，头、颈、胸尽力后伸，每日阅读或书写1次，时间30～60分钟，每日3～6次。

3. 牵引下颈部操：患者取立或坐位牵引（30～40 kg）时，主动或被动左右旋转颈部、前后摆动、前后搬动颈部数十次，每日1～3次。

4. 纠正颈、背部的不良姿势：习惯于头前倾、低头或驼背者必须矫正为挺胸抬头的姿势（女性可穿高跟鞋），使头重心移到胸部前后径中心；习惯枕高枕者必须改成低枕（颈部枕枕时，后脑与床面分离，用头重量自然牵引颈部）；睡眠时最好取仰卧位。

5. 利用自调便携式颈部牵引练习：可被动做前后左右屈练习，以增宽椎间隙和椎间孔。主动尽力做头颈前屈、后伸、左右侧屈10～50次，以增加颈部肌力和肌容积。可分组进行。

三、斜方肌筋膜炎

斜方肌筋膜炎是指发生于斜方肌肌肉和筋膜组织的一种无菌性炎症，以引起颈、肩、背部疼痛为主症的一种疾病。本病好发于上斜方肌，它是所有头颈部肌源性疼痛中最常见的一种。其发生与寒冷、潮湿、慢性损伤及不良体位等因素有关，常见于各类长期野外作业人员、伏案工作者、职业司机等，属中医学"痹证"范畴。

【病因病机】

斜方肌位于项部和背上部的浅层，在项区有浅深两层筋膜包绕，在胸背区由浅层筋膜覆盖，枕大神经于枕区穿斜方肌筋膜而过，副神经自颈静脉孔出颅后，向下外行于胸锁乳突肌的深面，从该肌后缘中上 1/3 斜越颈外侧区，入斜方肌深面，支配斜方肌和提肩胛肌。多种因素均可使斜方肌受损，产生无菌性炎症。

当感受风寒时，局部筋膜血运迟滞，血管收缩、缺血、瘀血及水肿，以致局部纤维组织渗出；或久居湿地，皮肤代谢功能失调，皮下及筋膜血液循环减缓，微血管充血、渗出，代谢产物堆积，形成纤维织炎。

日常生活和劳动中不良姿势和体位，或长时间肩负重物，用力过久，均可引起局部肌肉及筋膜组织的高张力状态，逐渐出现微小的撕裂样损伤。日久纤维样组织增多，局部毛细血管及末梢神经受挤压，导致颈、肩、背部疼痛和功能活动受限。

【诊断】

1. 症状与体征

（1）多见于颈部长期单一姿势伏案工作者。

（2）初起觉颈后一侧或两侧轻度疼痛，以后迅速漫延至一侧或两侧颈肩部，多为挛痛或灼痛。

（3）颈部活动受限，主动后伸颈部时疼痛剧烈，休息或适当活动可使症状减轻，抗阻力提肩疼痛可加重。

（4）斜方肌体表投影上半区处广泛压痛，肌肉板样僵硬，痛点深处可触及条索状结节，拒按。

2. 检查　X 线检查除可见颈椎生理曲线减弱或消失，无其他特异性改变。

【鉴别诊断】

本病需与项韧带炎、退行性脊柱炎、强直性脊柱炎、肺结核和胸部肿瘤等疾病相鉴别。

【治疗】

1. 治则　舒筋通络，行气活血，解痉止痛。

2. 部位与取穴　项背部、督脉经、膀胱经及痛点，取风府、风池、肩井、风门、肺俞、心俞等穴。

3. 主要手法　一指禅推法、按揉法、点法、拿法、推法、弹拨法、掌根击法、擦法等。

4. 操作方法

（1）患者俯卧位或坐位。术者站于患者背后，先用一指禅推法推颈项督脉及膀胱经，从上至下 3～5 遍，然后再拿揉项部肌筋 2～3 分钟，并配合颈项屈伸及旋转运动。

（2）接上式，先用拇指点压、按揉风府、风池、肩井、风门、肺俞、心俞等穴及痛点，以酸胀感为度；然后施拇指弹拨手法于肌痉挛处或痛点，每处弹拨 3 ～ 5 次，以松解粘连，缓解肌痉挛。

（3）捏揉项背部，重点在斜方肌，反复 3 ～ 5 遍，然后拿揉斜方肌，提拿肩井 1 ～ 2 分钟。

（4）用小鱼际或空掌掌根轻叩击项背部 2 分钟，用擦法直擦督脉和膀胱经，以透热为度。

【注意事项】

1. 注意局部保暖，防止受风着凉。

2. 避免长期伏案和颈肩单一姿势工作。

3. 衣着和随身背包要轻便，不要造成肩背过度的压力。

4. 加强颈肩部的功能锻炼，可减少或避免复发。

5. 手法以轻柔为主，手法过重可引起炎症渗出使局部疼痛加重。

6. 局部扳机点注射效果较佳。

四、胸椎小关节紊乱症

胸椎小关节紊乱症，是指胸椎小关节在旋转外力作用下发生解剖位置的改变，表现为关节囊滑膜嵌顿而形成的不全脱位，且不能自行复位而导致的疼痛和功能受限等症状的一种病症。临床又称为胸椎小关节错缝、胸椎小关节滑膜嵌顿、胸椎小关节机能紊乱等，多发生于第 3 ～ 7 胸椎节段，女性发生率多于男性，以青壮年较常见，老人则很少发生。

【病因病机】

胸椎小关节由关节突关节、肋椎关节和肋横突关节组成。其中肋横突关节是肋骨结节与胸椎横突的肋凹相关节，肋椎关节的运动和肋横突关节在功能是联合的，运动轴为由肋头中点至肋结节的连线。随着胸廓运动、肋颈绕运动轴旋转；胸椎的关节突关节由相邻椎体的上下关节突构成，其关节面呈冠状，侧方运动较灵活。

胸段脊柱因有胸廓的其他组织加固，较颈、腰段脊柱稳定，故损伤错位的机会较少。但胸椎间盘及其椎间韧带等组织的退变，可减弱胸段脊柱的稳定性，而增加损伤的机会。如受到强大外力的挤压，用力过猛的扭转，或睡眠姿势不当等，均可造成胸椎关节突关节的移位、肋椎关节的错缝或半脱位，而刺激肋间神经或胸神经后支，出现急性背、胸部疼痛。久之，这些错位的关节及其周围筋肉组织发生无菌性炎症改变，引起慢性背部疼痛。

本病属中医学"骨错缝"范畴，常因姿势不当，或不慎闪挫，以致骨缝错开，局部气血瘀滞，经脉受阻，发为肿痛。

【诊断】

1. 症状与体征

（1）一般有牵拉、过度扭转外伤史。

（2）局部疼痛剧烈，甚则牵掣肩背作痛，俯仰转侧困难，常固定于某一体位，不能随意转动，疼痛随脊柱运动增强而加重，且感胸闷不舒，呼吸不畅，入夜翻身困难。重者可有心烦不安，食欲减退。

（3）部分患者可出现脊柱水平面有关脏腑反射性疼痛，如胆囊、胃区等部位的疼痛。

（4）脊柱病变节段可触及偏歪的棘突，表现为一侧偏突，而对侧空虚感。

（5）脊柱病变节段小关节处有明显压痛，多数为一侧，少数为两侧。

（6）根据病变节段的不同，菱形肌、斜方肌可呈条索状痉挛，亦有明显压痛。

（7）多数无明显障碍，少数可因疼痛导致前屈或转侧时活动幅度减小，牵拉疼痛。

2. 检查　X线检查常无骨质改变，受累椎间隙可变窄，严重者可见脊柱侧弯、棘突偏歪等改变。

【鉴别诊断】

胸椎小关节紊乱症与肋间神经痛、急性胆囊炎、急性胸膜炎和急性心肌梗死等疾病进行鉴别。

【治疗】

1. 治则　舒筋通络，理筋整复。

2. 部位与取穴　局部压痛点、胸段华佗夹脊穴及膀胱经等部位。

3. 主要手法　搯法、按法、揉法、弹拨法、擦法、扳法等。

4. 操作方法

（1）患者取俯卧位。术者立于患者一侧，以搯法、按法、揉法在胸背部交替操作，时间 5 ～ 8 分钟。

（2）继上势，沿脊柱两侧竖脊肌用按揉法、弹拨法操作，以松解肌痉挛，时间 3 ～ 5 分钟。暴露背部皮肤，涂上介质，沿两侧膀胱经行侧擦法，以透热为度。

（3）患者骑坐于床或椅子上。术者用拇指找准肿胀偏歪胸椎棘突旁，令患者低头含胸；另一手抓住患者肩臂角，向左或向右旋转脊柱，同时向棘突偏歪相反方向推压棘突。拇指下有微动感或发出关节音响。每日 1 次，15 日为一疗程。

（4）患者取侧卧位。术者找准偏歪棘突，令患者向左或向右旋转脊柱，用拇指向偏歪相反方向推压棘突。指下有微动感或发出关节音响。每日 1 次，15 日为一疗程。

（5）患者取坐位。术者站立于患者背后，双手分别抓住患者两肩臂角；同时令患者向左或右旋转脊柱，术者用膝关节顶住胸椎肿胀偏歪棘突旁，向相反方向顶压。双手和膝关节同向中心用力，膝下有微动感或发出关节音响。每日 1 次，15 日为一疗程。

（6）患者取坐位，双手五指交叉，着实在后头部。助手压住患者两侧大腿前部。术者双手经患者两侧腋下向前上，分别握住患者左右前臂，上肢夹住胸壁，突然向上后用力拔伸患者上体，同时用胸部顶住患者的胸椎棘突，可听到胸椎关节音响。每日 1 次，15 日为一疗程。

（7）患者取俯卧位或牵引下，吸气后闭气。术者找准后凸棘突，突然向下或向上推压，手下有微动感或发出关节音响。每日 1 次，15 日为一疗程。

（8）患者取俯卧位或在牵引下，术者站立于偏歪棘突一侧，一手抓住肩臂角，另一手肘尖顶压住偏歪棘突，双手同时用力向相反方向旋转，肘尖有微动感或发出关节音响。每日1次，15日为一疗程。

（9）患者取俯卧位。术者站立于偏歪棘突一侧，用肘尖反复向偏歪相反方向推压棘突，以有痛感为度，反复操作200次。每日1次，15日为一疗程。

（10）患者取俯卧位。术者用五、十指轻掐肿胀偏歪棘突200～400次，以有痛感为度。每日1～2次，15日为一疗程。

（11）针刺疗法：患者俯卧位。皮肤常规消毒，用毫针或注射针头直刺肿胀、偏歪棘突，强刺激，提插十余次。每1～3日1次，15日为一疗程。

【注意事项】

整复关节错缝手法宜轻、快、稳、准，勿以关节有无声响为标准。

【预防与调护】

1. 治疗期间应卧硬板床，减少活动。

2. 平常注意动作协调，注意保暖，避免伏案过于劳累。

3. 加强胸、背肌练习。经常作扩胸锻炼，对于本病的预防有益。

五、急性腰部扭伤

腰部扭伤指腰部肌肉、筋膜、腰骶关节、椎间关节的急性损伤，俗称"闪腰岔气"。临床以青壮年或体力劳动者多见。

【病因病机】

腰部扭伤常见类型有以下几种：

1. **急性腰肌筋膜扭伤**　本病多由腰部突然闪扭所致，受损组织以腰部肌群及筋膜为主，是一种较常见的损伤，多由间接暴力造成，常由于动作失调、姿势不良、重心失衡所致。

2. **急性腰椎关节突关节扭伤**　本病是因腰椎间关节周围的韧带、关节囊及滑膜的扭伤或撕裂，或滑膜嵌顿于关节突关节内而发生的一种损伤，常见于腰椎关节突关节扭伤和腰骶关节扭伤。

【临床表现】

多有腰部扭伤史，腰部一侧或两侧疼痛剧烈，腰部在活动、咳嗽、打喷嚏，甚至深呼吸时疼痛加剧，可影响神经根，故有时伴有不同程度的下肢放射性疼痛。

【诊断依据】

1. **病史**　腰部用力不当或受打击史。

2. **临床症状**　腰骶部疼痛，活动困难，活动时疼痛加剧，腰部僵直，常以双手扶腰。

3. **体征**　腰肌紧张或痉挛，腰椎生理前凸变浅或腰椎变直，腰椎各方向活动受限，在腰肌、棘突旁、棘间等有明确压痛点，有时可扪及棘突的偏歪。部分患者直腿抬高试验阳性，但加强试验阴性。

4. 辅助检查　X线片仅显示生理前凸减少或消失，也可出现侧弯；必要时 CT 或 MRI 检查排除椎间盘突出等病变。

【辨证论治】

1. 治则　舒筋通络，理筋整复。

2. 部位与取穴　局部压痛点、腰段督脉经穴、华佗夹脊穴及膀胱经等部位。

3. 主要手法　拳压法、按法、揉法、擦法、拔伸牵引等。

4. 操作方法

（1）患者取俯卧位，术者立于其一侧，以拳压法、按法、揉法在腰骶患部交替操作，时间 5～8 分钟。

（2）继上势，沿损伤相应节段的督脉经穴、两侧华佗夹脊穴及膀胱经按揉穴位，产生良性刺激，时间 3～5 分钟。

（3）暴露背部皮肤，涂上介质，轻擦患部，以疏通血脉，有利于修复损伤。

（4）拔伸牵引法：如果局部无明显压痛，但患者疼痛明显，可加用此步骤。患者俯卧，双手扶住床头；术者站于患者足侧，双手握足踝部，与患者相向用力，使关节突关节微微牵动复位。也可采用腰椎斜扳法。

【注意事项】

1. 治疗后腰围保护。

2. 治疗期间应卧硬板床。

3. 适当卧床休息，避免劳累。

【预防与调护】

急性腰扭伤强调以预防为主，发生后积极治疗多可痊愈。劳动或运动前应做好充分的准备活功，劳动或活动应量力而行，不可强力负重，以免发生意外，掌握正确的搬持重物姿势。对于腰部肌力弱者或劳动活动强度大时使用防护腰带保护，增强腰部承受负荷的能力。适当的腰背部运动锻炼，可减少本病的发生。

六、腰背筋膜炎

腰背筋膜炎，又称腰背肌纤维组织炎，是指因寒冷、潮湿、慢性劳损而使腰背部肌筋膜及肌组织发生水肿、渗出及纤维性变，出现腰背痛的一种疾病。

【病因病机】

本病属中医学"筋伤"范畴，其病因较多，但确切原因尚不清楚，一般认为与腰部慢性劳损或损伤、寒冷与潮湿、感染、精神紧张、风湿病等因素有关。

腰背筋膜是覆盖于躯干背侧肌肉上的一层致密结缔组织，在骨盆和第 12 肋间分为前、中、后三层。腰背筋膜对腰、骨盆的功能起重要作用，背阔肌、腰大肌、腹横肌和内斜肌可收紧腰背筋膜，稳定腰区的脊柱和骨盆。寒冷、潮湿等环境因素及慢性劳损可使腰背部肌筋膜发生水肿、渗出及纤维性变而发病。

【诊断】

1. 症状和体征

（1）一般无外伤史。

（2）常表现为腰骶部酸痛，劳累后加重；晨起时重，经常改变体位时轻。阴雨天气潮湿环境或感受风寒，疼痛常常加重。不能坚持弯腰工作，久站后出现腰部下坠，症状重时可波及臀部及大腿后。

（3）下肢无神经受累的表现，直腿抬高试验阴性。

（4）压痛点常不局限，揉按痛点常感到舒适和症状减轻。

（5）患处肌肉发僵或触及索状物。

（6）腰部活动无障碍。

2. 检查　X线片示大部分正常。

【鉴别诊断】

与腰椎退行性骨关节炎、第三腰椎横突综合征、腰椎间盘突出症、强直性脊柱炎和慢性肾炎等疾病进行鉴别。

【辨证论治】

1. 治则　舒筋活血，温经通络。

2. 部位与取穴　腰背及臀部局部压痛点、肾俞、大肠俞、八髎、秩边等。

3. 主要手法　拳压法、按法、揉法、弹拨法、擦法、拍法等。

4. 操作方法

（1）患者取俯卧位，术者立于其一侧，以拳压法、按法、揉法在腰背部找准痛点，轻掐或轻压局部，以有痛感为度，连续操作 200～400 次，时间 5～8 分钟，每日 1～2 次，15 日为一疗程。

（2）继上势，沿患腰两侧膀胱经穴依次用揉法、弹拨法操作，产生穴位良性刺激，时间 3～5 分钟。较重刺激按揉大肠俞、八髎、秩边等穴。

（3）定点运穴止痛法：术者找准痛点后采用掐法、指压法、肘压法、膝压法、足跟踩法等掐、压住痛点，以患者有痛感为度。待疼痛减轻或消失后再逐渐加压 1～2 次。每次保持加压状态 1～2 分钟，每次治疗重复 3 次。每日 1～2 次，15 日为一疗程。

（4）暴露腰背部皮肤，涂上介质，在患部行侧擦法，以透热为度。

（5）由中央至两侧拍打腰背部，以患者能耐受为度。

【预防与调护】

1. 日常生活及劳动中尽量多变换姿势，纠正习惯性不良姿势。

2. 外出旅行久坐时宜以腰围保护。

3. 常做腰背部功能锻炼。

七、第三腰椎横突综合征

腰部肌肉在第 3 腰椎横突处反复摩擦，产生炎症反应，刺激周围神经，造成慢性腰痛，出现以第 3 腰椎横突处压痛为主要特征的慢性腰痛疾病称为第三腰椎横突综合征。本病多见于中青年患者，以久坐或腰部缺乏锻炼者多见。

【病因病机】

第 3 腰椎位于各腰椎的中点，处于脊柱腰曲前凸顶点，为 5 个腰椎体的活动中点，其两侧的横突最长，故腰腹部肌肉弹力收缩时，此处受力最大，易使附着点处撕裂或劳损致伤。

【临床表现】

腰部功能多无明显受限。腰部疼痛多表现为腰部及臀部弥散性疼痛，一般不超过膝关节。

【诊断依据】

1. 病史　有久坐或腰部缺乏锻炼史，也可无任何明显诱因。

2. 临床症状　早期可见患侧腰部疼痛痉挛，臀部有放射性疼痛，一般不会超过膝部以下。

3. 体征　第 3 腰椎横突尖端处有局限性压痛，有的可在第 2 腰椎或第 4 腰椎横突尖端处。

4. 辅助检查　X 线无明显特征，部分患者可见第 3 腰椎横突明显过长，有时左右两侧横突不对称或向后倾斜。

【辨证论治】

1. 治则　舒筋通络，活血祛瘀，消肿止痛。

2. 部位与取穴　局部压痛点及膀胱经等部位。

3. 主要手法　拳压法、按法、揉法、弹拨法、擦法、搓法、推法等。

4. 操作方法

（1）患者取俯卧位，术者立于其一侧，采用揉法、压法、推法、掐法、弹拨法、叩击法等松弛腰方肌和髂腰肌。若横突肿胀、硬结，可采用轻掐法、轻压法、轻推法，以患者有痛感为度。每组连续做200～400次，每日1～2组。若单纯横突压痛，可采用刮法，五、十指掐法，以有痛感为度，每组连续做200～400次，每日1～2组，15日为一疗程。以拳压法、按法、揉法在第三腰椎横突周围部交替操作，时间10～15分钟。

（2）继上势，用弹拨法在第三腰椎横突尖部操作，由浅到深，由轻到重，同时配合揉、搓等手法。时间3～5分钟。随后在暴露局部皮肤，涂上介质，行侧擦法，以透热为度。

（3）沿腰方肌和横突间肌走向，进行推法操作，用力深沉而缓慢。

【注意事项】

1. 在第三腰椎横突尖部行弹拨法时，患者可能疼痛较重，应循序渐进，以患者耐受为度；同时配合揉、搓等手法缓解疼痛。

2. 治疗期间应卧硬板床，可尝试侧卧屈膝睡眠。

3. 适当休息，避免劳累，慎防风寒侵袭。

【预防与调护】

第三腰椎横突综合征经积极治疗多能缓解症状，但较容易复发。平时应注意避感风寒，并加强腰背肌功能锻炼，每日训练前后按腰肌展长体位，牵拉腰肌练习或做等长或等张运动练习腰肌。应注意坐姿并经常变换腰部体位。

八、腰椎滑脱症

腰椎滑脱系指腰椎自发性移位，又称腰椎假性滑脱。本病因退行性骨关节病而造成椎体向前移位，多见于中老年，病程可长达数年至数十年。

【病因病机】

脊柱在任一运动节段上均存在剪切力，上一椎体对下一椎体有向前滑移、旋转的趋势。在生理重量负荷下，腰椎保持相互间的正常位置关系有赖于关节突关节、完整椎间盘的纤维环、周围韧带、背伸肌收缩力量和正常的脊柱力线。任何一种或数种抗剪切力机制的减弱或丧失均将导致腰骶部不稳，久之产生滑脱。滑脱的椎体可引起或加重椎管狭窄，刺激或挤压神经，另外，滑脱后腰背肌的保护性收缩可引起腰背肌劳损，产生腰背痛。

【临床表现】

腰椎滑脱临床表现有很大的变异性，取决于脊柱周围结构的代偿能力和继发损害的程度，如关节突增生、椎管狭窄、马尾及神经根的受压等。主要症状包括腰骶部疼痛、下肢放射痛和麻木、间歇性跛行下肢乏力、鞍区麻木及大小便功能障碍等。

【诊断依据】

1. 病史　中老年人多见，有腰椎退行性改变。

2. 临床症状 腰痛为主要症状，可伴行走无力，间歇性跛行，少数可有会阴部麻木感，小便潴留或失禁。

3. 体征 局部压痛。

4. 辅助检查 X 线检查可发现椎体向前移位，伴有骨质硬化及骨赘形成。

【辨证论治】

1. 治则 舒筋通络，理筋整复。

2. 部位与取穴 腰段华佗夹脊穴及膀胱经等部位。

3. 主要手法 按法、揉法、拳压法、推法、擦法、拔伸牵引等。

4. 操作方法

（1）患者取俯卧位，术者立于其一侧，以按法、拳压法、揉法在腰骶部交替操作，时间 5 ～ 8 分钟；拿法在患侧下肢操作。

（2）继上势，推理竖脊肌：患者俯卧，两下肢伸直，术者用两手或鱼际自上而下地反复推理椎旁竖脊肌，直至骶骨背面或股骨大转子附近，并以两拇指分别点按两侧志室和腰眼穴。沿腰段脊柱两侧竖脊肌用按揉法、推法操作，以松解肌痉挛，时间 3 ～ 5 分钟。较重刺激按揉华佗夹脊穴及膀胱经穴等。暴露背部皮肤，涂上介质，沿两侧膀胱经行侧擦法，以透热为度。

（3）俯卧拔伸法：患者俯卧，双手紧扶床头，术者双手握患者双踝部，对抗牵拉拔伸，以轻度分离关节突关节，促进复位。

（4）根据滑脱方向，采取相应的正骨手法。

【注意事项】

1. 急性期宜卧床休息。

2. 治疗期间应卧硬板床。

3. 坚持腰背肌功能锻炼，以外源平衡系统加强腰椎稳定性。

4. 要配合抗骨质疏松治疗；病情进行性加重可考虑手术治疗。

【预防和调护】

适当进行腰腹肌练功活动可减轻骨质疏松，减慢退变进程。禁止做弯腰动作，同时应注意休息，佩戴腰围以控制进一步腰椎滑脱。

九、腰椎间盘突出症

由于退行性变或外力作用，使腰椎间盘纤维环破裂、髓核突出，压迫神经根或马尾神经等，产生以腰痛、下肢放射痛为主要表现的疾病称为腰椎间盘突出症。本病好发于 20 ～ 40 岁的青壮年，占腰椎间盘突出症总发患者数的80%，男性患者多于女性，下腰部椎间盘为本病的好发部位，其发病约占总发患者数的98%。

【病因病机】

椎间盘退行性变是造成纤维环破裂、髓核突出的基本原因。急性或慢性损伤为发生椎间盘突出的主要外因。在某些情况下，如弯腰洗脸、打喷嚏或咳嗽后可引起本病；甚至由于腰部的轻微扭动，也可导致腰椎间盘突出症的发生。有些患者无明显诱因而发病，可能由于腰部肌肉痉挛所致。

【临床表现】

腰腿痛是腰椎间盘突出症最主要的症状。突出的椎间盘刺激不同节段的神经根，可出现不同的皮肤感觉减退、肌力下降、腱反射减弱及一些特殊体征。腰3～4椎间盘突出，压迫腰4神经根，引起小腿前内侧感觉异常，踝背伸（胫前肌）肌力减退、肌肉萎缩，膝反射减弱；腰4～5椎间盘突出，压迫腰5神经根，引起小腿前外侧、足背前内侧皮肤感觉异常，蹲背伸肌力减退；腰5～骶1椎间盘突出，压迫骶1神经根，引起小腿后外侧、足背外侧缘及足底皮肤感觉减退，跨跖屈力量减弱，跟腱反射减弱或消失；中央型突出则表现为马鞍区麻木，膀胱、肛门括约肌功能障碍。

【诊断依据】

1. **病史**　患者常有腰部扭伤病史，损伤后出现严重腰痛。

2. **临床症状**　腰腿痛是最主要的症状。在行走时常取前倾位，卧床休息时取弯腰、侧卧、屈髋、屈膝的"三屈位"。

3. **体征**　腰部畸形，腰活动受限，椎旁压叩痛并向同侧下肢放射，直腿抬高试验及加强试验阳性，股神经牵拉试验阳性，腱反射异常，皮肤感觉异常，肌力减弱。

4. **辅助检查**　X线检查正位片可显示腰椎侧弯，椎间隙变窄或左右不等，患侧间隙较宽；侧位片显示腰椎生理前曲减少或消失，发生椎间盘突出的椎间隙后方宽于前方。CT、磁共振检查可清晰地显示椎间盘突出的影像，通过断层反映出硬脊膜囊及神经根受压的状态，是目前诊断本病最常用的检查方法。

另外，根据异常肌电图的分布范围可判定受损的神经根及其对肌肉的影响程度。

【辨证论治】

1. **治则** 松解粘连，理筋整复，温经活血，舒筋活络。

2. **部位与取穴** 腰臀部及患肢，患椎华佗夹脊穴及膀胱经、环跳、殷门、风市、阳陵泉等。

3. **主要手法** 滚法、按法、揉法、擦法、拔伸牵引、扳法、弹拨法等。

4. **操作方法**

（1）患者取俯卧位，术者立于其一侧，术者在棘突、棘突旁、腰两侧、臀部、髂胫束等处找准压痛、肿胀、僵硬、痉挛等部位，用掐法、压法、弹拨法、踩法等施治。上述方法可单独使用，亦可交替使用。每次20～30分钟，每日1次，30日为一疗程。

（2）继上势，沿脊柱两侧竖脊肌用按揉法、弹拨法操作，以松解肌痉挛，时间3～5分钟。较重刺激按揉华佗夹脊穴及膀胱经、环跳、殷门、风市、阳陵泉等穴。暴露背部皮肤，涂上介质，沿两侧膀胱经行侧擦法，以透热为度。

（3）定点运穴指压、掌压、肘压、膝压、足跟压法：患者腰剧烈疼痛不能活动时，取俯卧位。术者按压痛范围大小和深浅选用前述中的一种手法，如膝压法，用膝关节压在疼痛部位上，以有痛感为度。停止不动，待痛减轻或消失再往下压，再有痛时停止不动1～2分钟。重复3次为一治疗。每日1～2次，15日为一疗程。

（4）坐位旋转整复：患者取坐位，小腿与地面垂直。一助手双脚和双膝分别夹住患者患侧脚和膝关节。术者左手经患者胸前抓住右肩峰，令患者低头前屈胸、腰部，并向左旋转脊柱，术者右手拇指向偏歪棘突相反方向推压，指下有微动感或发出关节音响为宜。每周1～2次，5次为一疗程。

（5）坐位单人旋转整复：患者取坐位，双小腿与地面垂直。术者双足和双膝关节夹住患者双脚和双膝，术者右手着实在患者左肩前部，左手着实在右肩后部，双手同时向左、右旋转双肩到最大角度再稍加旋转力，可听到关节音响。每周1～2次，5次为一疗程。

（6）侧卧位旋转整复：患者取侧卧位，偏歪棘突在上。术者站立于患者腹侧，一手推肩旋转脊柱，另一手推压偏歪棘突向相反方向，手下有微动感或发出关节音响。每日1～2次，5次为一疗程。

（7）斜扳法：患者取右侧卧位，左下肢屈膝屈髋呈90°，右下肢伸直。术者面对患者，双肘屈曲，左肘着实于患者的左肩前部，右肘着实在其臀部，双肘同时反向用力扳动，并突然加力，使腰椎关节发出音响，再反方向重复一次。每日1次，30日为一疗程。

【注意事项】

治疗期间应卧硬板床休息；后期坚持腰背肌锻炼。

【预防与调护】

腰椎间盘突出症的保守治疗效果较好，但容易复发。急性期应卧硬板床休息，手法治疗后也应卧床休息。久坐或久站时可佩戴腰围保护腰部，避免腰部过度屈曲、劳累或感受风寒，注意腰部保暖。应用正确的弯腰姿势搬重物等，避免腰部损伤。疼痛减轻后，应注意加强锻炼腰背肌、腹肌，以巩固疗效，锻炼方法如下：

1. **手摸足尖** 患者取坐位（膝关节伸直，双踝用力背伸），上体突然向前屈，同时手摸足尖。每组 100～200 次，每日 1～3 组。

2. **仰卧起坐** 患者仰卧位，上身起至坐位手摸足尖，再恢复至仰卧位。每组 30～200 次，每日 1～3 组。

3. **仰卧举腿** 患者取仰卧位，用力举起单或双下肢至 90°。每组 30～200 次，每日 1～3 组。

4. **两头起** 患者取仰卧位，上下半身同时向中心屈曲，胸部尽力靠近大腿前部恢复原位置。每组 30～200 次，每日 1～3 组。

5. **团身滚动** 患者仰卧，双上肢抱住双膝，以臀部为轴，反复前后滚动。如自己完成困难可请他人帮助。每组 30～200 次，每日 1～3 组。

6. **踝背伸练习** 每组 30～50 次，每日 10～20 组。

7. **悬吊体操** 在单杠、双杠或肋木上悬吊，下半身前后左右摆动或旋转，悬吊累积时间 20 分钟以上，每日 1～3 次。

8.**燕飞练习**　适用于 40 岁以下患者。取俯卧位，上、下半身同时尽力做背伸练习 30 ～ 50 次，可分组进行；静力性练习时，身体尽力背伸维持 1 ～ 3 分钟不动，重复练习，每日 1 ～ 2 组。

十、腰椎退行性骨关节炎

腰椎退行性骨关节炎，亦称腰椎退行性骨关节病、退行性脊柱炎、肥大性脊柱炎，是由于关节遭受慢性超负荷压力或损伤，关节软骨退行性变化；或腰椎间盘退变狭窄，椎体边缘退变增生，形成骨赘，为骨关节病变。老年人较常见。

【病因病机】

脊柱关节为三点承重负荷关节，即前方的椎体及上下两个椎体间的椎间盘，与后方椎体两侧的上下关节突组成的小关节，构成三点承重。腰椎承受人体上身重力，负荷较大。腰椎间盘的生理性退变尤其是软骨终板，一般自 20 ～ 30 岁开始，如遭受外力损伤，可加剧退变，致使椎体边缘骨赘形成。关节间有一定的活动度。当长期承受超负荷压力或慢性损伤，关节软骨退行性变，导致关节突关节增生肥大。椎体后缘骨赘或关节突关节增生肥大时，可影响周围组织，引起腰背痛，或使椎间孔相对变小而刺激或压迫脊神经引起腰腿痛。

中医学认为，本病为人过中年，肾气渐为亏虚，复感风寒外邪，致使邪气留滞经络；或受外伤劳损、气滞血瘀、血脉凝涩不得宣通所致。

【诊断】

1. 症状与体征

（1）多见于 50 岁以上的重体力劳动者，男性多于女性。

（2）常表现为间歇性腰背部酸痛、沉重、僵硬感。疼痛有时可放射到臀部、大腿，偶尔到小腿，活动过多而加重，休息后减轻。发作的间歇期可完全没有症状。

（3）腰椎局部有压痛，严重者可有深压痛及叩击痛。

（4）退变重者可出现脊柱侧凸，棘旁肌紧张。

（5）有神经根嵌压者直腿抬高试验可为阳性。

（6）多数无明显障碍，腰部活动可受限。

2. 检查

X 线平片可见椎间隙变窄，小关节间隙狭窄或消失，关节突变尖。椎体边缘增生，骨赘形成。严重者相邻骨赘可连接成骨桥。斜位片上可见关节面边缘呈唇样骨质增生。

【鉴别诊断】

与腰背筋膜炎、第三腰椎横突综合征、腰椎间盘突出症和腰椎管狭窄症等疾病进行鉴别。

【辨证论治】

1. 治则

温经活血，舒筋活络。

2. 部位与取穴

命门、腰阳关、腰段华佗夹脊穴及膀胱经穴、委中、承山、阳陵泉等。

3. 主要手法

揉法、按法、擦法、扳法和叩击法等。

4. 操作方法

（1）患者取俯卧位，术者立于其一侧，以揉法在腰部病变处及腰椎两旁交替操作，时间 5～8 分钟。

（2）继上势，按揉命门、腰阳关、腰段膀胱经穴、委中、承山、阳陵泉等，掌根按腰段华佗夹脊穴，时间 6～10 分钟。暴露背部皮肤，涂上介质，沿两侧膀胱经行侧擦法，以透热为度。也可配合叩击法。

（3）侧卧斜板法：患者侧卧，术者站立在患者前方，行斜板法活动腰椎，两侧交替操作各 1 次，要求快、稳、准、轻巧。

（4）下肢推拿法：下肢牵痛者，以揉法在大腿前外侧或后侧、小腿后外侧上下往返操作；然后点按委中、承山、阳陵泉等穴。

（5）患者取坐位，上身略前倾，两肘支撑于大腿上。术者立于其身后，以擦法在腰椎及两侧上下往返操作，配合热敷治疗。

【预防与调护】

1. 卧软床出现腰部疼痛者，应改卧硬板床。

2. 注意腰部保暖。

3. 坚持腰背肌功能锻炼。

十一、腰椎管狭窄症

凡造成腰椎椎管、神经根根管及椎间孔隧道的变形或狭窄而引起马尾神经或神经根受压，出现腰腿痛、间歇性跛行等临床症状者，称之为腰椎椎管狭窄症。本病又称腰椎椎管狭窄综合征，多见于中老年人，约 80% 发生于 40～60 岁，男性患者较女性患者多见，体力劳动者多见。

【病因病机】

腰椎椎管狭窄症按病因分成先天性（原发性）椎管狭窄和后天性（继发性）椎管狭窄两大类；按解剖部位分为中央型（主椎管）狭窄和侧方型（侧隐窝和神经根管）狭窄。原发性腰椎管狭窄症因椎管先天或发育性因素所致，表现为腰椎管的前后径和横径均匀一致性狭窄，较少见；继发性腰椎管狭窄症为退行性变等后天因素所致。腰椎退行性变，如腰椎骨质增生、黄韧带及椎板肥厚、椎体间失稳等使腰椎管内径缩小，容积变小，可导致神经根或马尾神经受压而发病。

中医学认为，发生本病的主要内因是先天肾气不足，后天肾气虚弱，劳役伤肾等；外因是反复外伤、慢性劳损和风寒湿邪侵袭。其主要病机是肾虚不固，邪阻经络，气滞血瘀，荣卫不和，以致腰腿筋脉痹阻而产生疼痛。

【临床表现】

主要症状是长期慢性腰腿痛、间歇性跛行，腰痛仅表现为下腰及骶部痛，多于站立或行走过久时发生，若躺下、蹲下或骑自行车时疼痛多可自行消失。常处于强迫前屈位，后伸时因腰骶神经根受压使腰痛加剧。腿痛常累及两侧，亦可单侧或左右交替出现。本病特点是症状重、体征轻。

【诊断依据】

1. **病史** 有长期慢性腰痛史，一般无外伤史。

2. **临床症状** 腰痛仅表现为下腰及骶部痛，间歇性跛行是本病的主要特征。下蹲后症状马上缓解，若继续行走则出现同样症状。

3. **体征** 症状重、体征轻是本病的特点之一，在患者伸腰活动后立即检查，体征可明显些。直腿抬高试验阳性者少，部分患者小腿外侧痛觉减退或消失，跟腱反射消失，膝反射无变化。

4. **辅助检查** X 线检查常见有骨质增生、椎间隙狭窄、椎体滑脱等表现。CT 或磁共振检查可明确诊断。

【辨证论治】

1. **治则** 益肾壮腰为本，法邪通络为标。

2. **手法** 摩法、按法、揉法、推法、击法、拍法、拿法、搓法。

3. **取穴与部位** 阿是穴、神阙、关元、气海、肾俞、大肠俞、承扶、委中等穴。

4. **操作**

（1）局部操作：患者取俯卧位，医者立于一侧。

①用全掌按揉法由轻至重按背部膀胱经 3 通。

②先健侧后患侧，用按揉法在腰部操作约 5 分钟。

③由轻至重由健侧到患侧点按、弹按腰肌，并以阿是穴、肾俞、大肠俞为重点进行弹按约 5 分钟。

④点按秩边、环跳、承扶、委中穴各 30 秒，以酸胀为度。

⑤揉腹：患者仰卧位，医者右手全掌在下，贴于腹部，左手掌压于右手背之上，左手掌根压于右手掌背掌指关节上，右手先以掌根部适度用力向手指方向用力推进，随之左

手掌根加力向掌根方向收回，如此宛转回环操作，如同江河流水浪接一浪地操作。然后，医者右手掌心按于病人肚脐或少腹关元穴，左手掌压于右手掌背上，缓缓用力，以病人忍受力为限。此法操作后，病人往往感到下肢有热流下注。

随证加减

1. 寒湿腰痛按揉大肠俞、阴陵泉、委中穴各约 30 秒。

2. 湿热腰痛按踩阴陵泉，三阴交、委中穴各约 30 秒。

3. 瘀血腰痛点按命门、委中、膈俞、血海穴各约 30 秒。

4. 肾虚腰痛按揉肾俞、腰阳关、气海、关元、委中、太溪穴各约 30 秒，推擦八髎穴，以透热为度。

【注意事项】

手法应和缓，且不可粗暴，以免加重损伤，对于脊椎滑脱患者应慎用手法治疗。

【预防与调护】

1. 局部肿痛者，可外敷冰红消肿膏。伤后日久者，局部用通督活络洗剂熏洗患处。2. 平时要注重腰部的锻炼，病情缓解后应加强腰背肌锻炼，还可练习行走、下坐、蹬空、侧卧外摆等动作以增强腿部肌力。

3. 注意腰部保暖，避免体重过重，注意劳逸结合，从而避免加速腰椎间盘退变和在腰椎间盘退变基础上的损伤。

十二、强直性脊椎炎

强直性脊柱炎是一种慢性炎症性疾病，主要侵犯骶髂关节、脊柱骨突、脊柱旁软组织及外周关节，并可伴发关节外表现，严重者可发生脊柱畸形和强直。强直性脊柱炎的患病率在各国报道不一，日本本土人为 0.05% ～ 0.2%，我国患病率初步调查为 0.3% 左右。本病男女之比为（2 ～ 3）∶ 1，女性发病较缓慢且病情较轻。发病年龄通常在 13 ～ 31 岁，高峰为 20 ～ 30 岁，40 岁以后及 8 岁以前发病者少见。推拿疗法主要解决强直性脊柱炎发病过程中的肌肉相关症状及改善关节功能，对该病起到辅助治疗作用。

【病因病机】

强直性脊柱炎的病因未明。从流行病学调查发现，遗传和环境因素在本病的发病中发挥作用。强直性脊柱炎的发病和人类白细胞抗原（HLA）—B27 密切相关，并有明显家族聚集倾向。健康人群的 HLA—B27 阳性率因种族和地区不同差别很大，如欧洲的白种人为 4% ～ 13%，我国为2% ～ 7%，可是强直性脊柱炎患者 HLA—B27 的阳性率在我国患者中高达 90% 左右。强直性脊柱炎的病理性标志和早期表现之一为骶髂关节炎。脊柱受累晚期出现骨性融合，其典型表现为"竹节样"改变。外周关节的滑膜炎在组织学上与类风湿关节炎难以区别。肌腱端病为本病的特征之一。

【诊断】

1. 症状与体征 本病发病隐袭。患者逐渐出现腰背部或骶髂部疼痛和（或）晨僵，半夜痛醒，翻身困难，晨起或久坐后起立时腰部僵硬明显，但活动后减轻。部分患者有臀部钝痛或骶髂部剧痛。疾病早期臀部疼痛多为一侧，呈间断性或交替性疼痛，数月后疼痛多为双侧、呈持续性。多数患者随病情进展由腰椎向胸、颈部脊椎发展。部分强直性脊柱炎患者在病初或病程中出现髋关节和外周关节病变，其中膝、踝和肩关节居多，肘及手、足小关节偶有受累。表现为局部疼痛、活动受限、屈曲挛缩及关节强直。1/4 的患者在病程中发生眼色素膜炎，单侧或双侧交替，可反复发作甚至可致视力障碍。本病的全身表现轻微，少数重症者有发热、疲倦、消瘦、贫血或其他器官受累。跖底筋膜炎、跟腱炎和其他部位的肌腱端病在本病常见，可并发 IgA 肾病和淀粉样变性。

2. 检查 骶髂关节和椎旁肌肉压痛为本病早期的阳性体征。随病情进展可见腰椎前凸变平，脊柱各个方向活动受限，胸廓扩展范围缩小，颈椎后突。以下几种方法可用于检查骶髂关节压痛或脊柱病变进展情况。

（1）枕墙试验：健康人在立正姿势双足跟紧贴墙根时，后枕部应贴近墙壁而无间隙。而颈僵直和（或）胸椎段畸形后凸者该间隙增大至数厘米以上，致使枕部不能贴壁。

（2）胸廓活动度：在第 4 肋间隙水平测量深吸气和深呼气时胸廓扩展范围，两者之差的正常值不小于 2.5 cm，而有肋骨和脊椎广泛受累者则胸廓扩展减少。

（3）schober 试验：于双髂后上棘连线中点上方垂直距离 10 cm 处作出标记，然后嘱患者弯腰（保持双膝直立位）测量脊柱最大前屈度，正常者移动增加距离在 5 cm 以上，脊柱受累者增加的距离则 < 4 cm。

（4）骨盆按压分离试验：患者侧卧，从另一侧按压骨盆可引起骶髂关节疼痛。

（5）"4"字试验：患者仰卧，一侧膝屈曲并将足跟放置到对侧伸直的膝上。检查者用一只手下压屈曲的膝（此时髋关节在屈曲、外展和外旋位），并用另一只手压对侧骨盆，可引出对侧骶髂关节疼痛则视为阳性。有膝或髋关节病变者也不能完成"4"字试验。

X线检查有确定诊断意义。强直性脊柱炎最早的变化发生在骶髂关节。X线片显示骶髂关节软骨下骨缘模糊，骨质糜烂，关节间隙模糊，骨密度增高及关节融合。椎间小关节模糊，椎旁韧带钙化及骨桥形成。晚期广泛而严重的骨化性骨桥表现称为"竹节样脊柱"。

活动期患者可见红细胞沉降率（EsR）增快，c反应蛋白（cRP）增高，轻度贫血和免疫球蛋白轻度升高。类风湿因子（RF）多为阴性，但RF阳性并不排除强直性脊柱炎的诊断。虽然强直性脊柱炎患者HLA—B27阳性率达90%左右，但无诊断特异性，因为健康人也有阳性。HLA—B27阴性患者即使临床表现和影像学检查符合诊断标准，也不能排除强直性脊柱炎可能。

【鉴别诊断】

1.**腰骶关节损伤** 慢性腰骶关节损伤表现为持续性、弥漫性腰痛，以腰骶部最重，脊椎活动不受限，X线检查无特殊改变。

2.**脊柱退行性骨关节炎** 常发生于老年人，常以慢性腰背痛为主要症状，与强直性脊柱炎易混淆，但本病不发生关节强直及肌肉萎缩，无全身症状，x线检查表现为骨赘生成和椎间隙变窄。

3.**类风湿关节炎** 该病女性多见，通常先侵犯手足小关节，且呈双侧对称性，骶髂关节一般一不受累，如侵犯脊柱，多只侵犯颈椎，且无椎旁韧带钙化，有类风湿皮下结节，血清类风湿因子常阳性，HIA—B27抗原常阴性。

【辨证论治】

1.**治则** 加强局部血循环，放松肌肉，维持及改善脊柱、四肢关节的活动范围。

2.**部位与取穴** 重点是腰背及骶部，取夹脊、秩边、环跳、居髎、风池和肩井等穴位。

3.**主要手法** 按法、揉法、拿法、搓法、擦法等。

4.**操作方法**

（1）患者俯卧，用指按法按压脊柱两侧膀胱经及臀部秩边、环跳、居髎。

（2）患者仰卧，用滚法治疗髋关节前部，配合髋关节的外展、外旋被动活动。再拿大腿内侧肌肉和搓大腿。

（3）患者坐位，术者站于后方，用揉法施于颈项两侧及肩胛部，同时配合颈部左右旋转及俯仰活动。然后按揉或一指禅推颈椎两侧，上下往返数次，再拿风池及颈椎两侧到肩井。

（4）接上势，嘱患者两肘屈曲，抱于后脑枕部，两手指交叉握紧。术者站于背后，以膝部抵住患者背部，再以两手握住患者两肘，做向后牵引及向前俯的扩胸俯仰动作。在进行这种被动活动时，患者要配合呼吸运动（前俯时呼气，后仰时吸气）。俯仰 5 ～ 8 次。

（5）患者坐势，将腰背暴露，上身前俯，术者站于旁，用肘压法施于脊椎两旁。再直擦背部督脉及两侧膀胱经，横擦骶部，均以透热为度。

【注意事项】

由于强直性脊柱炎晚期出现脊柱融合，在进行手法操作时应注意禁止应用大力按压及旋转手法，防止造成骨折或骨赘脱落，引起严重后果。推拿无法治愈强直性脊柱炎，但能够对强直性脊柱炎造成的症状进行对症治疗。

【预防与调护】

局部用通督活络洗剂熏洗患处。

十三、外伤性截瘫

外伤性截瘫为胸腰段脊柱脊髓受外力损伤而导致双下肢功能障碍的病证。脊柱骨折较常见，占全身骨折的 5% ～ 6%。脊柱骨折可以并发脊髓损伤，引起脊髓结构、功能的损害，导致损伤水平以下正常运动、感觉、自主功能的改变。或可引起马尾神经损伤。其中胸腰段脊柱骨折最多见，多发生在第 10 ～ 12 胸节段。常见于交通事故、地震、高空坠落、重物撞击腰背部等。

【病因病机】

直接或间接暴力作用于正常脊柱，造成脊柱损伤的同时，常伴有脊髓损伤。脊髓损伤的程度包括脊髓震荡、不完全性损伤和完全性损伤；按损伤水平分颈、胸、腰、骶各神经节段，部位有脊髓前束、后束、中央管及左右侧等。不同程度、神经节段和部位引起的生理功能的丧失情况相差甚大。胸腰段脊髓损伤可致双下肢功能障碍，完全性损伤可能造成终身截瘫。脊髓前束损伤，损伤平面以下出现不同程度的运动和温痛觉障碍，而本体感觉存在；后束损伤，受损平面以下本体感觉障碍，运动和温痛觉存在；中央束损伤，出现上肢运动障碍比下肢运动障碍严重，运动障碍比感觉障碍重，鞍区感觉有残留等。

本病属中医学"痿病"范畴，认为系督脉受损。督脉总督一身阳气，督脉受损，阳气不达，则肢体无用。

【诊断】

1. **症状与体征**

（1）常有严重外伤病史，如交通撞击、高处坠落等。

（2）双下肢运动、感觉功能部分或完全障碍。

（3）大小便功能障碍。

2. **检查** X线检查可见胸腰椎骨折。MRI检查可见胸腰椎骨折，脊髓充血损伤。

【鉴别诊断】

外伤性截瘫与不完全性颈部脊髓损伤、脑外伤、腰椎神经根损伤等进行鉴别。

【辨证论治】

1. **治则** 补肾助阳，温经通络。

2. **部位与取穴** 胸腰段华佗夹脊穴及膀胱经穴、下肢循经取穴等。

3. **主要手法**　揉腹法、踩法、揉法、擦法、点按法、按揉法等。

4. **操作方法**

1）患者取俯卧位，术者立于其一侧，以拳压法、按法、揉法在胸腰椎部及患下肢交替操作，时间 10～15 分钟。

（2）继上势，沿脊柱两侧华佗夹脊穴及膀胱经穴用点按、按揉法操作，时间 3～5 分钟。暴露背部皮肤，涂上介质，沿两侧膀胱经行侧擦法，以透热为度。

（3）下肢循经取穴，行点按、按揉法操作。暴露患下肢，涂上介质，沿足三阴、足三阳经行侧擦法，以透热为度。

【预防与调护】

1. 手法用力适当，避免诱发下肢痉挛。

2. 坚持主动或被动运动。

3. 未手术的脊柱骨折患者早期禁忌推拿治疗，避免骨折移位，进一步加重损伤脊髓。

十四、小儿肌性斜颈

小儿肌性斜颈是一种较常见的疾病，多因一侧胸锁乳突肌发生纤维性挛缩所致，称先天性肌性斜颈，亦称胸锁乳突肌挛缩性斜颈。其临床表现为头部斜向患侧且前倾，下颌转向健侧，儿童早期发生颌面部发育不对称，颈部结构与功能异常，严重者可导致患侧头颈部发育不良，面部呈不对称畸形，颈部活动受限及脊柱侧弯畸形。早期诊断和治疗至关重要，既能完全恢复颈部的正常功能和形态，又能避免继发性头、面及颈椎畸形的发生，原则上治疗应从新生儿期开始。

【病因病机】

本病的病因尚未完全清楚，多数认为与损伤有关。

主要是患侧胸锁乳突肌损伤后发生纤维性挛缩。分娩时一侧胸锁乳突肌因受产道或产钳挤压受伤出血，血肿机化形成挛缩。也有认为分娩时期胎儿头位不正，阻碍一侧胸锁乳突肌血运供给，引起该肌缺血性改变所致。另外由于胎儿在子宫内头部向一侧偏斜所致，但与生产过程无关。也有极少数患儿为脊柱畸形引起的骨性斜颈，或视力障碍的代偿性姿势性斜颈，或颈部肌麻痹导致的神经性斜颈和习惯性斜颈。

【临床表现】

1. 症状与体征

（1）多在生后 1～3 周内在一侧颈部触到质硬、无痛的梭形肿块，2～6 个月肿块消失，其方向与胸锁乳突肌一致，多局限于中下段。患侧胸锁乳突肌逐渐挛缩紧张，突出如条索状。

（2）斜颈特有的姿势如头向患侧倾斜、前倾，面旋向健侧，患侧耳朵向下接近胸锁关节，因肌肉挛缩牵拉发生斜颈畸形。

（3）病程长者，畸形如未能及时矫正，患侧面部相对萎缩，颜面明显小于健侧，甚至同侧斜方肌挛缩；颈椎、胸椎产生代偿性弯曲，视力亦可因双侧眼外肌不平衡而受影响。

2.**检查** 颈部活动受限，尤其以向患侧旋转和向健侧侧屈更明显。患侧胸锁乳突肌中下段可触及硬质条索状肿块。

【**辨证论治**】

小儿肌性斜颈确诊后应尽早开始治疗，有非手术疗法和手术疗法两种：1岁以内的婴儿以非手术治疗为主；1岁以上以手术治疗为主。

1.**治则** 舒筋活血，软坚消肿。

2.**部位与取穴** 患侧胸锁乳突肌及颈部，阿是穴。

3.**主要手法** 揉法、推法、捏法、弹拨法、拔伸牵引等。

4.**操作方法（右侧为例）** 患儿仰卧位，可由助手或家长配合固定。术者坐在患儿头前方，左手托颈后，右手按在胸锁乳突肌处，保持头部后伸，轻轻牵引之，同时右手在胸锁乳突肌患处轻轻揉捻。然后，左手改扶颌下，轻轻拔伸，同时轻轻向健侧旋转。反复数次。

患儿取仰卧位，术者面对患侧，在胸锁乳突肌上施以指揉法，上下往返操作，约2分钟，此时手法宜轻，使患儿先能适应治疗。继而在胸锁乳突肌上施以拿法。同样上下往返，操作1～2分钟，并以肿块处为重点，拿法要柔和，以柔含刚，比指揉法再深一层。随后再对胸锁乳突肌施上下往返的弹拨法，同样以肿块为重点，此法刺激力度较大，在弹拨的同时可间或辅以指揉法以缓解其疼痛反应。然后术者用一手扶住患儿患侧的肩部，另一手扶持患侧头部颞侧，肩部一手向下压，头部一手缓缓地将患儿头部推向健侧，使患儿头部做侧向运动（即胸锁乳突肌被动牵拉伸展）3～5次或更多。然后再指揉放松胸锁乳突肌、斜方肌，1～2分钟即可。

因小儿皮肤娇嫩，故手法要轻柔，一次治疗时间不宜太长，以免加重损伤。

【预防与调护】

1. 推拿治疗时，术者应使用介质，患侧胸锁乳突肌处要洒上滑石粉，以免损伤娇嫩的皮肤。有汗者，应将汗液抹干再洒滑石粉。

2. 在做颈部向健侧侧屈和向患侧旋转的被动运动时，手法一定要轻柔，不可施用暴力，被动活动的范围应先小于正常的生理活动范围，逐渐加大达到生理活动范围。

3. 嘱其家长协助术者每日做患侧胸锁乳突肌的被动牵拉伸展运动。病程短而斜颈明显的患儿，应在睡卧时头两侧各安置一个沙袋，以纠正头部姿势。另外，嘱家长在日常生活中应采用与斜颈相反方向的动作，以帮助矫正斜颈。

4. 对于斜颈，治疗愈早，疗效愈好。若保守治疗6个月以上无明显改善者，应考虑手术矫形。

5. 本病需与颈部外伤、感染、寰枢椎旋转畸形等相鉴别。

十五、分娩性小儿臂丛神经损伤

分娩性神经损伤是胎儿分娩时受过度压迫、牵引，致周围神经损伤而引起的麻痹，包括臂丛神经、面神经、膈神经、脊髓损伤引起的麻痹，其中以臂丛神经损伤多见。多发生于难产或滞产儿，臀位产多见，因臂丛神经受直接压迫或过度牵拉所致。

【病因病机】

大多由于胎位不正，发生难产或滞产时，产钳挤压或用力牵拉，损伤臂丛神经或面神经丛所致。

根据臂丛神经损伤的不同部位，临床将其分为上臂型、前臂型、全臂型。

1. 上臂型麻痹此型多见，主要由损伤颈 5 或颈 6 神经所致。

2. 前臂型麻痹主要由颈 8 神经与胸 1 神经损伤所致。

3. 全臂型麻痹较为少见，主要由于臂丛神经束受到不同程度的损伤所致。

【临床表现】

1. 上臂型麻痹主要表现为患侧上臂下垂，贴近身旁，肩部不能外展，上臂处于内收、内旋位，肘部微屈，前臂处于旋前位。肩部由于内收肌及内旋肌的过度收缩易于发生挛缩。

2. 前臂型麻痹主要表现为手指的屈肌和手部的内在肌肉受累，症状不明显，常于出生后相当一段时间才被发现，前臂及手指肌肉瘫痪，屈指功能差，可见大小鱼际肌萎缩，腕部不能随意运动，感觉消失，握持反射阙如。如颈交感神经亦受损，则可引起霍纳（Homer）综合征，受损侧上眼睑下垂，眼裂变小，眼球轻陷，瞳孔缩小，同侧面部少汗。

3. 全臂型麻痹主要表现为肩部肌肉受累，同时影响上肢全部肌肉，可见肩部功能障碍，患肢下垂，前臂桡侧部感觉消失。

【辨证论治】

1. **治则** 舒筋通络，活血散瘀。

2. **部位与取穴** 大椎、肩井、天宗、肩贞、肩髃、曲池、手三里、外关、中府、云门、极泉、合谷等穴及相应部位。

3. **主要手法** 推法、揉法、摩法、捏法。

4. **操作方法** 大人抱住患儿，术者坐于患侧。

（1）用推法、揉法从大椎循肩井、天宗、肩贞、肩髃等部位往返操作2～3分钟。

（2）用四指摩法在中府、云门处往返操作约2分钟。

（3）用揉捏法从肩髃处向下循极泉、曲池、手三里、外关、合谷等往返数次。

（4）拿肩部、腕部各3～5遍。

（5）适当做肩、肘、腕关节的屈、伸、摇等被动运动，各3～5遍。

（6）搓揉上肢3～5遍。

【预防与调护】

1. 局部注意保暖，避免过度压迫、牵拉患肢。

2. 治疗时手法要轻，切忌用粗暴的重手法。

3. 全臂型麻痹应与脑性瘫痪相鉴别。

[1] 任玉衡.运动创伤诊疗康复手册 [M].北京：人民体育出版社，2007

[2] 李义凯，翟伟.推拿学 [M].北京：科学出版社，2012

[3] 詹红生，何伟.中医骨伤科学 [M].第 2 版.北京：人民卫生出版社，2012

[4] 廖品东.小儿推拿学 [M].第 2 版.北京：人民卫生出版社，2012

[5] 王之虹.推拿手法学 [M].第 3 版.北京：人民卫生出版社，2012

[6] 付国兵，戴晓晖.振腹推拿 [M].第 2 版.北京：中国科学技术出版社，2012

[7] 赵毅，季远.推拿手法学 [M].北京：中国中医药出版社，2013

[8] 朱立国，李金学.脊柱骨伤科学 [M].北京：人民卫生出版社，2015

[9] 袁烽，崔立津.按导学总论 [M].武汉：湖北科学技术出版社，2015

[10] 赵吉平，李瑛.针灸学 [M].第 3 版.北京：人民卫生出版社，2016